全国中医药行业高等教育"十四五"创新教材

中医禁忌学

（供中医学、针灸推拿学、中西医临床医学等专业用）

王辉武　马烈光　主编

U0343408

全国百佳图书出版单位
中国中医药出版社
·北 京·

图书在版编目（CIP）数据

中医禁忌学 / 王辉武，马烈光主编 . —北京：中国中医药出版社，
2023.7
全国中医药行业高等教育"十四五"创新教材
ISBN 978 – 7 – 5132 – 8209 – 3

Ⅰ.①中… Ⅱ.①王…②马… Ⅲ.①禁忌 (中医)– 中医学院 –
教材 Ⅳ.① R242

中国国家版本馆 CIP 数据核字 (2023) 第 102163 号

中国中医药出版社出版
北京经济技术开发区科创十三街 31 号院二区 8 号楼
邮政编码　100176
传真　010 – 64405721
河北品睿印刷有限公司印刷
各地新华书店经销

开本 787 × 1092　1/16　印张 12　字数 267 千字
2023 年 7 月第 1 版　2023 年 7 月第 1 次印刷
书号　ISBN 978 – 7 – 5132 – 8209 – 3

定价　49.00 元
网址　www.cptcm.com

服 务 热 线　010 – 64405510
购 书 热 线　010 – 89535836
维 权 打 假　010 – 64405753

微信服务号　zgzyycbs
微商城网址　https://kdt.im/LIdUGr
官 方 微 博　http://e.weibo.com/cptcm
淘宝天猫网址　http://zgzyycbs.tmall.com

如有印装质量问题请与本社出版部联系（010 – 64405510）

全国中医药行业高等教育"十四五"创新教材

《中医禁忌学》编委会

主　　编　王辉武（重庆医科大学）
　　　　　马烈光（成都中医药大学）
副 主 编　（以姓氏笔画为序）
　　　　　于智敏（中国中医科学院）
　　　　　叶明花（北京中医药大学）
　　　　　孙晓生（广州中医药大学）
　　　　　李群堂（重庆中医药学院）
　　　　　林　辰（广西中医药大学）
　　　　　唐成林（重庆中医药学院）
　　　　　陶　红（重庆医科大学）
　　　　　曹　峰（贵州中医药大学）
　　　　　谢毅强（海南医学院）
编　　委　（以姓氏笔画为序）
　　　　　王德辰（北京中医药大学）
　　　　　田生望（重庆医科大学）
　　　　　邝秀英（广州中医药大学）
　　　　　江　丰（天津中医药大学）
　　　　　李　凯（海南医学院）
　　　　　李慧丽（重庆市中医院）
　　　　　何白林（重庆医科大学）
　　　　　余晓阳（重庆市中医院）
　　　　　张　伟（成都中医药大学）
　　　　　秦　源（贵州中医药大学）
　　　　　黄学宽（重庆中医药学院）
　　　　　舒尊鹏（广东药科大学）
　　　　　熊　瑜（广西中医药大学）
秘　　书　田生望（兼）（重庆医科大学）
　　　　　江　望（重庆医科大学）

编写说明

　　中医禁忌学理论及临床运用彰显了中华传统文化的原创智慧，开展中医禁忌学的理论研究与社会实践，对于弘扬以《黄帝内经》《伤寒杂病论》理论为核心的医学思想，保障医疗活动安全有效，拓展中医学的服务功能，完善预防医学体系，满足健康中国的需求，都具有重要的战略意义和现实意义。

　　《中医禁忌学》教材的编写属全新选题，理论与实践都处于探索之中。本次作为全国中医药行业高等教育"十四五"创新教材项目，对我们来说是一次学习的机会，更是一个挑战！

　　本教材按照国家中医药管理局、教育部、人力资源和社会保障部、国家卫生健康委员会《关于加强新时代中医药人才工作的意见》（国中医药人教发〔2022〕4号）的指导思想和总体要求，由重庆医科大学牵头，组织全国12所院校及相关临床、科研院所共同编写，供全国高等中医药院校中医学、针灸推拿学、中西医临床医学专业师生学习使用。

　　本教材内容，包括中医禁忌学的概论、源流与发展、理论基础、任务和前景，以及中医禁忌的临床应用、中医养生禁忌等。通过本教材的学习，为培养学生医学禁忌思维，掌握和应用中医禁忌学理论，指导临床和研究工作打下基础。

　　本教材以2018年科学出版社出版，由王辉武主编的《中医禁忌学》为蓝本，综合近几十年来中医禁忌领域研究成果编写而成。鉴于本教材系首次编写的创新教材，编写工作难度较大，教材编写过程中相继召开编写会三次，并多次组织专家论证会、统稿会，对相关学术问题进行了认真研究和讨论。

　　本教材由25位专家、教授精心编写完成。

　　上篇总论：第一章中医禁忌学概论，由王辉武、于智敏、李慧丽、何白林编写；第二章中医禁忌学的源流与发展，由叶明花、曹峰、秦源编写；第三章中医禁忌学的理论基础，由王辉武、于智敏、李群堂、田生望编写；第四章中医禁忌学的任务和前景，由陶红、王德辰、黄学宽编写。

下篇各论：第一章中医治则治法禁忌，由王辉武、田生望、谢毅强、李凯、邝秀英、陶红、熊瑜编写；第二章中医药物禁忌，由王辉武、于智敏、李群堂、黄学宽编写，现代认识部分由孙晓生、于智敏、邝秀英、舒尊鹏编写；第三章中医病证治疗禁忌举例由王辉武、陶红、江望编写；第四章针灸推拿禁忌，由余晓阳、唐成林、江丰编写；第五章中医养生禁忌，由马烈光、张伟编写；第六章医患德行禁忌，由林辰、黄学宽编写。

本教材在主编主持下统稿，由田生望、江望进行汇总修改。在统审稿过程中，得到重庆医科大学附属第二医院、中国中医药出版社的指导和支持，谨致谢忱！

《中医禁忌学》是第一次以教材的形式编写，尽管各位专家尽心尽力，做了多方努力，但错漏之处仍在所难免，诚请各院校师生在教学过程中提供宝贵意见，以供修订改进！

《中医禁忌学》编委会

2023 年 5 月

目 录

上 篇 总论

第一章 中医禁忌学概论 ▷▷▷

【学习目的】

掌握：中医禁忌学的概念。

熟悉：中医禁忌学的作用和地位。

了解：构建中医禁忌学学科的意义。

【学习要点】

1. 中医禁忌学的概念与内涵。

2. 中医禁忌学的学科地位与研究范畴。

3. 中医禁忌学的 6 个作用。

　　禁忌，是一切生物在生命过程中趋利避害的先天本能，加上后天经验与教训积累所形成的一种否定性的规范，是制衡人自然本性的利器，也是人类走向文明的标志和智慧。凡是有人类活动的地方都有禁忌存在。

　　中国是世界文明古国之一，中华民族的禁忌智慧，最早记载于《易经》之中。《易经》是占卜的书，通过占卜，确定吉与凶，吉者可做，凶者不能做。显然这是我们祖先的禁忌智慧，体现了人类在与大自然相处过程中的忧患意识和居安思危的理性态度。

　　中医学对禁忌的论述始于秦汉。《黄帝内经》（以下简称《内经》）奠定了中医禁忌的思想基础，形成了生气通天的生命观、阴阳盛衰的疾病观、以平为期的防治观和亢害承制的宜忌观，为中华民族的繁衍与昌盛作出了卓越的贡献。

　　中医禁忌的理论体系在古今社会禁忌的基础上，经过历代医家长期实践应用和经验教训的积累，形成大量的文献资料和研究成果。20 世纪 70 年代，王辉武等提出了"医学禁忌"的命题，并相继出版《病家百忌》《实用中医禁忌学》和《中医禁忌学》等，引起广泛关注，显示了民众对医学禁忌的渴求。

中医禁忌学是庞大的社会禁忌体系与医学禁忌的一个分支，是一个系统工程。它以中华文化为根基，以儒、道、释哲学思想为背景，以阴阳、五行、脏腑、经络、气血津液等基础理论为指导，以各家学说临床实践为依据，对中医禁忌的形成、分类、生理、病理、诊断、辨识、预防、诊疗等进行系统研究，铺就中医禁忌学临床应用的路线，编制中医诊疗中的规则，丰富了中医学的学科内涵，开辟了新的学术领域。

本章主要介绍了禁忌和中医禁忌学的相关概念、中医禁忌学在中医理论与临床中的地位和作用、中医禁忌学新学科构建及其意义等内容。其中中医禁忌学的基本概念、中医禁忌学的作用，是本章的重点内容。

第一节　禁忌的概念

人类的禁忌，根植于社会文化土壤之中，源于先民对各种神秘的不可抗拒的力量或现象的畏惧，从而对自己的思想、行为所作的限制和防范措施，同时也包括人类与自然共生中长期积累的经验、教训和人际交往中形成的社会习俗。这些禁忌现象，有的随着生产力和社会发展而逐渐淘汰消失，而有些却能传承久远。

一、禁忌的定义

"禁忌"一词，国际学术界统称为"塔怖（taboo 或 tabu）"，原来是南太平洋波里西亚汤加岛人的土语，表示"神圣的"和"不可接触"的意义。从中文造字意义上说，"禁"与"忌"同中有异，但异曲同工。"禁"与"忌"有相同、相通之处。如"禁，吉凶之忌也"（《说文解字》），"忌，禁也"（《周易・夬・疏》）。

禁：禁止、制止之义，防患于未然。如《礼记・王制・疏》载："禁，谓防。"《说文解字》曰："禁，从示林声。"林者，"君也"（《尔雅・释诂》）；示者，"语也，以事告人曰示也"（《玉篇》），"示，天垂象见吉凶，所以示人也"（《说文解字》）。又如蔡邕说："汉制，天子所居，门阁有禁，非侍御之臣，不得妄入。"张衡《西京赋》中有"上林禁苑"一句，后人注云："禁，禁人妄入也。"可以理解为严格地禁止。可见"禁"含"禁止"的意义较重，指社会、宗教等外力干预的制止。

忌："憎恶也，从心己声。"（《说文解字》）己者，"身也"（《广韵》）；心者，"人心，土脏，在身之中"（《说文解字》）。可见，"忌"含"抑制"的意义，指自我情感的避戒，是自觉的、自内而发的、有利于己的思想与行为。《诗经・大雅》云："匪言不能，胡斯畏忌。"可以理解为"有所畏"，如畏忌、顾忌、憎忌等。

慎：程度较禁和忌为轻，《系传》云"慎斯术也以往"，是谨慎的意思。《论语・学而》曰"敏于事而慎于言"，朱熹注"慎于言者，不敢尽其所余也"。《方言》说"慎，忧也""慎，思也……凡思之貌，亦曰慎"，可以理解为"小心思考"之意。

讳：又称忌讳。从字义上讲，"忌"与"讳"同，而"禁"与"讳"不同。因为，"忌，讳也"（《广韵》），又"入境而问禁，入国而问俗，入门而问讳"（《礼记・曲礼》）。

可见，"忌讳"较之"禁忌"更通俗。正式场合用"禁忌"不用"忌讳"，在一般情况下，二者可以通用。时至今日，百姓了解禁忌者少，但对"忌讳"则心领神会。

戒：禁制的意思。《论语·季氏》云："孔子曰，君子有三戒。"后世有戒烟、戒酒。《庄子·达生》中"人之所取畏，衽席之上，饮食之间，而不知为之戒者，过也"，是为养生之忌。"戒"带有自觉的性质，指出自自身意愿而遵守的准则。"律"则多少有些强制的性质，是必须遵守的规则。"八戒"为八种戒助成斋法，如一不杀生、二不偷盗、三不淫邪、四不妄语、五不饮酒等。小说《西游记》中因悟能太贪吃、好玩，才有"八戒"之名而警示之（王琬《佛治百病》）。

节：节度、法度、节制之意。如"女不可近乎？对曰：节之"（《左传·昭公元年》）。《管子·内业》载有"食莫若无饱，思莫若勿致，节适之齐，彼将自至……忿怒之失度，乃为之图，节其五欲，去其二凶，不喜不怒，平正擅匈"，此处的节有谨慎之意。

二、社会禁忌的起源

社会禁忌起源于人类的生存斗争。人类生活在世上，要经受诸多苦难、威胁与压抑，这些外界力量大多来自自然、社会，以及人类本身的道德伦理和习俗。禁忌是出于人们心理上的某些需求而精心编织的文化屏障，企图通过禁忌的规范来达到人类与自然、社会的和平共处，圆融相适，维护社会的秩序，使之利于生存。

我国是世界上最先以文字形式记述禁忌现象的国家。《诗歌·鄘风·蝃蝀》有云："蝃蝀在东，莫之敢指。"《毛传》曰："蝃蝀，虹也。"孔疏："虹双出，色鲜盛者为雄，雄曰虹；暗者为雌，雌曰蜺。"虹或蜺大多被视为妖祥，故有不得随意用手指虹蜺的禁忌。《淮南子·天文训》也说："虹蜺彗星者，天之忌也。"专门记载先秦朝野礼俗的典籍《礼记》中，就记下了"问禁""问讳""不称其讳，不犯其禁"的要求，以及关于日常生活、征伐等方面的具体禁忌。

我国见之于信史的禁忌始于殷商。当时社会的鬼神观念相当盛行，大凡遇祭祀、征战、狩猎、出入、迁徙、风雨和疾病瘟疫等，都要用火烧龟甲、兽骨，并根据甲骨的裂纹以占卜吉凶，或用蓍草测吉凶。《说文解字·卜部》解："占，视兆问也。"周代专设官吏名"占人"，"掌占蓍龟之卦兆吉凶"。当巫与当事人或主导者想象代表凶险的"裂纹"或"茎形"与要进行的事项有不利的联系时，于是就停止去做，以避免灾祸，这就是一种禁忌现象。把占卜的事项和结果铭刻于甲骨之上，即为我们通常所说的殷墟卜辞（即甲骨文）。显而易见，这应该是最早记述禁忌现象的文字了。我国目前所知最早的卜骨，是豫西南地区淅川下王岗遗址出土的仰韶时期羊肩胛骨，上有烧灼痕，距今约6000年。最早的卜角，出自南京北阴阳营遗址，距今五六千年。这就是说，在新石器时代早期偏晚阶段就已有禁忌现象存在了。

然而，禁忌现象实际产生的时间远比上述文字记录要早得多。根据考古发掘材料所示，在距今10多万年的尼安德特人（Homoneanderthalensis，1848年在地中海西端直布罗陀海峡的峭壁上首次发现，继而1856年8月在德国杜塞尔多夫城以东的尼安德特河谷附近的洞穴中又被发现）墓葬中，死者尸体的朝向是头东脚西。并非巧合的是，我国近 2 万年前的北京山顶洞人的葬式同尼安德特人如出一辙。《礼记·檀弓下》云："葬于北方北首，三代之达礼也，之幽之故也。"其实，不同地区、不同族群，葬式也未必均是"北方北首"。《山海经·海内南经》即云："帝舜葬于阳，帝丹朱葬于阴。"但在同一个墓葬区，死者的朝向则均是大体一致的。诸如河南密县我沟北岗聚落遗址的族墓是头向朝南；陕西西安半坡墓葬呈东西向，死者头对西方；偃师二里头的墓葬绝大多数呈南北向，一般头均对北方等。这说明古代埋葬死人的方向有一定的规矩，"应该视为当时活着的人们对死者的一种有意识的安排"。我们似可据此臆测，那时的葬礼中，人的尸体要按原始先民各自认为"合适"的方向来摆放，而禁忌与此相反的朝向，这种现象无疑可视为禁忌的组成部分。大概可以这样认为，远在 10 万多年前的"尼人"时期就存在着禁忌了。

弗洛伊德在《图腾与禁忌》中说："伍恩特（Wundt）形容塔怖（即禁忌）是人类最古老的无形法律。"它的存在通常被认为远比神的观念和任何宗教信仰的产生还要早。从现有考古发掘的成果看，这一说法是可以成立的。"尼人"墓葬和我国 18000 年前的北京"山顶洞人"的葬礼遗址，是目前能找到的最古的禁忌遗址。"尼人"脑的结构尽管比猿人的要复杂，可以接受外界传入的大量信息，并对躯体的各种运动做出比较准确的控制，但他们思维的能力还不足以建构"玛那"之类超自然物的观念，不可能把自然界人格化。然而，这并不妨碍原始先民直率地编织禁忌网络。"因为原始人在某些强大、凶猛的具体自然物面前是能够产生恐惧感觉和逃避行为的，这种恐怖和逃避是原始人的本能"，与动物的本能差不多。但人的本能是被意识到了的本能，比如，当原始先民数次遭到蛇、虎等猛兽的侵害之后，就会对这类动物产生记忆，经过多次记忆和印象重复而对它们形成可怕的观念。于是在以后的活动中，便竭力绕开这些动物。还有远古猎手面对自然气候的严酷，更感到自身软弱无力。每当狂风怒号、冰雪连天时，猎手们就会凭着以往的经验而偃旗息鼓，不敢动作，唯恐身陷险境。这些出于自我保护欲望的行为，实际也是对危险事物的一种本能性的禁忌。当然，此时的禁忌仅处于萌芽状态，表现为对具体的、真实的、危险的恐惧和逃避；而真正意义上的禁忌，其危险则是想象的、虚拟的。由于当时人们的智力尚不具备概括和抽象的能力，因此禁忌现象还没有在抽象的、看不见的危险情境中形成。

费尔巴哈说："目前是宗教的最初原始对象。"同样，自然也是禁忌的最初原始对象。一旦人类和其他动物分道扬镳，从大自然中挣脱出来之后，便立即要回过头去，面对来自大自然的各种威胁。而禁忌正是"蒙昧时代"的人类首次以自己特有的睿智来抗拒自然的有效的方法之一。

我们完全可以说："只要有人类，就有禁忌。"

禁忌起源于人类的生存斗争。据考古发现，早在新石器时代就有禁忌存在。我们的祖先在与自然界相处的过程中，为了趋利避害，减灾灭祸，发现一些不应该或不能那样做的事情，通过长期实践检验、总结，逐渐完善、演化、修正、更新、认同和传承。其传承方式有口授心传，也有文字记载，形成了庞大的禁忌体系。古往今来，受不同时代文化的影响，许多来源于民间的禁忌资源，因统治阶级或社团的利益驱动，逐渐义理化、道德化、制度化和政策化，甚至法律化，使某些禁忌堂而皇之地登上了大雅典籍之中。那些条条款款，虽然早就不称禁忌了，但就其形成和来源而言，还是属于禁忌之列。约而言之，禁忌的起源有五个方面。

1. 欲望产生禁忌

《礼记·月令》曰："仲夏阴阳争，死生分，君子斋戒，止声色，节嗜欲。"这里的戒、止、节，即是忌慎。

欲望是人的本能要求，欲望促成行为，但作为自然生态和社会稳定的需要，必须对欲望进行理智的抑制和约束。举例说："食色，性也，人之大欲存焉。"在这个问题上，如果人们"随心所欲"，必然会给社会、家庭和个人造成危害，必须要对这种本能的欲望进行有规矩的抑制，否则就会做出违反规律、背离事理人情的蠢事来，从而受到惩罚，这就产生了禁忌。这是从生理学、心理学上对禁忌起源的追溯。食欲，是维持生命之必需，但吃不能滥、不能过，更不能没有辨识，比如有毒者能吃吗，都必须禁忌，即使酒肉很香，不忌也会生大害。

2. 忧患产生禁忌

人生一世，是不容易的，为了适应千变万化的自然与人事，随时都有忧患，这种忧患意识的人生哲学，在中华文化中显得最为突出。孔子在《易经·系辞传》中早有"又明于忧患与故"的体会，人随时都处在忧患之中，而且没有人可以保护自己，"无有师保"，一切只有靠自己。"如临父母"，必须有一种恭敬戒慎的心理准备，时刻记住忧患，切勿违反，以免遭受危害。人们正是在这种"生于忧患，死于安乐"的心态下，编制了形形色色的禁忌。

3. 敬畏产生禁忌

敬畏包括对自然、鬼神、生死不可知所产生的遐想，禁忌起源于对某种超自然神秘力量的敬畏。朱天顺在《原始宗教》一书中曾说："有些禁忌是从鬼魂崇拜中产生的，人们知道有所触犯，也被认为要受鬼魂的报复。"王充在《论衡》中也说："夫忌讳非一，必托之神怪，若设以死亡，然后世人信用畏避。"这是从人类信仰中产生原始状态的禁忌。

在严酷的大自然面前，面对恶劣的环境，人的力量是非常渺小的。人们对自然界的变幻莫测的强大力量没法理解，也很难抗拒。人们一方面依赖自然界的恩赐，另一方面又深刻感受着自然界的威慑，时刻都在畏惧自然界的惩罚。这种矛盾心理的产生与不断强化，就是萌生禁忌的认识根源。

"无知者无畏"，当人们懂得敬畏，遵守禁忌时，就标志着社会的进步和人类的有知。《论语》中孔子说："务民之义，敬鬼神而远之，可谓知也。"说明敬畏也是一种智慧，在某种程度上是生存的底线。一个社会如果没有普遍的敬畏，人人肆无忌惮，做事无所顾忌，后果将是不堪设想的。

有些禁忌，如性乱伦，多少年来，社会上官箴、家训、乡约、清规等都有"淫忌"，但说起来容易，实现很难，只讲道理不行，便假借神灵来帮忙，"图腾（totem）"就是最典型的例子。当初对乱伦的禁忌，违禁者仍多，于是借助图腾的神圣感和权威性来达到让人们遵守的目的。

在医药保健方面，因为人类对生命奥秘的难解，至今对自身的疾病、死亡等还知之甚少，难以抗拒，所以产生恐惧是必然的。而在中医典籍中载有大量的禁忌资源，其中不乏因害怕死亡、畏惧疾病、敬畏神灵而假托神灵产生的禁忌内容，这个问题将有专题论述于后。

4. 教训产生禁忌

教训是从失败或错误中取得的认识，这种认识过程是一种因果关系的推导过程。

恩格斯说过："要真正地懂得理论，必须从自己亲身的错误教训中学习。"教训是从失败或错误中取得的经验，往往是禁忌产生的重要来源。人类在生活中经过反复的实践所总结的经验教训，往往是禁忌产生的重要来源，而这类禁忌也最有实用价值，最能获得传承和发挥。如神农尝百草的传说，多次或数人在误吃了乌头后都中毒了，有的人甚至为此招来杀身之祸，于是产生了中药乌头的禁忌。在这一禁忌的指导下，人们认识了乌头，避免了误用、误服的危害，相沿至今。乌头的这条禁忌，不仅成立，而且还有许多发展。

当然，在教训经验的产生过程中，有一个因果关系的推导过程，如把一些偶然因素误为普遍规律，也可形成一种禁忌。在社会禁忌中，"忌油"的比"忌饭"的多。黔东南丹寨县流传着一则名为"忌油"的故事：某寨有位老人，快80岁了，儿孙后辈为了孝敬，用最好的杉木给老人做了一副很体面的棺材，待日后用。老人十分高兴，围着棺材看来看去，然后又想揭开棺盖，想睡进去试一试大小合不合适。几个儿子都觉得没有必要，但老人一再说"就像穿新衣，试试才放心"，儿子们只好顺从，让老人躺进去，然后盖棺。正在这时，一只野羊突然从门前跑过，平时喜欢打猎的儿子们，赶快拿枪去追。当他们打得一只肥羊回家，正准备饱餐一顿时，才想起老人还在棺材里，急忙打开一看，老人已经闷死了。族长走来，把儿子们痛打一顿，并与大家商量决定：今后同宗同姓死了人，在未安葬之前，一律忌油，不得吃荤。以后这"忌油"的习俗便作为一种家族规矩，一代一代地传下来了。秋浦在《论禁忌》一文中说："不管是早先的禁忌也好，后来的也好，其产生都有一个共同的特征，即把一些偶然因素，误以为是普遍运用的内在规律，一人传开，说得有声有色，众人跟随，也就信以为真了，自然形成共同禁忌。"此类属于需通过研究、谨慎鉴别扬弃的部分。

5. 仪式产生禁忌

靠仪式规定的禁忌是人们必须无条件服从的禁制，这类禁忌非人们意愿，多有消极作用，容易消亡。

在古代，仪式常常是产生禁忌的舞台，这是指社群首领（酋长）或者神权的代表人物（巫师）可以宣布某一事物为禁忌，一旦形成，就具有不可抗拒的约束力量。人们因社会的需要，往往并不去认真考察它的合理性，而只是绝对服从，并依靠社会的、宗教的权威意识以强制的方式传承下来，一度产生了消极作用，影响极坏。这一类禁忌最初是无理的，后世更难以琢磨。

三、禁忌的演变

社会禁忌的演变，首先是传承。

在古代的地理环境中形成的中国民俗文化，是以农业经济为本的文化。中国古代的农业经济是自然经济，以家庭为基本生产单位，日出而作，日落而息，耕种稻米谷物。这种获食模式需要全家人共同劳动、密切协作，由此形成了强烈的家庭意识。家族意识落实的过程是个人对于社群的不可分离，对于传统的盲目崇拜和跟随。

千百年来，禁忌习俗能够传承下来，从众效应功不可没。岁数大的人，从小对禁忌民俗耳濡目染，多年遵循，已成习惯。也有人虽不知禁忌民俗为何意，但见旁人都这样，也就宁可相信或盲目仿效，而不去明确地反对禁忌。科学知识水平高的人和年轻人，自己并不相信禁忌，但迫于老人、亲友和社会众人的习惯势力，为了图个大家心情愉快，心理平衡，也往往迁就老人和亲友，随大流，跟着走。不少虔诚信奉禁忌的人都不知道，他所信守的禁忌是什么意思，更找不到禁忌所表达的确切含义，只是觉得有趣，觉得它是祖宗代代流传下来的，别人都这样，所以就"宁可信其有，不可信其无"，并且很负责地将它转交给下一代。

禁忌作为一种生活经验（教训）的总结和文化的积淀，常常在一个地区或一个民族的范围内，通过口耳相授或文字记载传承，并作为文化遗产的形式保留至今。同时让后人通过这一禁忌的某些特征，大体推断出这一禁忌形成的缘由、地域，以及所产生的年代。

传承并非一成不变，在传承过程中，绝大部分禁忌事项的最终归宿不外有二：一是礼仪化，一是名存实亡。随着社会经济文化的发展，科学技术水平的提高，人类对自然和自身的认识也在不断深入，禁忌也随之而获得相应的发展变化。如有些禁忌在传承过程中，原有的信仰色彩逐渐减弱，而变为某地区或民族的风俗习惯。早年，我国向有长辈丧期的禁忌，其原意是恐惧亡灵，怕其不悦，降祸于人。而现在如父母新故也要遵守诸多禁忌，重要人物逝世还下半旗，禁止一切娱乐活动等，其含义已变化为寄托哀思，表示尊敬了。

社会禁忌的演变，其次是发展。

禁忌在发展过程中也遵循"破"与"立"的法则，也是禁忌在发展过程中的两种归宿。破除那些伪禁忌，建立一些新禁忌，确立一些传统禁忌的权威性。

古代，人类由于自身能力与认识水平的限制，产生了禁忌，并在生活中努力去恪守禁忌。随着人类社会和科技文化的进步，人们又不断地破除那些陈腐的、不合理的禁忌，并通过筛选、验证、改造传统的不合理禁忌，发现和创立一些合乎科学规律和社会情理的新禁忌，如此周而复始，循环无端，直至一条条权威禁忌诞生和运用。杨宗等在《中国实用禁忌大全》中大胆地预言："尽管随着人类的发展与时代的进步，禁忌的内容与方式处在不断的更新与演进之中，但是作为一种人类约束自己行为的意识体系，作为一种规范与协调社会成员言行的社会现象，禁忌必将永存！它将始于蒙昧而达于理智，始于畏惧而达于自觉，始于防范而达于进取。"

在科学技术日趋发达的今天，我们在实践中获得了诸多认识。这些认识一方面告诉人们可以做什么，应该做什么，以及可以怎样做，应该怎样做，这就是"宜"；另一方面，又告诉人们不能或不该做什么，以及不能或不该怎么做，这就是"忌"。其中经得住实践检验，获得社会认同的所谓科学禁忌，具有很高的实用价值，它是人类极其宝贵的财富和遗产，亟待努力发掘和提高。

四、禁忌是人类智慧的结晶

人类在生活实践中，有着大量的体验与感受，这些都属于知识，是人生最宝贵的东西。农民种田、学生读书、工人打铁、科学家做实验和医生们回顾失败的医案，通过这些实践获得知识、积累经验、总结教训，并从中采取相应的办法以提高生活质量与水平，这是感性的、浅层次的知识功能，属于社会的。只有当知识通过个人的头脑思维，从中悟出规律与道理，才能成为智慧。换句话说，智慧与知识不同，知识属于社会，普遍存在；智慧属于个人，更为难得。知识可以接受，智慧只能靠启悟。禁忌是人们通过知识总结出来的智慧结晶，是启悟的结果。如近亲不能结婚这条禁忌，是经过若干年的知识积累、教训、实验所总结出来的智慧。总之，合理的禁忌一经形成，则标志着某一方面的最高智慧，不可违反。

五、禁忌的消极影响

毋庸讳言，禁忌是一把双刃剑。传统的禁忌曾经产生过积极影响，也有某些消极作用。在社会禁忌中，人们相信灾祸的根源到处都有，它们就潜伏在许多事物中，各种场合，各种行为，甚至时间、方位、言谈话语都可能引出灾祸、厄运。这些祸患或者有迹象兆示于人，或者需要通过占卜才能知道它们的确切所在，一切都是"神"的意志，人们最好是通过躲避的方式防止与这些祸患遭遇。他们相信通过限制自我各方面的行为，作茧自缚，把更多的自由让给"神"，才能与"神"达成谅解，从而避开凶厄灾祸。因此，他们不得不限制自己的行为，在一定的时间、一定的方位、一定的场合、一定的事物中有意地去掉某些行为，不接触，不看、不听、不吃、不穿、不干、不想某些事情。这些由于禁忌的主观意志的干预而不再出现的个人行为，随着民间信仰的发展演变越来越驳杂纷纭，也变得越来越繁杂琐碎了。在禁忌中，所谓的"禁行"至少是为防范一种"忌事"的，而每一种"忌事"又常常暗示着会有一些行为被取消。在日常生活中需要禁忌的事情越来越多，加上许多灾祸的根源又表现为某种复合形态，因此，人们常常同时要从多方面限制自己的行为，以至于防不胜防，禁不胜禁，弄得人们手忙脚乱，无所适从。这是一个不幸的客观现实，如人们在恪守禁忌中自我封闭、消极防守、对新奇事物抱怀疑或恐惧态度，在很大程度上束缚了人们的思维，阻碍了生产力的发展。正如老子所说："天下多忌讳而民弥贫。"有些禁忌还破坏了人际关系，强化了封建等级观念，即使是统治阶级也承认某些禁忌的危害。《史记·太史公自序》说："尝窃观阴阳之术，大祥而众忌讳，使人拘而多所畏。"当然，对于那些迷信的、虚伪的禁忌，随着人们认识水平逐渐提高，自然会逐渐被淘汰。但是，也必须清楚地认识到，我们不能因为某些伪禁忌的消极作用而"因噎废食"。中国科学院院长路甬祥曾说："科学技术是一柄双刃剑，用于和平可造福人类，用于战争则生灵涂炭。"今天不会有人说因为核武器杀人而放弃核科学研究。相反，我们必须加强对于禁忌的研究，从而正确地认识它，消除消极因素，最大限度地发挥其功效和作用。

六、正确对待禁忌遗产

人类对未知的探索，总有一个不断积累、不断深化的漫长过程。今天我们所认同的禁忌，也绝不是今天完成的。我国伟大的教育家、思想家孔子，早在 2000 多年前就曾提出过三条禁戒："君子有三戒：少之时血气未定，戒之在色；及其壮也，血气方刚，戒之在斗；及其老也，血气既衰，戒之在得。"（《论语·季氏》）他总结出符合人们不同年龄阶段的生理、心理禁忌，科学准确，且获得世界认同。今人如何对待前人留下的这份遗产，应该有一个正确的态度，有一些今天看来不是很成熟，甚至不可理解的禁忌，可能在不久的将来，认识提高了，就是一条宝贵的经验。对于这类禁忌资源存疑尚可，否决应该谨慎，因为人类未知的领域还很多。

有鉴于此，本书对传统的各种禁忌的界定，限于诸多条件和科技水平，目前只能对其禁忌的发生、起源、背景和功能作用进行客观描述；部分禁忌的真伪和价值，还不能过早地作出评价，必须让时间和实践来做取舍，否则将犯许多错误。

此外，不可把禁忌绝对化。世间之事都是相对的，没有绝对的。一切禁忌规范也都是相对的。合理的禁忌需要坚持，但也应在变通中运用，不可死守执迷。

长期以来，我国学术界对禁忌的研究相当薄弱，北京师范大学钟敬文教授曾说："目前，我国学界对禁忌的探讨，主要是借助国外相关的理论与观点。"作为禁忌资源大国，我们有责任、有义务开展这方面的工作，使之更好地为人类服务。

1. 尊重历史，理性接受

钱穆认为，中华民族 5000 年之历史，繁盛与衰败交替而行，不论处于何种状态，我们的先辈均能保泰持盈、适可而止，知亢龙之有悔、每思患而预防，及其遭逢挫折、陷处困厄中，仍能自强不息，惟其能居安思危，所以能履险而若易，惟不作春风之得意，所以亦不面对严冬而丧气。

历代所积累传袭的禁忌智慧，是我们民族的宝贵财富之一。之所以称其宝贵，是因为这些禁忌理念与方法具有不可估量的价值。它是有用的、可操作的，应该从尊重历史的角度去思考，认真地、虔诚地、心悦诚服地去认可、收藏和保存，对有一些今天不可理解，甚至表面上看起来荒诞的禁忌，也不可轻易否定。

2. 加强研究，去伪存真

我们目前存在的禁忌资源，不论是社会禁忌还是中医药禁忌，因为时代不同、地域不同，导致有些禁忌不合时宜。如果用当今的科学理念去检验，有的被斥为"伪科学"；有些禁忌认识，一时又难以用科学方法去辨别真伪。因此，加强对禁忌相关问题的研究，包括文献研究、社会调研及实验研究，是中医禁忌学的任务之一。力争通过研究，去伪存真，以实现摒弃伪禁忌之危害，肯定有一定价值的禁忌，使之发挥有益作用。

3. 谨慎否定，搁置待考

对于一些有争议的禁忌，当要否定遗弃时，一定要非常认真地研究审察，以免错判误判；一时难下准确性定论者，最好的办法是搁置待考，摆在那里，待到有研究结果时，再作判决。

4. 创制规范，服务社会

禁忌，特别是中医禁忌，是实实在在的、临床需要的，不是停留在理论上说说而已。中医禁忌学的最终目的是要让禁忌规范可行，尽可能发挥服务临床、服务社会的作用。

中医禁忌学需要符合临床规律的评价方法。其评价体系包括评价标准、评价指标等。为了推动禁忌规范的标准化，需要制订相关标准，在经过一定资格的评价后，进入临床，服务社会。

中医禁忌学与前瞻性的健康管理、慢性病防控和积极老龄化问题等关系密切，可以率先在这些方面实现禁忌学服务社会的实践，在积累经验的过程中逐步推广应用。

七、社会禁忌与法律的关系

禁忌是人类社会最早期的规范形态，是法最重要的渊源，也是最早的源头和最初的形式。德国著名学者威廉·冯特（Wilhelm Wundt）说："禁忌是人类最古老的无形法律，它的存在通常被认为是远比神的观念和任何宗教信仰的产生还要早。"中华文明有上下 5000 年历史，早在我国上古时代即原始社会末期就有禁忌和习惯法的存在。《淮南子·览冥训》有"黄帝治天下……法令明而不暗"，《竹书纪年》有"帝舜三年，命皋陶作刑"，《左传·昭公十四年》有"夏书曰昏、墨、贼、杀，皋陶之刑也"，《后汉书·张敏传》中也记载了"孔子垂经典，皋陶造法律，原其本意，皆禁民为非"。可见，我国先民很早就形成了具有社会规范性和社会强制性，被社会成员共同认可和自觉遵守的禁忌和习惯法，皋陶（公元前 2280—前 2170）作为传说中法的创始人，标志着中华文明最早的社会禁忌和法律文明的产生。

上古先民由于生产力水平低下，无法理解影响自身生产生活的自然现象，对外界超自然力充满恐惧和疑虑，感到无法解脱。先民们为了避免灾难，出于对超自然神秘力量的敬畏，在生存本能的支配下，给予个人生活和社会生活若干禁制，乞求通过自我的约束控制，将观察到的超自然力量向对自己有利方面转变，从而避免可能遭致的厄运和惩罚，这就形成了最初的禁忌。禁忌成为社会成员共同遵守的禁止性要求，被整个群体奉为至上的准则，为社会所承认和普遍接受，具有难以撼动的权威性。

马克思在谈到原始社会规范和原始习惯时讲道："如果一种方式持续了一个时期，那么它就会作为习惯和传统固定下来，最后被作为明文的法律加以神圣化。"恩格斯在他的《马尔克》一文中说："在社会发展某个很早的阶段产生了这样一种需要：把每天重复着的生产、分配和交换产品的行为用一个共同规则概括起来，设法使个人服从生产和交换的一般条件，这个规则首先表现为习惯，后来便成了法律。"可见，法属于社会规范范畴，它对人们的行为提出明确的指示，调整各种社会关系。它对行为的调整，表现为一种可以反复适用的规范性调整。法的特征可概括为权威性、强制性和有效性。

从上述关于禁忌和法产生的表述来看，禁忌具有法的一般性特征，符合法所应当具备的基本要素。一是禁忌和法都具有权威性，受到社会成员共同遵守。法的权威性来自国家强制力的保证实施。原始禁忌的权威性尽管来自对自然的恐惧和神明的信奉，但也使得禁忌无法受到任何世俗中人与事的挑战，具有高于一切的威严。二是禁忌和法都具有强制性，一旦违犯都会受到相应的惩罚。禁忌对人们行为的指引，已经完全为社会成员内化接受，成为一种内在的观点。禁忌的强制性，一开始源于人们心理上对自然惩罚的畏惧，惧怕违犯禁忌会受到自然力量的惩罚。当这种社会心理普遍存在时，社会开始参与对违禁者的积极惩罚，以确保群体的安全和稳定。由此，也带来了禁忌在外在行为上与法一样，具有惩罚的强制性。弗洛伊德就曾提出，人类最早的刑罚体系可以追溯到禁忌。禁忌具有行为指引、保障社会秩序的遵守和维持的功能。三是禁忌和法都具有公意性，通过一定的制度性体现来保障其实施的有效性。禁忌在发展过程中产生了大量关于禁止性规定、设置氏族内权威和地位的规制，首领和祭司往往通过禁忌本身成为禁忌的执行人和监督实施者，他们的特殊权力使得他们以类似国家审判者和执行人的身份处理违禁事宜，相当于形成了一个凌驾于平民之上的职能机构和专职人群，对禁忌进行着最大限度的认可和保障。

韩秩认为，禁忌具有法的一般特征，早期人类社会不管是习惯、道德，还是原始宗教，任何其他规则都不可能完整地具有这些特征要素，禁忌是人类社会最早也是唯一具备法的基本要素的规则，是法在起源阶段的最初形式。

1. 由禁忌到法律的演进过程

从禁忌到法律的演进过程，也是人类社会生产力不断发展的过程。随着社会的发展和生产力水平的提高，法律逐渐吸收并取代了禁忌的某些功能和作用，早期人类社会自发的禁忌对法的产生和发展起到了一种承前启后的过渡和推动作用。以中华法制文明的发展为例，发展的主要路径包括"天意""祭祀""审判"和"禁忌"等，其中只有禁忌是法直接的来源。早期禁忌，包括生产禁忌、生活禁忌、生理禁忌、宗教禁忌等，它们是中华法制文明起源的重要路径。以这种方式起源的法，是我国最早的法律源头，在国家和成文法出现以前具有现代意义上法的功能。日本著名法学家穗积陈重说："太仆（禁忌）者，为人类自有制裁之行为规范之起源，法律实为此原始的规范之进化者。"在当时的历史条件下，禁忌起到了积极作用。弗雷泽对此也明确指出："禁忌在很多场合是有益的，考虑到社会的状况，法律的缺少和民风的彪悍，它可以相当不错地代替一个政府的职能，并使社会尽可能地接近有组织。"即使在国家和法产生以后，禁忌对于维护社会秩序、强化民族意识、传承民族文化、增强民族凝聚力等仍具有重要的作用。

禁忌中包含的感性心理因素，随着认知的深化渐渐为理性认识所取代，现代法律作为人类社会文明进步的标志而产生。随着社会发展，一部分原始禁忌被淘汰、废弃，另一部分禁忌经过改造和扬弃，融入道德和法律。禁忌对法的影响最初是分散的、个别的。随着社会的发展，那些为大多数社会成员所公认的禁忌成为习惯法或法的组成部分，巩固了它作为社会控制方式的强制性和权威性，兼具神意与世俗的双重保障，逐步具有了法的特性，成为法的重要渊源之一。

人类进入近现代社会后，生产力空前发展，对物质世界和社会历史的认识水平不断提高，改造自然的能力不断增强，传统社会敬畏的对象被逐一破除，禁忌规范在现代人类社会中的调节作用已渐渐弱化。禁忌的传统功能部分为法律和道德所替代，尽管禁忌仍然和道德、法律一样同为现代社会规范的形式之一，但现代法律用明确、肯定、具体的规范形式指引着人们的行为，而禁忌则多数成为内发于被模式化了的潜意识中神秘的、传统的精神观念。

2. 现代禁忌观念对法律的影响

近代以来，市场经济、工业革命和现代科技汇聚成了一股巨大的破除传统社会敬畏对象的力量，对传统敬畏伦理和禁忌观念的破除带来了思想大解放、观念大更新，带来了现代文明的高度繁荣；同时也导致了许多前所未有的如环境污染、生态破坏等重大人类问题，直接威胁人类生存。这些问题的产生，都和现代社会禁忌观念的淡薄、有禁无忌，丧失了对自然的敬畏有着一定的联系。人类越来越无所畏惧，古老的禁忌观念逐渐淡化以至消逝，其结果是大自然对人类日益加重的报复。因此，在日益复杂的现代社会，仅仅依靠法律和现行的道德来治理社会是远远不够的。为了维护当下人类生命安全，让人类走出生存困境，在扬弃传统禁忌思想的基础上树立现代科学的敬畏伦理和禁忌观念已迫在眉睫。

外在的禁止和内在的忌讳良性互动是禁忌观念的本质特征。有了禁忌观念，人们就自然而然地不去触犯禁忌，并在此基础上对自己的触犯感到羞耻。正是这种耻感和罪感维持甚或强化了个人的禁忌观念。因此，尽管禁忌在体系性、理性化程度、制度生成等方面都无法与国家法律相提并论，但在规则的内化方面确是胜过了现代法律。例如调节食物分配的饮食禁忌，以及一夫一妻制的婚姻禁忌，长期维持了人类生命的健康和种族的繁衍。现在禁忌观念的建立不是要把古代社会的禁忌不加分别地加以传承和弘扬，而是要考虑全球化、市场化和科技化时代整个人类更好地生存的需要，其中对法律和规则的敬畏是现代禁忌最重要的内容。树立对法律和社会规则的敬畏，让人们对现代法律存在精神上的认可和内化，内心自发的对法律的崇敬与信仰，将使人们以对规则自愿接受的态度和行为来充分保障法的效力。

同时，必须充分利用法律和道德手段促进现代禁忌观念的形成。现代社会是法治社会，现代禁忌观念必须借助法律的强制力量。一是要把那些事关社会秩序稳定和事关人民生命安全的禁忌法律化并纳入道德规范体系中，通过法律和道德规范使人们对什么是禁忌有明确的概念；二是要运用法律武器惩罚那些违犯禁忌的行为，并将违禁言行作为道德上的邪恶加以谴责，使人们不敢抱侥幸心理违犯禁忌；三是要利用现代社会信息传播快、互联网线上受众广的特点，通过教育培训、社会舆论等途径促进人们提高人生境界，对犯禁言行感到羞耻而形成忌讳，使人们不愿去违犯禁忌，从而达到孔子所说的"从心所欲不逾矩"的自由从容。

中央提出"用最严格的制度、最严密的法治，为生态文明建设提供可靠保障""把传统中医药传承好、发展好"的重要论述和要求，将为现代禁忌观念的建立和现代禁忌的法制化提供最有效的支撑，为实现中华民族伟大复兴的中国梦和构建人类命运共同体的远大理想提供强有力的保障。

八、社会禁忌与中医禁忌

中医禁忌与社会禁忌有着不可分割的联系，但二者处在不同的水平上。中医禁忌是社会禁忌的一种升华，在价值与效应上也有本质上的差别。中医禁忌以临床实践为主要手段，有意识地对医疗活动中的禁忌进行科学性、实用性和可行性的研究，对有关禁忌的质、量和方法都要提出比较准确的认识，同时对一些不准确、不可靠的禁忌进行鉴别，并以科学慎重的态度进行择优汰劣，或存疑待考。

社会禁忌与中医禁忌严格说来又是不可截然分开的。社会禁忌与中医禁忌在思想方法上是一脉相承的。

《论语》是儒家思想的代表作，对中华文化影响很深。《论语》在讨论社会禁忌时的思想方法与中医禁忌有许多相似之处。如子路问孔子："君子尚勇乎？"君子该不该崇尚勇敢呢？孔子答道："君子义以为上。君子有勇而无义为乱，小人有勇而无义为盗。"（《论语·阳货》）即是说，崇尚勇敢没有错，但这种勇敢是有约制的、有前提的，这个前提就是"义"，没有约制的勇敢是危险的。因此，孔子又说："以约失之者，鲜矣！"（《论语·里仁》）只要有约制，就会减少行为上的过失与错误！这里的"约"就是禁忌规则！

为提高疗效、减少医疗行为中差错失误的中医禁忌，同样应该是有前提的。大的前提是合乎自然、利于生理；小的前提是在"人类体质""证候"条件下研究、讨论禁忌，因时令、地域、性别、体质、年龄不同，进行"辨证论忌"。在如何把握约制原则上，《论语》强调"过犹不及"，"过"与"不及"都要避免。故在研究禁忌时，不能简单地将其划分为禁与宜两端，时间、空间、程度和条件等都应考虑进去。只谈宜没有忌，过于放纵，容易出错；而过于重忌，又会畏手畏足，百事难成。因此，中医禁忌按照程度不同，分为严禁、禁、切忌、忌、慎、不可、注意、勿……不同等级，有利于禁忌在实践中的操作，又使中医禁忌富含传统文化特色。

此外，不少中医禁忌在初起形成阶段，大都属于社会禁忌的范畴。如近亲不能结婚，在早期属于部落或家族的社会禁忌，后来在人类遗传学发展到一定水平时，逐渐认识到这是一个医学问题，同时确立为一种必须遵守的医学禁忌。

宜与忌可以规范人类精神与行为的全部。在医疗保健活动中，过去我们把主要精力集中在研究"宜"上，对"忌"的研究较少，致使中医禁忌的经验与知识虽然内容丰富，无处不到，但仍长期处于散漫无序、自生自灭的状况；与社会禁忌、民俗禁忌融合在一起，鱼目混珠，良莠不齐，以致多年受到不公正的待遇，甚至不分青红皂白，被统统斥为迷信，处于被消灭的地位，未能充分发挥禁忌在医疗活动中的积极作用。中医禁忌从社会禁忌中独立出来以后，必将使中医禁忌得到提高与发展。

禁忌在中医典籍中有禁（严禁）、忌（大忌、切忌）、讳、慎、勿、戒、律、注意、不可和不宜等多种称谓，包括对医德行为规范的告诫，如"医之罪也"。临床工作的误治、逆证、坏证，以及有些虽没有明文禁忌，但言外之意却有明显的禁忌意图，如"桂枝下咽，阳盛则毙；承气入胃，阴盛以亡"（《伤寒论》），"凡治病，不明脏腑经络，开口动手便错。不学无术，急于求售，医之过也"（《医门法律》）等警示，都属中医禁忌的范畴。近年来，随着中医药的发展与进步，禁忌出现在各科临床医籍中，以及中成药的说明书中。有的虽未见"禁忌"的字样，但多以注意事项代之，或称"药物警戒"，这是国际上统一的药物禁忌新词，我国也正逐渐采纳。

此外，中医书籍还把疾病演变过程中的预后不良、危候、死症等称为"忌"，如《脉诀》之"脉忌"、《寿世保元》有"诸脉宜忌生死类"、《景岳全书》有"脉法宜忌歌"、《证治准绳》有"痈疽疔毒之善恶宜忌"、《医学纲目》有"不可患痈疽者七处"之忌，都是通过人类多年的生活与医疗实践总结归纳出来的，是一种具有一定应用价值的规范，也是人类在生存斗争中被广泛认可的、是非分明的经验与教训的表达方式之一。

中医禁忌是社会禁忌的一个分支，而且是一个独具特色的重要部分。二者同时来源于生活，都是对可能导致不利或危险的言行或事物的警告。社会民俗禁忌涉及精神心理者居多，违禁者不一定受到惩罚，写上"姜太公在此，百无禁忌"的字条就不怕了；而中医禁忌多与人体生理、病理相关，内容实而不虚，违禁者极有可能受到相应的伤害，有时甚至会导致严重后果。如在民俗禁忌中记有某日不宜出行，违禁者不一定都遭危险，只会给其造成忐忑不安的心理负担；然而中医禁忌则不一样，如中药斑蝥明文禁止孕妇服用，如不慎违禁，则极有可能导致胎堕的危害。

第二节　中医禁忌学的概念

中医禁忌学作为独立的医学理论体系，概念的确立是其最基本的条件，必须明确中医禁忌学的研究与应用领域。

一、中医禁忌学的定义

中医禁忌学是以中医理论为指导，研究人类在医疗、保健活动中应该避免的行为，以及违禁后果的补救方法，从而规范疾病治疗、预防和养生保健的一门学科。

中医禁忌学的基本内涵，即以中医基本理论为基础，以人类医学禁忌为研究对象，以规范疾病防治和养生保健为研究目的，包括相关概念的阐述、禁忌分类、禁忌立废、医疗失误预防、事故的处置，以及现代禁忌研究方法等一系列课题的学术体系，是从社会禁忌和中医临床医学中分化出来的新学科。

二、中医禁忌学的研究范畴

在中医学对人体生命过程的整体观念理论的指引下，以对立统一的辩证思想为基础，与相宜相随应运而生的必然是禁忌慎戒。这种禁忌思维智慧，也与相宜的思想同时渗透到生命过程的各个角落，表现在生理、病理、诊断、治疗、选方用药等各个方面。

中医禁忌学主要从事人类思维与行为活动的禁忌项目研究，并重点对医疗活动中的设忌分析、禁忌要求、违禁危害、违禁救治，以及识禁避害、化忌为宜等进行研究，属于基础与应用相合、匹配与发展的新兴学科。因此，中医禁忌学的研究范畴，涉及基础与临床各科。

1. 中医禁忌学，是有关禁忌的专门学术问题，对于为何要设计某一项禁忌项目，应该有比较深入的分析，阐明其缘由。

2. 禁忌要求为每一项禁忌规范界定明确的要求，以利临证操作。

3. 对于不慎违反禁忌，可能造成哪些危害，应该分条分类，逐一表明。

4. 对于因违禁所出现的反应，提出相应的抢救或一般治疗方法。

5. 对于不属于严禁的禁忌要求，在一定条件下准予变通。

6. 在中医禁忌中有一些不是绝对的，可通过恰当的方法化忌为宜。

7. 对传统和现代一些经实践证实非正确的禁忌理念与传说，进行辨伪求真的研究，提出废止伪禁的理由和要求，以免影响正常的医疗活动。

8. 以科技成果为依据，确立新的禁忌立项与应用，如当今世界通行的药物警戒表述。

9. 中医禁忌学的研究范畴，还涉及中医药服务新项目的拓展。

（1）中医禁忌学与健康管理　近年来，疾病谱的变化，慢性病发病率、死亡率的持续上升，老龄化社会等问题所导致的医疗负担日益沉重，逐渐成为影响国家社会经济可持续发展的重要因素。如何在满足国民日益增长的健康需求的同时，有效控制医疗费用快速上涨，是世界各国所面临的共同难题。无论国家还是个人，对于医疗费用减少及个体健康的维护，使用前瞻性的健康管理方式均可起到积极的作用。因此，以中医禁忌学思想为指导，与西方健康管理模式有机结合，建立具有中国特色、符合中国国情的中医禁忌学健康服务体系具有重要意义，在充分满足公众预防保健需求的同时，也可实现以最少医疗费用投入达到最优健康管理的效果。

（2）中医禁忌学与慢性疾病防控　由于慢性病发病率逐年升高，慢性病具有病机复杂，潜伏期、病程长，发病率、致残率、死亡率高，医疗负担重，可防、可控但难以治愈等特点，因此早防、早控尤为重要。中医禁忌学的治未病预防理念、多元化的防控手段及可推广的个体化防控工具等优势，在慢性病防控中能起到重要的作用，实现慢性病早预防、早预测、早干预，达到慢性病防治关口前移的目的。

（3）中医禁忌学与老龄化问题　人口老龄化是全球性问题，伴随老年人口的数量快速增长与高龄化，人们的关注焦点已从以往人口寿命长度转向老年阶段的生命质量，我国政府也将促进积极老龄化作为长期应对战略。基于中医学的广泛群众基础与高度文化认同，采用中医禁忌学理念的养老服务体系在应对积极老龄化方面具有独特优势。

三、中医禁忌学的特点

中医禁忌学是研究人类禁忌形成、禁忌确立、禁忌运用、禁忌废立、禁忌与健康或疾病的关系，并在临床实践中对疾病防治，以及预防养生、避免错误事故等具有指导作用的理论体系，故它属于基础与应用相结合的新兴学科。它是研究人类生命过程与现象、健康与疾病、适宜与禁忌关系的新的分支学科。从其学科基本结构和内容来看，它是以中医传统禁忌为主体，整合现代人类学、社会禁忌学、民间禁忌学和现代医学等相关学科内容而建立和发展起来的，也是一门新兴的交叉学科。

四、中医禁忌学的地位

在中华文化历史中，先人为何要占卜呢？孔子在《易经·系辞》中作了如此回答，曰："作《易》者，其有忧患乎？"可见，我们的祖先具有与众不同的居安思危的忧患意识，因此也成就了中华民族的伟大。这种"生于忧患而死于安乐"（《孟子·告子下》）成为中华民族的共识，这一智慧伴随着我们战胜一个又一个苦难与危险，让伟大的中华民族屹立于世界之林。

孔子在读懂《易经》后说："危者，安其位也；亡者，保其存也；乱者，有其治也。是故君子安而不忘危，存而不忘亡，治而不忘乱，是以身安而国家可保也。"因此，可以这样说，中医学强调禁忌，从文化这个高度看，是我们民族伟大智慧的体现。

《孙子兵法·九变篇》中也说："智者之虑，必杂于利害。"善用兵者当知晓"兵家之忌"，高明的医者与病家亦然，必先知其不可用，而后方可用之无虞。

随着生命过程的研究发展，现代医学模式正从生物医学模式向社会—生物—心理医学模式转变。医学注重治疗，还要注重预防；人们期望少生病，也要追求更长寿。在这一点上，中医学"治未病"是高于世界医学品味的举措。"未病"不仅是指机体处于尚未发生疾病的时段及其状态，而且包括疾病在动态变化中可能出现的趋向和未来时段可能表现出的状态。中医禁忌可以防患于未然，减少疾病的发生，降低医疗费用，提高人类生活质量，是实现"治未病"最好的方法。实践证明，仅仅按照"宜"的方法去指导救治还不够，还必须懂得按"忌"的指示去规范预防行为。因此，中医禁忌学在中医学科体系中占有重要的地位。

医学是一门研究并关注人的生老病死的学科，它需要"纵观人类之盛，细寻治病之策"。人是"天地人三才"中的一才，是生物的人与社会的人的统一体。人之所以成为人，主要在于人具有动物没有的自我意识和思维能力，在人类社会的早期，禁忌是最能体现人的思维能力的事物之一。人具有动物性和社会性，并且社会性占上风，关键在于人类能够逐渐懂得用禁忌来约束思想与行为，并共同遵守之，以确保生存与繁衍。

安全是医学领域的一个永恒课题，也是提高医疗质量的重要前提和基本要求，而医学禁忌正是保障医疗安全的有效措施，也是预防医疗差错事故的重要方法。

中医学是一门实践性很强的学科，始终以人为研究核心。正如《素问·宝命全形论》所说："天覆地载，万物悉备，莫贵于人。"中医禁忌的内容可分为两大类：一类是人与物之间的忌，如阴虚有热的人忌食某些食物等；一类是物与物之间的忌，如药物之间的配伍、海藻忌与甘草合用等。但二者最终还是落实到人。因此，中医禁忌学时刻也不能离开人这个主体。可以这样说，人类的发展历史，从某个角度看，在没有法律的时候就是一部不断发展的禁忌史，人人必须敬畏和遵守。于此，可以见到禁忌和中医禁忌学的地位。

中医禁忌学体现了天人相应、整体制约等重要的中医基础理论。人在追求"同于天"的过程中，实现人的自身超越，达到理想的"天人合一"境界。中医学强调人与自然、人与环境、人与人，以及人体内的和谐共处，提倡尊敬、感恩和热爱大自然。人类如肆无忌惮地违背自然，是会遭到惩罚的。对于人体这个小天地来说，自始至终都是一个整体，脏腑气血、经络之间无不存在亢害承制、宜忌相随的关系，"牵一发而动全身"。禁忌的研究，也须从全局来认识，它是人类社会存在的"生态"问题，将为加深人类与自然和谐的理解，为人类有效地适应环境、规范自身精神思想与行为活动提供科学依据和方法。因此，中医禁忌学在中医理论中占有重要地位。

在中医临床过程中，从辨证诊断、治则治法、遣方用药到康复护理，采用审证求因推理方法，均包含着丰富的禁忌学内容。在中医个体化诊疗中，对不同性别、年龄、体质、证候都有相应的禁忌要求，充分体现中医学三因制宜的理论，也说明中医禁忌学在临床医学体系中占有重要地位。

"治未病"是中医药的特色和优势，是中医药健康文化的核心理念，其思想价值就在于倡导人们珍惜生命，注重摄生保健；而中医禁忌学处处蕴藏着预防医学思想，有许多禁忌的目的就在于趋利避害，防患于未然，这对于构建中国特色预防保健体系具有非常重要的意义。因此，在中医预防医学中，中医禁忌学也相当重要。

随着社会科技的发展，现代流行病学、药理药效学和分子生物学等在中医禁忌研究领域中的应用，中医禁忌学有条件和机遇获得更好的发展。再者，因为人类对禁忌的研究不再局限于中医学，它与社会禁忌和西方医学禁忌（目前归于"注意事项"中）等有着不可割裂的关系。中医禁忌学可能在多学科互相渗透的研究中，显示出不可替代的重要地位。

五、构建中医禁忌学学科的意义

2013 年国务院颁布《关于促进健康服务业发展的若干意见》，明确提出了"全面发展中医药医疗保健服务"，推动了我国中医药健康产业的发展。现代医学模式经历了由生物学到生物—心理—社会—环境医学的发展过程，越来越重视对人体状态及功能性疾病的研究，以及对现代医学临床思维模式的种种变革。将来医学重心要由重点放在治疗疾病上转变为促进健康状态方向。这种医学目的的转变，对中医学的诊疗方式和评价方法都将提出更高的要求，因而对复杂的人体生命过程需要一种新的认知方式和评估模式。医生基本职能的最新理念，应该是保健提供者，应从患者的整体利益考虑；医生同时应该是一个决策者，应为患者选择成本最低、最有效的、最安全的治疗方案，宜忌并重，防患于未然，从治病到防病，病前、病中与病后，从宜适指导到禁忌干预，成为今后医学应该强调的重点。因此，关于禁忌的临床思维模式越来越受到患者的关注，也得到了越来越多的海内外同行的认可。

经过实践的检验，中医禁忌的价值已经得到民众的广泛认可，然而为何长期以来仍散漫无序，发展缓慢呢？这是因为中医禁忌虽内容丰富，但未受到文化上的虔诚对待，其学科地位没有确立，甚至还被人误认为与"迷信""伪科学"等同，而处于自生自灭之中。因此，为了中医禁忌遗产的传承、保护与发展，构建相对独立的"中医禁忌学"学科，是非常必要的。

中医禁忌有理论基础，有实践经验，有应用价值，是人类社会养生保健事业中，除了"宜"之外的另一个领域，对于保证医疗安全，提高临床疗效不可或缺；就中医禁忌的学术理论与实践而言，这是一个很有前景的系统工程，可供后世长期探讨与研究；在学术领域中，不仅有"术"，还有十分重要的"学"的内涵，完全有理由确定其学科地位。

构建"中医禁忌学"是中医学全面发展的必需，有利于有组织、有计划地开展全面系统的科学研究活动。如对中医禁忌的形成、分类、鉴别、应用，中医禁忌与德行、治未病、发病、辨证、治则和违禁与抢救等进行研究，并在此基础上去伪存真，发展创新，分别建立养生、方药与各科的禁忌学，从广度与深度上充分展示其优势，为生命过程的研究作出贡献。

六、中医禁忌学的作用

1. 丰富了中医病因理论

中医病因发病理论，主要以六淫、七情为核心，而导致发病的关键是不符合某种天体自然或人体生理的正常规律，实际上是违反了禁忌而出现各种各样的病证，但传统病因发病学并未提出这样明确的认识。中医禁忌学认为，禁忌与发病有着明显的相关性，内伤七情与外感六淫是否引起发病，取决于人体是否主动地去适宜，而不是无知地去违禁，而且在疾病演变过程中，违反病因禁忌也可影响疾病的发展、转归和预后。因此，中医禁忌学大大地丰富了中医病因理论和内涵。例如近年研究发现不少疾病难以治愈，其中包括某些变态反应性疾病，原因在于患者对某些食物不耐受。我们能够采用现代实验筛选的方法，确认不耐受的某种或某几种食物，并把这些食物作为发病病因，有针对性地采用"食忌"的方法，从而使难治病证获效。

2. 促进了中医临床医学的发展

中医临床医学，辨证论治是其重要特色之一。在这个过程中，将四诊收集到的资料，用中医理论进行归纳分析，然后做出其证候诊断，并提出相应方剂和药物，这是传统方法。一般在处方用药时，主要考虑病证应该用何方药（即"宜"），而较少想到某病证不应该使用何方药（即"忌"），这是多年来中医临床医学的一大缺陷。中医禁忌学认为，在中医临床活动中，不仅要重视宜，还必须关注某病某证之"忌"，通过"忌"的警示防患于未然，通过"忌"减少误诊与误治，通过"忌"防止病证复发，巩固疗效。

这在一定程度上，以"忌"补"宜"，宜忌互动，填补了缺陷，让医者的思维活动更富于实用的辩证特色，促进了中医临床医学的发展。

3. 完善中医护理的临床规范

护理，作为医疗环节中不可缺少的一环，是决定医疗质量的关键因素之一，护理人员更是医疗流程中宜与忌的监督者。护理还是医疗体验的核心环节，因为医疗体验决定患者对医疗的信任度和满意度，让医疗过程更安全。

中医护理以整体护理观念、辨证施护为特色，在医疗保健、养生康复中发挥重要作用；中医禁忌学的研究与运用，可促进中医护理在包容及整合西医护理的理念、技术、操作常规的基础上，丰富学科内涵，不断向标准化、规范化和制度化发展，成为临床实践、操作规范及质量评定的重要依据。

随着医学模式的转变，老龄化社会的到来，以及健康观念的转变，中医护理的地位和作用也日益受到认可，其中关于护理禁忌的研究也将提到议事日程。

中医护理在历代医疗活动中积累了丰富的经验，也独具特色，其中包括临床各科的基础护理，用药后的护理，病后的康复护理，针灸推拿拔罐、刮痧的操作护理，以及生活起居、饮食、情志护理等，文献中记载明确的禁忌慎戒，至今仍有临床价值。

4. 促进了中医养生学的发展

以中国古代哲学和中医基本理论为基础的中医养生理论与实践，是中华传统文化的精髓之一，在探索人类衰老的原因和延年益寿方法的道路上，积累了宝贵的经验，留下了丰富的遗产。在精神、环境、饮食、作息、衣着、房事、交际、雅趣、沐浴、气功、针灸、药物等方面有许多切实可行的禁忌要求，对养生防病十分重要。历代民众和医家，在观察和研究养生保健"宜"的同时，也积累了大量养生保健"忌"的宝贵经验。如《抱朴子·极言》记有饮水的禁忌，说："不欲极渴而饮，饮不过多。"《诸病源候论》有预防痔漏的生活禁忌，云："养生方云：忍大便不出，久作气痔。"《备急千金要方·论大医习业》有"卫生切要知三戒：大怒、大欲并大醉"的记载。《养性延命录》有"一日之忌，暮无饱食；一月之忌，暮无大醉；一岁之忌，暮须远内；终身之忌，暮常护气"的记载。《寿亲养老新书》中记有"一者少言语养内气，二者戒色欲养精气"等，内容涉及养生保健的各个方面。这些宝贵的养生禁忌知识，有时比正面谈宜的效果好得多，大大地促进了中医养生学的发展。

5. 赋予了中医预防医学新内容

中医学历来强调"治未病"，提倡以预防为主，包括未病先防和既病防变等。中医禁忌学为中医预防医学提供切实可行的方法，通过谨慎的指导，构建一级预防（养生保健，阻止疾病的发生）、二级预防（临床前期的病证禁忌）、三级预防（预防疾病的进一步演变）体系，采用禁忌干预，也为既病预防诊疗失误，提供可操作的方法。通过禁忌法则的临床实施，可提前干预人体亚健康状况，纠正不良习惯，预防疾病的发生。对不同体质、性别和年龄的人群，在正常生理状况下，采取相应的禁忌指导，可以在很大程度上改善人体的体质和健康状态，减少发病，为中医预防医学补充新的内容。

6. 促进了中医药学与其他学科之间的交流

人类社会禁忌存在的意义，早已在国内外得到公认，但研究还不够深入。至于医学禁忌，中医与西医的禁忌目前都处于无序的应用状态，就连当今的《中华人民共和国药典》都还未列"禁忌"专项，仅在"注意事项"中提到禁忌而已。因此，中医禁忌学的构建，具有独树一帜的创新意义，其研究也必然会促进中医学和社会科学与世界各国、各民族，特别是与现代医学进行广泛的交流与合作。在传统医学中，可以通过中医禁忌学实现与韩医、日本汉医，以及藏医、蒙医的沟通，进而通过"一带一路"的互联互通，实现与欧美、阿拉伯、非洲的医疗交流，以促进中医药走向世界，服务全球。

【学习小结】

中医禁忌学是以中医理论为指导，研究人类在医疗、保健活动中应该避免的行为，以及违禁后果的补救方法，从而规范疾病预防、治疗和养生保健的一门学科。

构建中医禁忌学，对中医的病因与发病理论进行了全新角度的阐释；从诊疗措施的宜、忌两方面对医者提出了要求；促进了中医护理措施的标准化、规范化和制度化；也从多个方面，对中医养生提出了要求；赋予了中医预防医学新的内容；为中医药学的对外交流提供了新的窗口，促进了中医药学科与其他学科之间的交流。

中医禁忌学有系统的理论基础，有丰富的实践经验和重要的应用价值，是人类社会养生保健事业中，除了"宜"之外的另一个领域，对于保证医疗安全，提高临床疗效不可或缺。对中医禁忌的研究，是一个系统、深入、需要长期探讨的工程。中医禁忌学作为自然科学与社会科学紧密结合的产物，在人类的健康研究领域中具有重要的学术地位。

【思考题】

1. 试述构建中医禁忌学学科的意义和作用。

2. 应该如何正确对待禁忌遗产？

3. 社会禁忌与法律有何关系？

第二章 中医禁忌学的源流与发展▷▷▷

【学习目的】

掌握:《内经》《伤寒杂病论》《千金要方》《千金翼方》的禁忌思想理论。

熟悉:《周易》、孔子、孟子、老子、庄子、葛洪、金元四大家、张景岳等的禁忌思想。

【学习要点】

1. 先秦时期中医禁忌学的起源。

2. 汉唐时期中医禁忌学的奠基和发展。

3. 宋元明清时期中医禁忌学的积累。

中医禁忌是中国传统文化禁忌的重要组成部分。随着中医实践技术的成熟发展和思想理论的不断完善,构建起相对独立的内容体系。它历经充实丰富和完善、提高,最终成为比较统一的行业规范。

第一节 先秦时期

一、远古时期

禁忌的起源十分久远,可以说有了人类就有了禁忌。远古的先民,面对自然环境的复杂多变和生活条件的艰难困苦,出于本能的天性,就有了最早的禁忌观念,如对洪水的畏惧、对猛兽的害怕、对悬崖的惶恐,因而下意识地避开逃离。到了新石器时期,先民们对于电闪雷鸣、地震海啸,乃至疾病死亡等一切不可预知的事物都充满了敬畏,以为有一种超自然的神秘力量在操控着,由此产生了自然崇拜和鬼神崇拜等原始宗教情结,并有了早期的祭祀祈祷活动。随着原始宗教活动的盛行,一些以自然物为图腾崇拜的风俗信仰也相继产生。如果说自然崇拜的祭祀活动还只是一种希望上天鬼神保佑的被动意识,那么自然图腾信仰则更具有人类的主动意志。即希望自身能像图腾那样勇敢坚强或灵敏智慧,成为强大而永恒的存在。祭祀崇拜和图腾信仰,不仅培植了先民的原始宗教意识,而且催化出一批批巫师、祝士。正是这些巫术之士,在充当人神之间使者的过程中,积累了早期的文化意识和生活经验,其中就包含大量的禁忌内容。

巫术文化的发展，一个重要的特征就是占卜的盛行，术士们通过占卜来预测事物发展的吉凶，从而决定行动与否。这种占卜行为，其内涵自然少不了禁忌的规定。

传说中的五帝时代，开启了先民们对理想社会的追求和向往。作为人文始祖的神农、黄帝，有关传说不乏禁忌的故事。如《淮南子》记载："神农乃始教民播种五谷，相土地宜，燥湿肥墝高下，尝百草之滋味，水泉之甘苦，令民知所避就。"所谓"避"，自然是有所规避禁忌的事物或行为。《庄子》记载黄帝问道于广成子，广成子告诫黄帝云："无视无听，抱神以静。形将自正，必静必清。无劳汝形，无摇汝精，乃可以长生。"在广成子的养生原则中，"无劳汝形，无摇汝精"显然是禁忌养生的指向。

二、夏商周时期

进入夏商周"三代"，随着大一统华夏文明的建立，有关禁忌文化的记载不绝于典籍。《尚书》记载夏代已能"历象日月星辰，敬授民时""以闰月定四时成岁，允厘百工，庶绩咸熙"，明确载录"慎乃在位""慎厥身，修思永""直而温，宽而栗，刚而无虐，简而无傲""食哉惟时"等，内容涉及政务行事、人格培养，乃至日常起居、饮食等各个方面。而且书中特别强调统治者要"允恭克让""慎徽五典"，即遵从自然和社会的运行规律，对于"威侮五行，怠弃三正"的行为提出严厉的警告。

商承夏祚，进一步巩固发展了大一统的中华文明，而且进入了一个有文字记载的信史时代。甲骨文中虽然没有发现"忌""讳"等文字，但否定性词语则有"勿""不""弗"等字，涉及征伐、祭祀、畋猎、农业、交通、建筑等多个领域。尤其值得注意的是，甲骨卜辞中有许多关于疾病、生育的内容，涉及的疾病包括形体内外、风寒感冒、虫伤疫毒等40多种，治疗手段有饮食、药物、针灸、按摩等多种途径，反映了商代对疾病的担忧和重视治疗的史实。在药物治疗方面，《尚书·商书·说命》则指出："若药弗瞑眩，厥疾弗瘳。若跣弗视地，厥足用伤。"书中不仅注意到了药物用量和疗效之间的关系，而且对疾病的预防也非常重视，反映出"惟事事乃其有备，有备无患"的疾病预防意识。

传说中的彭祖是活跃在唐虞夏商时期的养生有道之人，托名他所著的《彭祖摄生养性论》《彭祖百忌》，不仅总结了许多具体的养生方法，而且提出了诸多日常行为禁忌。这两种文献虽然都是托名之作，但反映出禁忌文化渊源甚远。

《周易》是周代的一部占筮书，很多卦爻辞记载了当时社会生产生活的现实，其中不少涉及禁忌文化的内容。如《井》卦"井泥不食""井渫不食"，《无妄》卦"无妄之疾，勿药有喜"，都是日常生活经验的积累。众所周知，《易经》充满了忧患思想，所以后来的《易传》有"三陈九卦"之说，列举"履、谦、复、恒、损、益、困、井、巽"九个"忧患之卦"，三次陈述九卦的意义，劝勉人们慎重地修养自己的道德，认为这是"趋吉避凶"的最好方法。除了九卦外，《易传》中充满了"忧患可以兴国，逸豫可以亡身"的指陈。如"吉凶者，失得之象也，悔吝者，忧虞之象也"；"言行，君子之所以动天地也，可不慎乎"；"君子安而不忘危，存而不忘亡，治而不忘乱，是以身安而国家可保也"。《既济》卦"象传"还称"君子以思患而豫防之"，最早提出了预防的概念。

《周礼》是记载周代礼仪制度的典籍，其中许多制度规定体现出禁忌文化的影响。

按照《周礼·天官·冢宰》的记载，当时分医学为食医、疾医、疡医、兽医四科，并有专职管理官员"医师"。食医为四科之首，专管王室成员的饮食事务，反映了当时对饮食健康的重视。食医的职责，一是保证食饮膳馐结构均衡，营养全面，不能偏颇；二是饮食五味要顺应四时气候变化，不能违背阴阳之道；三是膳食的搭配要适宜，五味要调和，不能有忌反之为。这些规定，至今仍然是饮食养生的重要原则。疾医的职责是主治内科杂病，规定要掌握四时疾病的特点，生死预候要全面，病情判断要周到，治疗用药要食药综合，不能忽视四时的发病特点，诊断不能片面疏漏，治疗以养为主而不是倚重药物。疡医主治外科金疮疾病，强调外科疾病的治疗要攻养结合，药食协同，尤其在药物作用的选择上，要以性味为依归，讲究骨肉筋脉及气窍的性味需求，不主张单一用药物攻伐，不能忽视药物性味的指向性作用。这些经验总结，对后世医学的发展产生了深远的影响。此外，《周礼·夏官·戎右》还有割牛耳、拂桃苪以辟邪驱灾的记载。

《诗经》作为记录周王时期社会生产生活的文学作品，也有不少禁忌民俗的反映。如《七月》"穹窒熏鼠，塞向墐户"，是驱辟鼠害，预防疾病；《蟋蟀》"蟋蟀在东，莫之敢指"，《定之方中》"卜云其吉，终然允臧"，《氓》"尔卜尔筮，体无咎言"，《节南山之什·十月之交》"日月告凶，不用其行"，《绵》"爰始爰谋，爰契我龟，曰止曰时，筑室于兹"等，内容涉及自然敬畏、婚嫁择日、筑室卜吉，乃至出行择时等多个方面，说明禁忌已经成为普遍的生活习俗。

三、春秋战国时期

到了春秋战国时期，随着诸子百家的兴起，禁忌文化也大有发展，儒、道、阴阳各家有关禁忌文化的论述，更为广泛而深入。下面仅以孔子、孟子、老子、庄子为例，介绍他们的禁忌思想。

1. 孔子

孔子一生谨身慎为，被认为是中国古代道德修养最高的圣人。《论语》集中反映了他的为政、为人、为学及养生之道，同时也折射出他慎终追远、远害避祸的禁忌思想光芒。仅以医药养生而言，孔子的著名论断"君子有三戒：少之时，血气未定，戒之在色；及其壮也，血气方刚，戒之在斗；及其老也，血气既衰，戒之在得"，成为后来历代养生者的格言警句。《论语·乡党》所载"食不厌精，脍不厌细""食不语，寝不言"等饮食起居之法，说明孔子已把养生之道融入日常生活行为的方方面面，是真正懂得养生真谛的智者。值得指出的是，孔子对于养生保健很是积极，但对于医药治疗却表现出十分谨慎的态度。《论语·子路》引语"人而无恒，不可以作巫医""不恒其德，或承之羞"，孔子称善，认为医寄死生，必须要有较长时间的实践经验。所以，当季康子送药给他时，孔子则直率地说"丘未达，不敢尝"，表明自己对药性不了解，不敢尝试。

2. 孟子

孟子继承和发展了孔子的学说。孟子认为人的本性是善的，但由于后天环境的影响，容易"失其本心"，丢弃善性。为了保持人的本心，孟子创造性地提出了养气、养心及自省的人格道德修养法。养气，就是"我善养吾浩然之气"，培养一种胸怀坦荡、刚正不阿、信仰坚定、敢于担当的人格精神。养心，就是"存其心，养其性"。养心的方法，《孟子·尽心下》说得很明白，"养心莫善于寡欲"，指出养心就是要节制欲望。欲望太多，就容易使精神耗散。自省，就是自我内省的精神操守。孟子具有强烈的"生于忧患而死于安乐"的生存意识，发挥孔子"吾日三省吾身"的观点，提出"无以小害大，无以贱害贵"命题，通过自我反省来找出自己言行上的缺失，防微杜渐，自反而仁，自反有礼。为人处世，总能从本心出发，爱人知己，就能心安理得，泰然坦荡，实现道德的提升。

3. 老子

老子是"忌讳"一词的创造者，《老子·五十七章》称："天下多忌讳，而民弥贫。"这里的"忌讳"，就是禁忌，既包括那些法律与制度的规定，也包括不成文的各种习俗规矩。老子从道法自然的立场，高扬人的自然开放的本性，认为天下人如果有太多的禁忌，老百姓为了避免触犯这些禁忌，势必手足无措，举止受限，久而久之，思想禁锢，民智不开，创造力得不到开发、利用，社会就会陷入贫困。《老子》一书充满了忧患意识，而人类最大的忧患就是身体的存在。《老子·十三章》指出："宠辱若惊，贵大患若身。……何谓贵大患若身？吾所以有大患者，为吾有身，及吾无身，吾有何患？"在老子看来，一切宠辱得失都可能影响甚至危害生命的存在。只有身体不存在了，才没有什么可忧患的。因此，一个重视身体、珍惜生命的社会才是理想的社会。《老子·六十四章》提出了"为之于未有，治之于未乱"的处事原则和"慎终如始，则无败事"的应世方法。无论是对结果的关注，还是对过程的重视，两者均体现老子"防患于未然"的思想智慧。《老子·七十一章》还提出了"夫唯病病，是以不病"的命题，认为只有时刻担心防患疾病发生的人，才不容易发生疾病。当然，此处的"病"未必是身体生理之病，也许是道德认知的某种缺陷，但无论如何，这种观点后来成为《淮南子》《内经》等"治未病"理论的渊源。

4. 庄子

《庄子》关于禁忌戒讳之事，屡言不鲜。仅以《庄子·人间世》为例，就有"天下有大戒二：其一，命也；其一，义也""美成在久，恶成不及改，可不慎与""戒之，慎之，正汝身也哉""戒之，慎之，积伐而美者以犯之，几矣"等，戒慎之言，不绝于耳。尤其篇中爱马者的故事，发人警醒。文称："夫爱马者，以筐盛矢，以蜃盛溺。适有蚊虻仆缘，而拊之不时，则缺衔毁首碎胸。意有所至而爱有所亡，可不慎邪！"现在豢养宠物者流，又何尝不是如此。拓展一点，对金钱、名誉、地位等的贪恋，与《庄子》爱马者又有何异？此外，《庄子》还是"未病"一词的最早出处。《庄子·庚桑楚》曰："里人有病，里人问之，病者能言其病，然其病，病者犹未病也。"说明"未病"的概念，早在战国时期就已流行开来。后世"治未病"理念的提出，显然是以"未病"为基点的。

第二节　汉唐时期

自秦始皇消灭六国建立帝国王朝起，中华民族真正进入了天下大一统的时期。汉、唐是中国历史上最为强盛的两个朝代。中医禁忌学即奠基于汉代，夯实于晋唐而获得长足的发展。

一、两汉时期

汉代早期，中医禁忌的记载已经较为广泛，有些内容还出现了系统化整理的倾向。根据出土文献的考察，无论是临床的诊断、治疗，还是日常的养生保健活动，均有禁忌文化的影响。张家山汉简《脉书》明确载录砭石治病的四种损害情况，与砭石的大小及刺入的深浅密切相关，提醒临床要多加注意。《引书》指出："人之所以得病者，必于暑湿风寒雨露，腠理启阖，食饮不和，起居不能与寒暑相应，故得病焉。"认为人体患病与体质禀赋及饮食起居是否适应四时阴阳变化相关，而保养身体的方法就是避免这些有害的内外因素，"与天地相求""与燥湿寒暑相应""能善节其气而实其阴，则利其身矣"。马王堆帛书也有很多类似的记载，如《五十二病方》治金刃外伤"毋食鱼、彘肉、马肉、桑虫、荤、麻洙菜，毋近内"等。值得注意的是，《五十二病方》中多处提到"毋禁"一词，交代没有禁忌的情况。《却谷食气》《十问》记载了四时行气的宜忌，强调行气服气要顺从四时阴阳变化的规律，要避免清风、霜雾、浊阳、汤风、凌阴等不正常的气象条件。《胎产书》对孕妇的饮食起居禁忌有十分详尽的记载，一月"食饮必精，酸羹必熟，毋食辛腥"，二月"毋食辛臊，居处必静，男子勿劳"等。《十问》强调房事养生要"玉闭坚精，必使玉泉勿倾，则百疾弗婴，故能长生"。

除上述出土文献的记载外，根据《汉书·艺文志》的载录，汉时有《神农黄帝食禁》七卷，当为饮食宜忌的专门性著作，对饮食宜忌已经有了系统的总结。

到了西汉中叶，尤其是汉武帝时期，随着文景之治后经济的发展、文化的繁荣和医学的进步，中医禁忌的内容更为当时许多学者关注。如《春秋繁露》《淮南子》《史记》等学术名著中，均有医药禁忌的记载。

西汉中叶以后，随着医学的发展，以《内经》为标志，表明中国医学实现了由经验医学向理论医学的转变，并由此构建起中医理论的宏伟大厦。《内经》中关于中医禁忌思想理论及其方法内容的阐述，确立了中医禁忌学在中医理论中的地位和作用，从此揭开了中医禁忌学的新篇章。中医禁忌学步入了既有理论指导，又在实践中不断丰富充实的发展历程。

1.《内经》

作为中医禁忌学的奠基之作，《内经》根本的学术特征有两点：一是奠定了中医禁忌学说的理论基石，初步建立了中医禁忌理论的解说体系；二是对中医禁忌的运用范围进行了基本的描绘，提出了指导性的方法论原则。

（1）《素问》的《阴阳应象大论》《四气调神大论》《生气通天论》《脏气法时论》，以及《灵枢》的《逆顺》《师传》等专篇，就中医禁忌理论的核心命题作出了精要阐述，具体表现为以下四个方面：

一是阴阳应象，生气通天。遵从天地阴阳的变化规律，不仅是中医禁忌文化存在的合理前提，也是中医禁忌的根本表征。《内经》多处提到"人生有形，不离阴阳""生之本，本于阴阳"，那么阴阳是什么呢？《素问·阴阳应象大论》称："阴阳者，天地之道也，万物之纲纪，变化之父母，生杀之本始，神明之府也。"《素问·五运行大论》进一步指出："天地阴阳者，不以数推，以象之谓也。"所谓"象"，即如《素问·阴阳应象大论》所言："天地者，万物之上下也；阴阳者，血气之男女也；左右者，阴阳之道路也；水火者，阴阳之征兆也。"因此，对于阴阳之道的认识，就可以通过对"象"的认识来把握。《内经》阴阳应象的原理，即是中医禁忌文化的原理。

同时，《内经》又指出人是天地自然的产物，受四时阴阳之道所支配。《内经》认为"人以天地之气生，四时之法成""人与天地相应""人与天地相参也，与日月相应也""天地之大纪，人神之通应也""人能应四时者，天地为之父母"，并由此提出了"生气通天"的命题。《素问·生气通天论》言："夫自古通天者，生之本，本于阴阳。天地之间，六合之内，其气九州、九窍、五脏、十二节，皆通乎天气。其生五，其气三。数犯此者，则邪气伤人，此寿命之本也。"在《内经》看来，人的脏腑、经络、气血、五官等身体各个部分与自然万物，包括时间和空间，都是息息相通的，人的生命活动与自然万物有着广泛而密切的联系。《内经》这种天人相应、天人统一的生命整体观，为中医禁忌学提供了坚实的理论支撑。

二是脏气法时，顺时适变。这是中医禁忌思想的基本立场。人的生命活动是以脏腑功能活动为基础的，"生气通天"的前提是脏腑之气的存在。人与自然界的正常联系取决于脏腑功能的正常与否。然而，脏腑活动本身就受着天地自然四时阴阳的规定。为此，《内经》提出了"脏气法时"的命题。《素问·脏气法时论》言："合人形以法四时五行而治，何如而从？何如而逆？"该篇根据五行的生克原理，阐述了五脏病证发展变化的一般规律，提出了法时而治的原则。《素问·金匮真言论》也对五脏与四时的关系展开讨论，指出"五脏应四时，各有收受"的通应关系，将五脏、五时与五方、五色、五窍、五味、五畜、五谷、五星、五体、五音、五气、五数、五病等联系起来综合思考，以探索自然和生命发展的规律，从而构建起四时五脏的理论体系。总之，《内经》将人的生命放在宇宙自然中来考察，认为人体的生命规律与天地自然变化之道具有高度一致性，脏腑形体的生理现象变化亦必须遵守天地四时阴阳、昼夜晨昏的变化，只有遵循这种规律，依道而行，才能够维护健康，预防疾病。正是在这样的理论基础上，《灵枢·本神》提出："智者之养生也，必顺四时而适寒暑，和喜怒而安居处，节阴阳而调刚柔。如是，则僻邪不至，长生久视。"养生显然是一个综合工程，但诸法之中四时为先，可见顺时摄养在养生中的地位何等重要。

三是趋吉避凶，知所逆从。这是中医禁忌的价值取向。在中国传统文化中，吉凶、利害、善恶等观念始终是权衡事物性质或发展结果的砝码，而趋利避害、趋吉避凶常常是应世处事的重要原则。受此影响，中医禁忌的根本取向就是为了实现平安、健康，乃至长寿的目的。

《内经》理论中，无论是日常的起居养生，还是疾病的诊疗防治，都围绕着趋吉避凶这一主题展开。顺道而行则为吉，背道而行则为凶；法于四时、合于阴阳则为吉，以妄为常、逆于生乐则为凶。就诊疗过程而言，审察精者为吉，色脉不明者为凶。正如

《素问·移精变气论》所言："当今之世不然，忧患缘其内，苦形伤其外，又失四时之从，逆寒暑之宜。贼风数至，虚邪朝夕，内至五脏骨髓，外伤空窍肌肤，所以小病必甚，大病必死。"趋吉者当"合之金木水火土，四时八风六合，不离其常，变化相移"，在疾病的诊断治疗过程中顺应自然与人体规律，仔细审察色脉变化，以守常知要，即可"本末为助，标本已得，邪气乃服"，病去人安；倘若"治不本四时"，且"粗工凶凶，以为可攻"，不知避凶者，将导致"故病未已，新病复起"的不良后果，甚至使患者陷入危险的境地。

懂得事物吉凶的道理，就能知所宜忌，从而不逆。《内经》认为，"从""顺"则为宜，"逆"则为忌，无论是医疗还是养生，首先要遵守的就是人体本身的宜忌，其次是遵守四时环境的宜忌。在医疗活动中，医者必须主动询问患者的宜与忌，顺其宜忌以保证无误。如《素问·金匮真言论》说："谨察五脏六腑，一逆一从。"《素问·移精变气论》告诫，"治不本四时，不知日月，不审逆从"是粗工之所为。《素问·四气调神大论》强调："阴阳四时者，万物之终始也，死生之本也。逆之则灾害生，从之则苛疾不起，是谓得道。道者，圣人行之，愚者佩之。从阴阳则生，逆之则死，从之则治，逆之则乱。反顺为逆，是谓内格。"显然，这里所述的逆从之道，其本质就是对四时阴阳之道的遵从与否，这也是吉凶判断的试金石。

四是见几知著，防微杜渐。这是中医禁忌行为的基本原则。《周易·系辞下》言："几者，动之微，吉之先见者也。君子见几而作，不俟终日。"又说："君子知微知彰，知柔知刚，万夫之望。"在传统文化忧患意识的影响下，《内经》提出了"治未病"的命题。《素问·四气调神大论》说："是故圣人不治已病治未病，不治已乱治未乱，此之谓也。夫病已成而后药之，乱已成而后治之，譬如渴而穿井，斗而铸锥，不亦晚乎？"中医治未病的理念，实际上就是中医禁忌文化的体现。

（2）《内经》提出了指导性的方法论原则：《内经》基于当时中医禁忌的实践，在养生保健、疾病预防、诊断治疗等方面，分别设立专篇阐述，提出了具体的指导方法。

①在养生保健方面：《内经》既有原则规定，又有方法指导。《素问·上古天真论》指出："上古之人，其知道者，法于阴阳，和于术数，食饮有节，起居有常，不妄作劳，故能形与神俱，而尽终其天年，度百岁乃去。今时之人不然也，以酒为浆，以妄为常，醉以入房，以欲竭其精，以耗散其真，不知持满，不时御神，务快其心，逆于生乐，起居无节，故半百而衰也。"上古之人所以能年皆百岁，就是能顺从天地阴阳之道；今时之人之所以半百而衰，就是违背了阴阳之道，起居无节。《素问·四气调神大论》提出了"春夏养阳，秋冬养阴"的四时养生原则，并告诫说："逆其根，则伐其本，坏其真矣。"在养生方法指导上，《内经》已经说得非常具体了。仅以饮食禁忌为例，其详尽细致可见一斑。如《素问·生气通天论》说："阴之所生，本在五味；阴之五宫，伤在五味。是故味过于酸，肝气以津，脾气乃绝；味过于咸，大骨气劳，短肌，心气抑；味过于甘，心气喘满，色黑，肾气不衡；味过于苦，脾气不濡，胃气乃厚；味过于辛，筋脉沮弛，精神乃殃。"《素问·宣明五气》说："五味所禁：辛走气，气病无多食辛；咸走血，血多无多食咸；苦走骨，骨病无多食苦；甘走肉，肉病无多食甘；酸走筋，筋病无

多食酸。是谓五禁，无令多食。"《灵枢·五味》说："五禁：肝病禁辛，心病禁咸，脾病禁酸，肾病禁甘，肺病禁苦。"凡此等等，足见五味禁忌内容之丰富。

② 在疾病预防方面：《内经》不仅提出了治未病的思想原则，而且十分强调人体正气的重要，《素问·刺热》明确提出"正气存内，邪不可干"的命题。《灵枢·百病始生》说："风雨寒热，不得虚，邪不能独伤人。卒然逢疾风暴雨而不病者，盖无虚，故邪不能独伤人。此必因虚邪之风，与其身形，两虚相得，乃客其形，两实相逢，众人肉坚，其中于虚邪也。因于天时，与其身形，参以虚实，大病乃成。"《素问·评热病论》也说："邪之所凑，其气必虚。"人体之所以患病，主要因为人体自身正气受损，同时又为邪气所害，内外相合，以致患病。故在疾病预防的过程中，必须实行宜于保护正气的生命活动，尽力避免正气的耗散与损伤；同时还要"避其毒气"，及时躲避自然界虚邪贼风的侵袭。此外，《内经》还指出"血气不和，百病乃变化而生""气相得则和，不相得则病""生病起于过用"，特别是《素问·宣明五气》有"久视伤血，久卧伤气，久坐伤肉，久立伤骨，久行伤筋，是谓五劳所伤"。《内经》的这些观点，无非告诫人们，饮食的过用、情志的过用、体力的过用，都可能导致血气不和，引发疾病，这是疾病预防的基本精神。

③ 在疾病诊断方面：《内经》设有《疏五过论》《征四失论》《师传》《禁服》《五禁》等专篇，对诊断行为的顺利开展和避免诊断失误提出了具体的要求。《灵枢·师传》所载"入国问俗，入家问讳，上堂问礼，临病人问所便"，明确规定了医生行诊的执业礼教。《素问·疏五过论》批评了诊治的五种过错，指出"凡此五者，皆受术不通，人事不明"，是出现医疗差错的主要原因，应该注意戒慎。《素问·征四失论》列举了诊察疾病时容易出现的四种过失，称"诊不知阴阳逆从之理，此治之一失矣。受师不卒，妄作杂术，谬言为道，更名自功，妄用砭石，后遗身咎，此治之二失也。不适贫富贵贱之居，坐之薄厚，形之寒温，不适饮食之宜，不别人之勇怯，不知比类，足以自乱，不足以自明，此治之三失也。诊病不问其始，忧患饮食之失节，起居之过度，或伤于毒，不先言此，卒持寸口，何病能中，妄言作名，为粗所穷，此治之四失也"，提醒从医者要深以为戒。

④ 在疾病治疗方面：《内经》认为不论是药物或非药物疗法都应遵循三个原则。一是注意适度，不可太过；二是顺应时令，适其寒温；三是应合人体体质，如"谨察阴阳所在而调之，以平为期""热者寒之，寒者热之""大积大聚，其可犯也，衰其大半而止，过者死"。这些都是治疗的基本原则，在具体的治疗过程中还有许多必须遵守的戒忌。如针灸临床中，除了《灵枢·五禁》所列举的"五禁""五夺""五逆"外，《灵枢·终始》还有"十二禁刺"："凡刺之禁：新内勿刺，新刺勿内；已醉勿刺，已刺勿醉；新怒勿刺，已刺勿怒；新劳勿刺，已刺勿劳；已饱勿刺，已刺勿饱；已饥勿刺，已刺勿饥；已渴勿刺，已刺勿渴；大惊大恐，必定其气乃刺之。乘车来者，卧而休之，如食顷乃刺之。出行来者，坐而休之，如行十里顷乃刺之。凡此十二禁者，其脉乱气散，逆其营卫，经气不次，因而刺之，则阳病入于阴，阴病出于阳，则邪气复生。粗工勿察，是谓伐身，形体淫泆，乃消脑髓，津液不化，脱其五味，是谓失气也。"《灵枢·热

病》有"九不可刺"："热病不可刺者有九：一曰汗不出，大颧发赤，哕者死；二曰泄而腹满甚者死；三曰目不明，热不已者死；四曰老人婴儿热而腹满者死；五曰汗不出，呕下血者死；六曰舌本烂，热不已者死；七曰咳而衄，汗不出，出不至足者死；八曰髓热者死；九曰热而痉者死。腰折，瘛疭，齿噤齘也。凡此九者，不可刺也。"《灵枢·九针论》还有"天忌日"的禁刺规定。这些禁忌至今仍为针灸临床所遵循。

2.《伤寒杂病论》

张仲景所编撰的《伤寒杂病论》，开创了以六经辨证为纲诊治外感伤寒病的先河。无论是外感伤寒，还是内伤杂病，张仲景辨证施治宜忌分明，可下可汗胸中有数，在中医禁忌的临床实践中，既有明确的指导思想，又有丰富的经验方法。

（1）在指导思想上　张仲景以《内经》为依归，并发扬光大，颇有创新，主要表现为四个方面。

一是倡导整体意识。《伤寒论·序》中严厉批评当时的医疗风气，"省疾问病，务在口给，相对斯须，便处汤药。按寸不及尺，握手不及足；人迎趺阳，三部不参；动数发息，不满五十。短期未知决诊，九候曾无仿佛；明堂阙庭，尽不见察，所谓窥管而已"。他认为医生必须"勤求古训，博采众方"，望闻问切、辨证施治均须洞察玄冥，探微索隐，切勿"窥管而已"。

二是重视未病防变。《金匮要略方论》开卷即有"上工治未病，何也"之问，张仲景答之："夫治未病者，见肝之病，知肝传脾，当先实脾。"张氏之答不仅继承了《内经》未病先防的思想，而且发展了既病防变的内涵，此后"肝病实脾"成为中医治未病理论的经典命题。

三是深明顺逆之道。《伤寒论》"辨太阳病脉证并治法"中有"观其脉证，知犯何逆，随证治之"的教诫，其前提就是"太阳病三日，已发汗，若吐，若下，若温针，仍不解者，此为坏病"。因此，"知犯何逆"的"逆"就是忌，是太阳病发汗后因吐、下或针灸犯了禁忌，也即误治。所以要根据病情的变化辨证施治，这是坏病的救治原则。

四是谨守饮食之忌。《金匮要略方论》最后两篇"禽兽鱼虫禁忌并治""果实菜谷禁忌并治"，为食物禁忌专篇。篇中提出："凡饮食滋味，以养于生。食之有妨，反能为害。自非服药炼液，焉能不饮食乎？切见时人不闲调摄，疾疢竞起。若不因食而生，苟全其生，须知切忌者矣。所食之味有与病相宜，有与身为害，若得宜则益体，害则成疾，以此致危，例皆难疗。"强调安身之本，必资饮食，不知食忌者，不足以存生。所食之物，必须要与人体及患病情况相适应。为此，《伤寒论》还反复指出，饮食不可过杂，宜简单节俭，切忌贪味过食，生冷肥腻之物尤当所忌，并应注意食物之间的搭配禁忌。

（2）在临床实践中　张仲景按照"随证治之"的原则，始终注意辨别个体、证候和方药的差异，把谨守禁忌落实到临床诊疗的各个环节。

第一，注意体质情况，提出了明确的体质禁忌规范。《伤寒论》将特定人体体质统称为"家"，如"酒客家""亡血家""疮家""淋家"等，对于这些特殊体质的人，告诫"不可发汗"或不可用某些药物等，并对临床中万一误治、违禁犯忌的情况制定了相应的补救措施。

第二，始终坚持辨证施治的精神，根据临床具体情况，灵活运用治疗手段，可与不可毫不含糊。如"亡血不可发其表""咽喉干燥者，不可发汗""少阴病，脉微，不可发汗""少阴病，脉细沉数，病为在里，不可发汗""阳明病，面合色赤，表证也，不可下""诸四逆厥者，不可下之""病人欲吐者，不可下之""舌上胎滑者，不可攻也""结胸证，其脉浮大者，不可下，下之必死"等。这些禁忌法则非常明确，读者容易掌握，全然没有模棱两可的意思。

第三，对针灸及火法使用的禁忌特别重视。《金匮玉函经·辨不可刺病形证治》明确规定："大怒无刺，已刺无怒；新内无刺，已刺无内；大劳无刺，已刺无劳；大醉无刺，已刺无醉；大饱无刺，已刺无饱；大饥无刺，已刺无饥；大渴无刺，已刺无渴；大惊无刺，无刺熇熇之热，无刺漉漉之汗，无刺浑浑之脉。身热甚，阴阳皆争者，勿刺也。其可刺者，急取之，不汗则泄。所谓勿刺者，有死征也。"《伤寒论》规定，"微数之脉，慎不可灸""脉浮热盛而反灸之，此为实。实以虚治，因火而动，必咽燥咳血"。此外，对火法的应用也很谨慎。据统计，《伤寒论》中因误用火法导致变证有20多条。火疗之法除灸外，还包括熨、熏、烧针、温针等，用之不当，则可导致亡阳、耗气、伤阴动血之变。

第四，对方药的施用及服用的方法也非常讲究。《伤寒论》载录"下后，不可更行桂枝汤。若汗出而喘，无大热者，可与麻黄杏子甘草石膏汤""若酒客病，不可与桂枝汤""凡用栀子汤，病人旧微溏者，不可与服之"等此类规定，数不胜数。《伤寒论》对药物服用禁忌的规定也很细致，如桂枝汤方后注"禁生冷黏滑、肉面、五辛、酒酪、恶臭"，乌梅丸"禁生冷、滑物、臭食"，大陷胸丸"禁如药法"，诸亡血家"不可与瓜蒂散"，侯氏黑散方"禁一切鱼肉大蒜"等。这些禁忌规范，至今在临床仍有实用价值。

此外，张仲景十分重视养生保健，具有强烈的疾病防患意识。如《金匮要略方论》在重申《内经》"上工治未病"理念后，强调指出："人禀五常，因风气而生长，风气虽能生万物，亦能害万物，如水能浮舟，亦能覆舟。若五脏元真通畅，人即安和，客气邪风，中人多死。"认为养生应当避免被外界邪气伤害，注重保持五脏的安定与气血的畅达。在此基础上，张仲景进而提出了"养慎"的命题，阐释说："若人能养慎，不令邪风干忤经络；适中经络，未流传腑脏，即医治之；四肢才觉重滞，即导引、吐纳、针灸、膏摩，勿令九窍闭塞，更能无犯王法、禽兽灾伤，房室勿令竭乏，服食节其冷热苦酸辛甘，不遗形体有衰，病则无由入其腠理。"张仲景的"养慎"说，对于后世中医养生学的发展产生了积极的影响。

二、晋唐时期

晋唐时期，由于方士盛行，佛道兴起，中医药学充分吸收儒释道及民间医药经验和思想理论，获得长足发展。中医禁忌学也在两汉形成的基础上，进一步充实和提高。这一时期出现了嵇康、葛洪、张湛、陶弘景、巢元方、孙思邈、王焘等著名的医药养生学家，在他们的著作中有着十分丰富的禁忌内容。本书仅就葛洪、孙思邈的禁忌思想作一简要介绍。

1. 葛洪

葛洪所著《抱朴子内篇》《抱朴子养生论》，依据早期道教的有关文献，对中医禁忌的内容和方法进行了较全面的整理，取得了非常丰硕的成果。葛洪对中医禁忌学发展的贡献，主要表现在三个方面。

一是提出了"以不伤为本"的养生禁忌总原则。《抱朴子内篇·微旨》载："敢问欲修长生之道，何所禁忌？抱朴子曰：禁忌之至急，在不伤不损而已。"葛洪认为，养生禁忌最紧迫、最重要、最根本的原则，就是不要造成形体精神的损害。至于具体有哪些损害须加以禁忌，《抱朴子内篇·极言》归纳为"十三伤"，即才所不逮而困思之、力所不胜而强举之、悲哀憔悴、喜乐过差、汲汲所欲、久谈言笑、寝息失时、挽弓引弩、沉醉呕吐、饱食即卧、跳走喘乏、欢呼哭泣、阴阳不交等。为了避免这些损伤，书中紧接着提出了"唾不及远，行不疾步，耳不极听，目不久视，坐不至久，卧不及疲"等30条养生方法。《抱朴子养生论》还围绕"以不伤为本"的原则，进一步提出了养生要"去六害"和"十二少"的方法。六害就是名利、声色、货财、滋味、佞妄、妒嫉，"六者不除，修养之道徒设尔"。"十二少"就是少思、少念、少笑、少言、少喜、少怒、少乐、少愁、少好、少恶、少事、少机，这是"保和全真"的根本。反之，如果变为"十二多"，就会"伐人之生甚于斤斧，损人之命猛于豺狼"，出现神散心劳、脏腑上翻、气海虚脱、腠理奔血、筋脉干急、智虑沉迷等一系列不正常的生理心理反应，造成形体精神的伤害。

二是总结了日常行为中的禁忌内容，提出了许多趋吉避害的方法。《抱朴子内篇·登涉》记载的是道士登山涉水寻道求真或避乱隐居的行为禁忌，实际关乎日常饮食起居的各个方面。文中提到的禁忌活动计有以下几种：进山月日时的吉辰选择；随身持镜；戴符佩印，如《三皇内文》《五岳真形图》及镇精之符、朱文官印等；禹步三咒，或六甲秘说；佩戴雄黄，以辟蛇伤；预设符箓，如老君入山符、入山辟虎狼符、玉神符、八威五胜符等；预制各种药丸，如八物麝香丸、护命丸、玉壶丸、犀角丸、七星丸，或茅苍、麝香、雄黄、大蒜、赤苋、五茄根等药物。这些辟邪防灾的方法大多是非理性的，但也有一些方法仍然值得借鉴，如用麝香、雄黄等治疗蛇伤或其他毒虫所伤，还是有其可取之处的。

三是重视禁法。禁法又称禁术，是早期道教用以遏制鬼邪毒虺或驱治疾疫的法术。《抱朴子内篇》的"至理""释滞""杂应""登涉"均有记载，或称气禁、秘禁、三五禁法等。这些禁法，都是口耳相授的秘术，非文字所能记述，但该书却屡屡提及，说明葛洪对此法的重视。

2. 孙思邈

孙思邈所著《千金要方》《千金翼方》两书，被誉为中医临床的百科全书。书中的禁忌学史料十分丰富，亦可以称之为唐以前中医禁忌学的集大成之作。其内容大致可以分为以下八个方面：

（1）中医禁忌的专门性论述　包括专论、专篇、专卷三类。专论有《千金要方》卷二十六的"五脏不可食忌法"、《千金翼方》卷十三的"服水禁忌法"，以及卷十二"养老大例""养老食疗"中的"论曰"类文字。专篇有"千金要方"卷二十七的"黄帝杂忌法"、卷二十九的"针灸杂忌法""大医针灸宜忌",以及"千金翼方"卷十的"伤寒宜忌"、卷十二的"养性禁忌"、卷十三的"杂忌第七"等。专卷主要是"千金翼方"最后的"禁经"两卷,其内容将在下文逐一阐述。

（2）习业基础与大医风格 《千金要方》开卷两篇,一谈大医的专业基础,一谈大医的品位精神。"大医习业"规定欲为大医者,不但要谙熟《素问》《针经》等专业文献,还要涉猎群书,广泛学习经史子集各部著作。就是既要有系统的理论和专业知识,又要有宽广深厚的文化基础。"大医精诚"论大医之心、大医之体、大医之法,精辟诠释了大医的品格内涵。心要大慈恻隐,普救含灵,无作功夫行迹;体要宽裕汪汪,望之俨然,临事不惑;法要忠恕累德,志存救济,自感多福。

（3）诊候之法与处方之道 诊察决病时,"省病诊疾,至意深心;详察形候,纤毫勿失;审谛覃思,未敢率尔。"辨证施治时,"处判针药,无得参差",但据药性,临事制宜,切不可自逞俊快,邀射名誉。

（4）用药服饵与合和预贮 药有四气五味、君臣佐使、反畏须恶之别,"合和之时,用意视之,当用相须相使者良,勿用相恶相反者"。药以治病,病去即止。"凡服药,忌见死尸,及产妇污秽触之,兼及忿怒忧劳。"存不忘亡,安不忘危。贮药藏用,以备不虞。

（5）针灸禁忌 孙思邈在《千金要方》《千金翼方》中,对针灸宜忌有比较详尽的阐述。关于针刺禁忌,《千金要方》卷二十九"针灸禁忌法第三"提出了三点注意事项。

一是要避忌气候、饥饱劳逸、悲怒忧思、酗酒房事等内外病因。书中强调"大寒无刺。月生无泻,月满无补,月郭空无治。新内无刺,已刺无内。大怒无刺,已刺无怒。大劳无刺,已刺无劳。大醉无刺,已刺无醉。大饱无刺,已刺无饱。大饥无刺,已刺无饥。大渴无刺,已刺无渴"。

二是要避忌刺中重要的脏器。书中指出:"刺中心,一日死,其动为噫。刺中肺,三日死,其动为咳。刺中肝,五日死,其动为语。刺中脾,十五日死,其动为吞。刺中肾,三日死,其动为嚏。"

三是要避免刺大血脉循行的部位。如果误刺,可能会造成严重的不良后果。如"刺跌上中大脉,血出不止死。刺阴股中大脉,出血不止死。刺面中流脉,不幸为盲。刺客主人,内陷中脉,为内漏,为聋"等。

关于灸法禁忌,同篇"灸禁忌法"列举了人体头面、孔窍及重要脏器附近的20多个不宜施灸的穴位。这些针灸禁忌都是基于临床经验或教训的总结,向为临床所重视。此外,同卷的"大医针灸宜忌第七",以及《千金翼方》卷二十八的"杂法第九""针灸宜忌第十"等篇中还列举了一些太岁天医、行年人神所在的针灸宜忌,诸如血忌、月厌、四激,以及日辰忌、十二时忌等不宜针灸的时日。这些记载可能与孙思邈的道医身份有关,不可拘信。

（6）养生禁忌 通过对日常生活行为及精神情志的管理、调节或控制,从而达到养生的目的。《千金要方》卷二十六"食治"、卷二十七"道林养性第二""黄帝杂忌法第七""房中补益第八"，以及《千金翼方》卷十二"养性禁忌第一""养老大例第三""养老食疗第四"、卷十四"杂忌第七"等篇有比较集中的阐述。其内容大抵包括道德精神、日常行为、饮食起居、房事胎孕、养老慈幼等方面的戒忌。

在道德精神培植方面，书中大量征引老、庄、彭祖等道家人物的观点，主张清虚静泰，少私寡欲，行善积德，认为"有智之人，爱惜性命者，当自思念，深生耻愧，诚勒身心，常修善事也"。

日常行为方面，书中以"道林养性"为基础，反复引述葛洪、张湛、嵇康等人"十三伤""十二多"类的告诫，还提出五逆、六不祥等戒忌。

饮食方面，书中创造性地提出了"食治""食疗"的大法，强调"为医者当须先洞晓病源，知其所犯，以食治之，食疗不愈，然后命药"的原则。既介绍了五脏所合及五脏所宜的食法，又指出了"五脏不可食忌法"；同时，还列举了果实、菜蔬、谷米、鸟兽四类150多种药用食物的性味和食治、食养作用，以及部分食物的有关禁忌。这些食禁内容，有的因物而忌，有的因时而忌，有的因病而忌。

房事卫生方面，对不适宜的时间、地点、气象、频次及身体年龄状况，都有较详细的阐述。

服食养生方面，对服食各种草木果实及膏丹药酒的制作宜忌，有着细致的说明。特别是对服用石药的戒忌，更有许多直接的提醒。

（7）临床诊疗禁忌　除了前面所述的针灸禁忌外，孙思邈在临床上，无论是处方用药，还是康复调理，都是慎终如初，谨守戒忌，尤其对妇女、儿童及老年人群的疾病，更加属意。妇女孕产禁忌方面，孙思邈对孕妇的饮食起居作出严格规定。《千金要》卷二"养胎第三"指出："儿在胎，日月未满，阴阳未备，腑脏骨节皆未成足，故自初迄于将产，饮食居处，皆有禁忌。"书中又载录了"徐之才逐月养胎方"，对妊娠十月中的宜忌逐次加以说明。婴幼儿护理禁忌方面，《千金要方》专列"少小婴孺"两卷，对婴幼儿的护理照顾和日常戒忌进行了详细阐述。老年保养方面，《千金翼方》卷十二的"养老大例""养老食疗"及"退居"等篇，对老年养生的禁忌有详尽的介绍。值得指出的是，《千金翼方》卷十"伤寒宜忌第四"中对伤寒病治疗的汗、吐、下、温及针灸等方法运用的宜忌进行了专门说明。

（8）《禁经》的禁忌内容　《千金翼方》最后两卷名《禁经》，是我国现存最早的中医禁咒专著。《禁经》一共22篇：前5篇主要是"禁"的内容，是对持禁者学习接受及施行禁法的行为规范，如五戒、十善、四归、八忌、斋戒等；后17篇主要是"咒"的内容，既有用咒法驱除鬼客忤气、时行瘟疫、疟病疮肿等多种疾病的记载，也有禁咒符篆并用驱辟虎狼蛇毒、护身禁盗的实录。《禁经》所载禁咒之术，孙思邈申明："斯之一法，体是神秘，详其辞采，不近人情，故不可得推而晓也。但按法施行，功效出于意表，不有所缉，将恐零落。"又说："思邈切于救人，实录其文不加删润。"晋唐时期，禁咒一度盛行，是中医药文化研究值得深入探讨的课题。

第三节 宋金元时期

继隋唐之后，宋金元时期的医家对中医禁忌知识的长期临床观察与应用，使中医禁忌学在理论和实践上都得到了极大的丰富和发展。相对于之前较为零散且不成完整体系的记载，这一时期对中医禁忌学的理论体系及实践应用都已经有了比较系统的论述。按照中医禁忌学的时代发展特点，又可以将宋金元时期分为宋代和金元时期两个阶段。

一、宋代

宋代是中医禁忌学理论与实践的发展时期，涌现出一批在中医禁忌学理论发展及实践创新方面卓有贡献的医学名家及其代表著作。这一时期，随着中医学的发展逐渐充实，中医临床开始逐渐分科。宋代医家研究禁忌理论与临床紧密结合，从外科、妇科、儿科等不同领域对中医禁忌进行论述，在承袭禁忌理论的同时，又有所创新发展。

宋代窦默所著《疮疡经验全书》中，论治瘰疬方法时说"金石暴悍之剂，血气愈损不能生矣，若不速治，必致丧生"，把用药禁忌明确提出来；在必效散方后注有"治瘰疬，虚者用五分，实者用一钱。妇人孕不可服"，明确对用方的忌、慎等禁忌内容。

宋代陈自明在妇产科领域造诣颇深，且在优生的禁忌方面多有独到之处。他在《妇人大全良方》中指出凡求子宜"吉良日交会之，日常避丙丁及弦望、晦朔、大风、大雨、大雾、大寒、大暑、雷电、霹雳，天地昏冥，日月无光，虹霓地动，日月薄蚀……又避日月、火光、星辰之下，神庙佛寺之中，井灶圊厕之侧，冢墓尸柩之旁""此时受胎，非止百倍损于父母，生子或喑哑、聋聩、顽愚、癫狂……""夫交会如法……家道日隆，祥瑞竞集"，这些认识在当时条件下难能可贵。

日本人丹波康赖所著《医心方》卷二十九载有相当多《食疗本草》序例中有关禁忌的内容，如四时食禁、月食禁、日食禁、夜食禁、饱食禁、醉酒禁、饮水禁、诸兽禁、诸鸟禁、诸鱼禁、诸果禁、诸菜禁，内容十分丰富，并列有违禁、过食、误食中毒等救治方法。

宋代医家杨士瀛在《仁斋小儿方论》中对小儿急惊风的病机、用药的禁忌有较为翔实的论述："小儿急惊风，古人以其内外热炽，风气暴烈而无所泄，故用脑、麝、麻黄以通其关窍，银、粉、巴、硝以下其痰热，盖不得已而用之，其实为风热盛实者设也。世俗无见，不论轻重，每见发热发搐，辄用脑、麝、蟾酥、铅霜、水银、轻粉、巴豆、芒硝等剂视之为常，惟其不当用而轻用，或当用而过用之，是以急惊转为慢惊，吐泻胃虚，荏苒时月，惊风之所为难疗者，正坐此也，其为害岂浅哉！以理观之，能用细辛、羌活、青皮、干姜、荆芥之类以为发散，胜如脑、麝；能用独活、柴胡、山栀、枳壳、大黄之类以为通利，胜如银、粉、膏、硝，或当用不可无之，亦须酌量勿过剂。"

宋代对儿科的麻疹认识更为深入，闻人规撰《痘疹论》中就有麻疹四忌，对麻疹与痘疹进行鉴别："麻疹形如麻，痘疹形如豆，皆象其形而名之也。麻痘俱胎毒，而痘出五脏……其毒深而难散。麻出六腑，腑属阳，阳主发散，其毒浅而易散。"书中并详细提出麻疹的用药"勿犯"禁忌，若犯之无异于杀人："盖麻疹有所大忌，病家犯其所忌，则至于杀人；医家犯其所忌，亦至于杀人也。其所忌不同，皆闭塞其毒，不得发泄也。今标四大忌于后，令人勿犯也。"对于麻疹的饮食应忌"荤腥、生冷、风寒"，用药应忌"骤用寒凉，多用辛热、补涩"之品，对药物的使用也有较为翔实的论述："一忌荤腥生冷风寒。出麻疹时，大忌食荤腥、食生冷、冒犯风寒，皆能使皮肤闭塞，毒气抑郁而内攻也。一忌骤用寒凉。初发热时，最忌骤用寒凉以冰毒，使毒气抑遏不得出，则成内攻之患……一忌多用辛热。初发热时，最忌辛热以助毒，如桂枝、麻黄、羌活之类，能使毒壅蔽而不得出，亦致内攻之患……一忌用补涩，麻出之时，多有自利不止者，其毒亦因利而散，此疏无妨。如泄利过甚，则以加味四苓散与之，切忌用参、术、诃、蔻补涩之药，重则令腹胀喘满而不可救，轻则变为休息痢，戒之戒之。"

二、金元时期

金元时期是中医禁忌理论得到广泛应用和提高的时期，通过长期临床实践检验，发现禁忌与长寿、发病、传变、预后、病后复发等有明显关系，绝不是可有可无的事。此外，对中医禁忌的理论认识也随着医家的学术观点不同，而出现各有侧重的学说。《四库全书总目·医家类》云："儒之门户分于宋，医之门户分于金元。"金元时期医学代表人物——金元四大家从各自的学术主张出发，对中医禁忌的理论与实践，既有创新性的认识和发展，同时在此时期也出现对禁忌学认识的门派差异。金元四大家从不同角度阐述禁忌学的理论，丰富与发展了中医禁忌学的理论体系。

1. 刘完素

在辨治中风病时，反对妄用温热药物治疗，刘完素在《素问病机气宜保命集·中风论》云："凡觉中风，必先审六经之候，慎勿用大热药乌、附之类，故阳剂刚胜，积火燎原，为消、狂、疮、肿之属，则天癸竭而荣卫涸，是以中风有此诫。"此外，刘完素反对在中风病初期误用药物导致风邪内伏而不得外出，"中风之人，不宜用龙、麝、犀、珠，譬之提铃巡于街，使盗者伏而不出，益使风邪入于骨髓，如油入面，莫能出也，此之类焉"。

2. 张子和

张子和十分重视医家与病家在医疗活动中的禁忌问题，在《儒门事亲》中列有"立诸时气解利禁忌式"，明确告诫："病人禁忌，不可不知""当禁不禁，病愈后，犯禁而死。"又说："伤寒下后，忌荤肉、房事劳；水肿之后，禁房事及油盐滋味等三年；滑泄之后，忌油腻。此三者，绝不可不禁也。"同时他对临床中滥用禁忌的危害提出独特见解，例如"病者喜食凉，则从其凉；喜食温，则从其温。清之而勿扰，休之而勿劳……当禁而不禁者，轻则危，重则死；不当禁而禁者，亦然"，并举例说明"不忌口反得愈"的道理。这是中医禁忌理论在临床应用中的发展和提高，对充分发挥中医禁忌的临床价值，避免因为盲目禁忌导致危害有重要意义。

3. 李杲

李杲特别重视脾胃与药物禁忌，唯恐用药不当损伤脾胃。他在《脾胃论》中撰写了"用药宜忌论"专篇，警告医家与病家"凡治病服药，必知时禁、经禁、病禁、药禁"，不可违反时令，不可违反六经辨证，不可违反某些食物与药物不当配伍，不可错用对脏腑、气血有损害的药物等；并在提出禁忌的同时，又提出"有病则从权，过则更之""此虽立食禁法，若可食之物一切禁之，则胃气失所养也""食之觉快勿禁"，强调临证施忌的灵活性，不应拘泥对待。对于临证的立法、遣方、用药，东垣力主丝丝入扣，遵守禁忌，例如："药禁者，如胃气不行，内亡津液而干涸，求汤饮以自救，非渴也，乃口干也；非温胜也，乃血病也；当以辛（甘）酸益之，而淡渗五苓之类则所当禁也。汗多禁利小便，小便多禁发汗；若大便快利，不得更利；大便秘涩，以当归、桃仁、麻子仁、郁李仁、皂角仁和血润肠，如燥药则所当禁者。吐多不得复吐；如吐而大便虚软者，此上气壅滞，以姜、橘之属宣之；吐而大便不通，则利大便，上药则所当禁也。诸病恶疮及小儿斑后大便实者，亦当下之，而姜、橘之类则当禁也。又如脉弦而服平胃散，脉缓而服黄芪建中汤，乃实实虚虚，皆所当禁也。"这些禁忌原则至今对临床用药仍有相当的参考价值。此外，在《脾胃论》中还有脾胃忌苦寒，"不宜""勿再服""勿用""不可用""慎勿""不当""不可妄用""禁酒"，以及服药后禁忌、方后禁忌等。

4. 朱震亨

朱震亨论及初产禁服黑神散、五积散。在《丹溪翁传》中记有这样一个故事：一个贫穷的妇女守寡独居，患了麻风病，丹溪翁见了这种情况，很是同情，"是疾世号难治者，不守禁忌耳"，足见他对禁忌的重视。

《古今医统大全》中还记载了丹溪对"大病小愈当守禁忌"的描述。朱丹溪认为"胃气者，纯清冲和之气，人之所赖以为生者也。若谋虑神劳，动作形苦，嗜欲无节，思想无穷，饮食失宜，药饵违法，皆能致伤。既伤之后，须用调和。恬不知怪，或于病将小愈，而乃恣意犯禁，旧病未除，而新证迭起。吾见医药将日不暇给，而戕贼之胃气无复完全之望，去死近矣。"因此，丹溪针对大病小愈提出了摄养之法："愚见患者小愈，胃气才回，咸谓以为能食者不死，率意恣欲，妄投厚味……惟其不嗜胜人为忧。……殊悟厚味助邪。古人摄养每以寡嗜欲、薄滋味为先，况病人伤败之际，而又重伤，其不危殆者寡矣。又见久病之人少愈，而目尚昏，腰尚重，谓病久郁抑，精闭不通，率喻入房以疏郁结，往往一行而病遽起，反至不救者多矣。饮食不节，反轻为重，转安为危者，历历有之。此天之通弊，惟贤者知之。"

此外，元代医家忽思慧所著的《饮膳正要》是一部专门讲饮食药膳保健养生的著作。书中对饮酒避忌有专篇描述，其明确提出酒"少饮尤佳。多饮伤神、损寿、易人本性，其毒甚也。醉饮过度，丧生之源"。忽思慧认为，"饮酒不欲使多，知其过多，速吐之为佳，不尔，成痰疾"，并提出饮酒"勿酩酊""不可当风卧""不可向阳卧""不可令人扇""不可露卧""不可卧黍穰""不可强食""不可走马及跳踯""不可接房事""不可冷水洗面""不可再投""不可高呼、大怒""不可饮酪水""不可便卧""不可忍小便""不可忍大便""不可食猪肉""忌诸甜物""不可强举刀""不可当风乘凉露脚""不可卧湿地""不可澡浴"等20余条禁忌，并指出若违上述诸禁，将会患相应疾病。

第四节　明清时期

明清时期温病学派的创新思维及该时期繁荣的学术讨论氛围，加深了医家对中医禁忌的理解，促进了中医禁忌的临床应用，丰富了中医禁忌学的内容。

一、明代

金元以后，明代时医多继承前人之学，保守成方，用药多寒凉攻伐，虽有薛己等人的温补理论的兴起，但流弊未绝。

1. 张景岳

张景岳在《类经附翼·求正录·真阴论》中指出人体"阴以阳为主，阳以阴为根"，故真阴"正阳气之根"。他认为人之阴阳、精气本处于不足状态，如果摄生不慎，每可造成虚损。医家在处方用药时，应根据人体"阳常不足，阴本无余"的体质特点，谨慎地处方用药。例如在论治"实火"和"虚火"时，张景岳提出："夫实热者……元气本无所伤，故可以苦寒折之……然当热去即止，不可过用，过则必伤元气……虚火者，真阴之亏也。真阴不足，又岂苦劣难堪之物所能填补？矧沉寒之性，绝无生意，非惟不能补阴，抑且善败真火。若屡用之，多令人精寒无子，且未有不暗损寿元者。第阴性柔缓，而因循玩用，弗之觉耳。"（《景岳全书·真阴论》）张景岳强调治疗时需重视顾护阳气，甘平遣药，忌过用苦，折损"真阴"。

在用药配伍宜忌方面，张景岳提出："有君臣相配者，宜否之机，最嫌相左。既曰合宜，尤当知忌，先避其害，后用其利，一味不投，众善俱弃。故欲表散者，须远酸寒；欲降下者，勿兼升散；阳旺者，当知忌温；阳衰者，沉寒勿犯。上实者忌升，下实者忌秘；上虚者忌降，下虚者忌泄。"（《景岳全书·传忠录·气味篇》）

在疾病治疗方面，张景岳强调禁忌。例如患者出现郑声，医家"察其果虚，最忌妄行攻伐，少有差谬，无不即死。……所以证逢虚损，而见有谵妄者，即大危之兆，不可不加之意也"。（《景岳全书·谵语郑声》）张景岳将谵语郑声作为诊察病势危重的征象之一。

《景岳全书·新方八略·补略》中针对各种体质进行补益的宜忌："凡阳虚多寒者，宜补以甘温，而清润之品非所宜；阴虚多热者，宜补以甘凉，而辛燥之类不可用。"同时还要兼顾患者体质强弱，正气的损耗状态，在"和略"中提到"凡阴虚于下，而精血亏损者，忌利小水……；阴虚于上，而肺热干咳者，忌用辛燥……。阳虚于上，忌消耗……；阳虚于下者，忌沉寒……。大便溏泄者，忌滑利……。表邪未解者，忌收敛……。气滞者，忌闭塞……。经滞者，忌寒凝……"书中总结出"凡邪火在上者，不宜升火，得升而愈炽矣；沉寒在下者，不宜降，阴被降而愈亡矣。诸动者，不宜再动，如火动者，忌温暖；血动者，忌辛香；汗动者，忌苏散；神动者，忌耗伤"的治疗宜忌原则。

2. 吴又可

吴又可著《温疫论》，认为温疫的病因乃天地间的一种"疫气"，人感邪受病后，"温疫之邪，伏于膜原……营卫所不关，药石所不及……方其浸淫之际，邪毒尚在膜原，必待其或出表，或入里，然后可以导引而去，邪尽方愈"。（《温疫论·行邪伏邪之别》）温疫的病因有别于伤寒，因此治法、处方、禁忌等皆异于伤寒。

二、清代

叶天士将温病发病过程概括为卫气营血四个阶段，创立了卫气营血的辨证方法；总结出"在卫汗之可也""到气才可清气""入营犹可透热转气""入血直须凉血散血"的治疗原则，奠定温病的治疗大法，指出温病治疗有别于历代伤寒病证的治疗方法，用药禁忌亦有所不同。叶氏重视辨舌验齿，总结了一些很有价值的诊断经验，例如《温热论》指出："黄苔不甚厚而滑者，热未伤津，犹可清热透表；若虽薄而干者，邪虽去而津受伤也，苦重之药当禁，宜甘寒轻剂可也。"又说："若烦渴烦热，舌心干，四边色红，中心或黄或白者，此非血分也，乃上焦气热烁津，急用凉膈散，散其无形之热，再看其后转变可也。慎勿用血药，以滋腻难散。"此类依据舌象指导温病用药禁忌的方式，不断完善着中医禁忌的内容。

对于肝风病因病机的认识，叶天士认为"内风，乃身中阳气之变动，肝为风脏，因精血衰耗，水不涵木，木少滋荣，故肝阳偏亢，内风时起"，"非外来之邪"。对于肝风内动的治疗方法，叶氏提出"滋液息风""镇肝息风""和阳息风""缓肝息风""养血息风""介类潜阳"等多种治法，提出"身中阳化内风，非发散可解，非沉寒可清"（《临证指南医案·中风》《临证指南医案·肝风门》），重视人体正气的培补，再结合镇阳、潜阳、和阳之药调和人体阴阳平衡，以达到息风的目的，且在用药时，全蝎、蜈蚣、地龙等息风之品较为少用，体现了叶氏治病求本的治疗思想，亦为医家处方用药时的宜忌提供了治疗思路。

1. 药物禁忌方面

在药物禁忌方面，清代医家多有发挥。叶天士《临证指南医案》多处记载咳嗽之证去姜，告诫医家："咳嗽服姜，并能令人失音，戒之戒之。"清代医家吴仪洛在论半夏之禁忌时云："苟无湿者，均在禁例。古人半夏有三禁，谓血家、渴家、汗家也。若非脾湿，且有肺燥，误服半夏，悔不可追。孕妇服之能损胎。"此处对"半夏"使用之慎，可见当时医家对于中医禁忌的使用程度。对于不同证型的用药禁忌，郑梅涧在《重楼玉钥》"咽喉诸症禁忌"篇中强调："凡咽喉之症，切不可发表，虚症不宜破血。"在"喉间起白所切忌药味"中，将"麻黄、桑白皮、紫荆皮、防风、杏仁、牛蒡子、山豆根、黄芩、射干、花粉、羌活、桔梗、荆芥"列为不可用之药，并在该症状下各证型用药禁忌一一例举，给予医家用药警示。吴师机在《理瀹骈文》中提到"汤剂忌燥毒药，膏则不然"，认为药物禁忌与剂型有关，内服须忌，外用可不忌。

2. 有关虚损戒忌方面

吴澄《不居集》中提出多项有关虚损的禁忌，告诫众人，虚损之症不仅需要医家注重用药禁忌，患者本人也应注重饮食起居、劳逸适度。"近日虚损之症，百无一活，其故何也？盖由色欲劳倦之伤，七情五味之过，遂致肾元失守，精血日亏，虚阳上泛。初起之时，饮食如常，肌肉未槁，无难调治，而病者每多讳疾忌医，自谓无恙。及蔓延日久，真元耗散，气血败坏，呼天求救，不亦晚乎？此时必先救本培元，健脾养胃，缓缓投剂。而无如病者求治太急，取效太速，朝暮更医，或遇庸贱之流，不顾人命。动用清火滋补之际，暂舒目前之危，而罔识食少泄泻之弊。细思此等症候，惟病人坚心惜命，肯遵禁戒，或可挽回。因历治诸人，有遵禁忌而愈者，有不遵而致败者，可为明鉴。"起居生活需"戒房事。房事之戒多矣，而为虚损为尤甚""戒利欲。虚损之中，因财损人者居多""戒恼怒。凡气之中，惟怒为最，虚损之症最易生嗔""戒多言。气鼓喉而为声，情发心而为言。声音肺之韵，言者心之声。虚损之人，水亏火炽，肺最易受伤，急宜省言语，寡思虑，戒应酬，凝神静坐，养气调息，则金旺水生，气不耗散矣""戒肥浓。虚损之症，百脉空虚，非肥浓黏腻之物，不能填补。……若脾土有亏，一见肥浓，便发畏恶……有种将亏未亏之辈，贪其补益，强食肥浓，宁无伤乎，上必吐而下必泻矣"。虚损调摄。吴澄曰："虚损一症，酷厉可畏。溯所自来，多因自致。不惜身命，夺精耗气，不遵禁忌，死期将至。"（《不居集·上集卷之二十六》）

3. 医德方面

喻昌所著的《医门法律》对医者的德行作了规定，提出"凡治病，不问病人所便，不得其情，草草诊过，用药无据，多所伤残，医之过也""凡治病，不明脏腑经络，开口动手便错。不学无术，急于求售，医之过也"。又如在《医门法律·咳嗽门》中警示医者："凡治咳嗽遇阴虚火旺，干燥少痰，及痰咯艰出者，妄用二陈汤，转劫其阴而生大患者，医之罪也。"这类规范医德、医技的律条，到如今依旧作为中医医师的职业准绳。喻氏曾以帝王之律比喻医者应秉持守戒之心对待患者，若只知顺宜之法，不知戒忌之律，是难堪救死扶伤的重托的。

4. 重视生活起居的禁忌

汪昂将禁忌推广到生活起居中，他在《医方集解》中提出："饮食起居之禁忌，摄生大要，以为纵恣者之防范，使人知谨疾而却病，不犹胜于修药而求医也乎。"汪昂认为，人们应该重视生活起居的禁忌，胜过求医问药。

5. 关于疾病初愈的饮食禁忌

吴师机在《理瀹骈文》中引华佗语："病痊七日内，酒肉、五辛、油面、醋滑、房事皆断之，盖防其复发也。按鼓胀、肿，宜严禁盐、酱、醋一百二十日。曾有忌至百日开盐而复发不救者，不可不慎。吐血、噎膈、黄疸、淋证，亦宜忌盐。"文中提及的鼓胀需要忌盐，与西医学关于水肿患者需要低盐饮食的观点不谋而合。不仅如此，他还强调了病愈后的多种起居饮食禁忌，以减少病后复发概率。

此外，清代医家在其他各科论著中相应地提出了各科禁忌。例如在妇科禁忌方面，吴师机主张忌用热性药物促使怀孕，"妇人积冷痛经与子宫冷者，皆艰生育，忌热药种子"（《理瀹骈文》）。在婴幼儿衣着禁忌方面，王孟英认为婴幼儿不宜穿得过度温暖："藏于精者，春不病温，小儿之多温病何耶？良以冬暖而闭藏耳。夫岂年年暖欤？因父母以姑息为心，惟恐其冻，往往衣被过厚，甚则戕之以裘帛，虽天令潜藏，而真气已暗为发泄矣。温病之多，不亦宜乎？此理不但幼科不知，即先贤亦从未道及也。"

第五节　中医禁忌近现代研究概况

明清以降，近现代医家对中医禁忌问题亦相当重视，主要就临床方面进行了广泛的探索与研究，其中尤以药物与药物配伍禁忌方面的研究较多。

一、病证禁忌

随着时代的发展，社会对"人命至重，有贵千金"的认识逐渐提高，对于操持"人命关天"医者的要求也越来越高。医生面对患者"如履薄冰""如临深渊"，有的医生甚至以"戒、慎、恐、惧"四字来要求自己，告诸后人。临床工作中如何减少或避免误诊、误治的问题越来越受到重视。疾病和证候的诊疗禁忌，除了散在的临床研究外，也有系列著作问世。其中值得提及的是由鲁兆麟主编的《中医执业医师禁忌丛书》，2002年由中国协和医科大学出版社出版。该丛书从医师职业道德禁忌、临床检查禁忌、病历书写禁忌、处方用药禁忌、医嘱制度禁忌、保护性医疗禁忌、危重病人处理禁忌，以及医与医、医与护、医与患者关系方面的禁忌等，到内、骨伤、妇、儿、针灸、药物等方面，进行了广泛的探索，并出版分册，较系统地展示了禁忌在临床上的意义与价值。该丛书虽然夹杂大量西医、西药的禁忌内容，讨论传统中医禁忌较少，但仍不失为研究中医临床禁忌的一种尝试。

二、体质禁忌

中医学在临床上擅长个体化诊疗，在理论上崇尚整体制约、亢害承制，强调人体体质的个性差异，因此，在禁忌问题上尤其重视体质禁忌。匡调元教授在他的《体质治疗学》中，首先提出中医"八法体质禁忌"。对补法，书中明确指出"方药必须对质，不能误补"；对温法的禁忌，书中说"温法本为寒而设，故凡热体当属禁忌……就体质类型而言，阴虚内热成燥者，素来舌质红，咽喉干燥均应忌用。市售五香粉属辛温大热之剂，为燥红（体）质之大忌"；对清法的禁忌，书中说"凡体质素虚，脏腑素寒，胃纳不健，大便溏泄之迟冷（体）质者，清法应忌。劳力过度，中气大虚的虚火证，及由血虚引起的虚热烦躁等倦㿠（体）质者，清法应忌。因产后气血骤虚，虽有热证，清法亦应慎用，免犯'虚虚'之戒"；对于消法，书中说"消法虽不如下法之猛，但所用药物，以破气破血居多，用之不当能伤及气血，损及阴阳。况且病理体质多以虚为主，或虚实夹杂之体，用之不当，常常欲速不达，欲益反损，故不能不慎重而行。临床上见到下列情况宜慎用或禁用……"；对于汗法，书中说"燥红质者，理应忌汗法……再如迟冷（体）质者，兼有外感，假如一意发汗，则易酿成多汗亡阳之变局……如倦㿠（体）质者，兼有外感，不可强汗"；对于吐法，书中说"凡老年体弱者，失血患者，气虚而短气者，妊娠或产后都属禁忌……倦㿠（体）质、燥红（体）质、迟冷（体）质都不得妄用吐法"。

在"方药之体质禁忌"中，匡氏认为"用药之禁忌"有相当一部分是体质之宜忌，如倦㿠（体）质忌破气药、腻滞（体）质忌养阴药、燥红（体）质忌辛燥药、迟冷（体）质忌苦寒药、晦涩（体）质忌凉血涩血药等，极大地丰富了中医禁忌学的内容，为中医禁忌的研究作出了重要贡献。

继匡氏之后，《中医体质学》中也提到了调体宜忌，列有"治则宜忌""药性宜忌""针刺宜忌"等，虽具体内容不多，但也表明了作者对体质禁忌的关注。

三、饮食禁忌

有关饮食禁忌，包括食物与个体的适应性、食物与疾病、食物与药物及不同食物同时进入人体时对人的影响等问题，近年来备受社会关注，相继出版了数十种相关的科普著作，市场销售很好，但就内容和水平而言，多系非专业作者互相传抄之作，其中有少量文献引述。1991 年由中国轻工业出版社出版的《食物相克与饮食宜忌》一书，对《金匮要略》《饮膳正要》《本草纲目》《医宗金鉴》和《随息居饮食谱》等历代饮食禁忌文献进行了整理，按食物相克、药物与食物相克、饮食禁忌以及对人体素质的食物禁忌等进行编撰，虽无作者的深入研究，亦属有益之作。

上海匡调元教授在 1996 年 10 月出版了《中医体质病理学》，对人体的不同病理体质的饮食禁忌进行了临床研究和实验观察。他认为倦㿠（体）质者当忌凉拌菜、冰淇淋等冷饮；腻滞（体）质者当忌含碱食物如面、面包；晦涩（体）质当忌花生米；燥红（体）质当忌羊肉、五香粉、苹果、核桃、龙眼、荔枝、韭菜；迟冷（体）质当忌冰淇淋等冷饮、凉拌菜。书中强调，冰糕在妇女月经期间应禁；五香粉，系由桂皮、干姜、胡椒、茴香、山奈、八角等组成，皆大辛、大热之中药，燥红（体）质者食用则火上加油；山楂和果丹皮，胃酸偏高者当慎用。书中同时对食用五香粉的成分及其对体质的影响做了动物实验研究，首次为食物禁忌问题提供了实验依据。

2000 年，陈纪藩主编的《中医药学高级丛书·金匮要略》，首次对其中禁忌专篇进行注释，逐条分作【原文】【词语注解】【经义阐释】【文献选录】【临床应用】【现代研究】等项，进行了较全面的归纳整理，可谓近年水平较高的饮食禁忌方面的文献研究。

关于特殊个体的食物禁忌，传统的常用食物，一般对大多数人不必禁忌，但对某些个体，吃后会产生不良反应，也应禁忌，目前已经发现有人对一些常见的食物（如菠萝、牛奶）过敏，对这些人来说，相关食物应该忌食。有学者曾采用酶联免疫法，对一些顽固性皮炎、湿疹、荨麻疹、偏头痛、胃痛、腹泻和哮喘者，测定与特定食物有关的免疫球蛋白，对其中有阳性反应者，停用或间断性停止食用相关食物，结果这些病证均得到不同程度的缓解。有的患者在停食以后，症状立即消失。

至于疾病与饮食的禁忌，由于科学的发展，人们对疾病的认识日见深入，饮食对疾病的演变与预后等受到临床广泛关注，如饮食干预与禁忌成了糖尿病治疗过程中的首选方法。现代医学开展糖尿病的健康教育活动，主要是征得病家的配合，遵守饮食禁忌，确保提高疗效。此外，肝肾疾病与饮食过咸，动脉粥样硬化、冠心病与饮食过肥腻，癌症与膳食习惯等都有密切的关系，注意膳食的禁忌可以明显降低这些疾病的发病率。

食物与药物禁忌，一般可分为三种情况，即药物与食物之间各自所含成分的相互影响、食物和药物代谢过程中的相互影响、食物与药物在摄入时间上的影响。食物与药物在摄入人体后所产生的影响有些是协同作用，有些呈拮抗作用而相互抵消，甚至可以产生有害作用，这诸多过程，十分复杂，动物实验与临床运用尚有相当距离，目前有关方面的研究还属空白。违反饮食禁忌对人体造成危害是客观存在的事实，临床常见，患者无所适从，医者没法指导，处于一种无奈的状态。因此，深入研究饮食禁忌的规律，找出明确的禁忌机制与方法，对于防病、治病、保健都具有重要意义。

四、针灸禁忌

李瑞等在《中医针灸科临床禁忌手册》中，着重叙述了针灸处方禁忌、针刺禁忌、误刺事故及其处理救治方法，阐述了临床操作禁忌。该书全面而系统，可指导临床操作，避免事故，提高疗效。对于某些特殊部位的腧穴，根据其解剖部位，制定穴位针灸禁忌要求。如风池穴，前人有"刺入三分，留三呼，灸三壮"（晋·皇甫谧《针灸甲乙经·卷三》）的记载。王雪苔则认为"因本穴近延髓，非风寒或寒邪所侵的头脑、鼻疾患，不可轻施艾灸。特别是直接灸或针上灸，易热上扰，引起头晕脑胀。另外补复溜、泻太冲、风池，预防高血压时，要特别注意，每次针刺前，需要测血压，以防止因血压过高，巧合针刺而发生脑溢血"（《中国针灸大全·第十章》），在前人的基础上，大大地前进了一步。

五、药物禁忌

中药的禁忌，主要有单味药物的应用禁忌、药物之间的配伍禁忌以及一些特殊人群与状态下的禁忌等。其中单味药的禁忌，至今未见专门列项研究者，都是在药物的注意事项中，提到禁忌、慎用或不宜；药物配伍禁忌因为古代有"十八反""十九畏"，近代研究文章较多，但缺乏权威性；对于人体处于特殊状态下的药物禁忌，也因为历代有"妊娠禁忌"之说，研究与讨论都比较活跃，不管结果如何，对中药禁忌学的应用研究与学科发展都是有益的。

　　关于"十八反""十九畏","十八反"是现代药物配伍理论研究最多的问题，近 50 年来，围绕"十八反"的研究论文已发表近千篇，涉及文献、社会调查、临床、实验研究多个方面。如段金廒、张伯礼等关于中药配伍禁忌研究思路，范欣生等对"十八反"结构形式上的重要配伍研究，以及唐于平、吴起成等对中药"十八反""十九畏"的现代认识，对今后有关药物的配伍研究很有意义。专著方面，王延章在 1998 年 2 月出版《重审十八反》一书。该书从"十八反"的沿革、单味药、病证、学术讨论以及临床治验体会等方面，对"十八反"传统认识进行了比较全面的总结，而且也观点明确地提出了作者的见解，用作者自己的话来说，他是"为几千年习惯用药的更新，顶风冒雨，不惜自己生命危险"而实验创作的。然而，对于"十八反""十九畏"，没有深入研究，仅凭零散病例报告，要想从传统的习惯认识中，论及是非正误，其难度还是非常大的。

　　在文献研究方面，主要从药物相反的原始出处、相反药物歌诀出处、"十八反"药物统计、"十八反"的含义等进行。为了解释古代产生"十八反"的时代背景差异问题，刘源就"十八反"的临床应用在 10 个省市 20 个医疗单位进行了社会调查，结果表明："十八反"各组在现代临床中均有应用，说明"十八反"不是绝对的配伍禁忌，较好地补充了文献记载之不足。在临床研究方面，现代提供了较古代更为系统、准确的资料，印证古人经验，同时也表明只要辨证恰当，"十八反"也可用于临床。有的"反药"若用之得当，不仅毒性降低，还能增强疗效。但是，从"十八反"的不良反应记录说明，"十八反"并非绝对安全，部分"十八反"配伍关系也不是毫无意义，在特定的条件下，也有可能发生中毒。尤其在还没有弄清"十八反"的规律的情况下，更不能盲目贸然应用。"十八反"各个组对的适应证、剂量、剂型、用法等，有待进一步研究。

　　在实验研究方面，近年报道较多，主要包括"十八反"的毒理研究、病理生理条件下的研究、制剂及给药方式的研究以及药理的研究等，因其研究思路及方法不同，实验结果也不相同，甚至有些结果相互矛盾。如有报道说，相反药物配伍应用会产生较大的毒性或不良反应。但也有报道说，甘草与芫花配伍可以显著降低胃溃疡的发生率。这些情况说明，短时间内还不可做出肯定的结论。不过，大多数实验研究表明，"十八反"不是绝对的配伍禁忌，相信在不久的将来，"十八反"必将得到相对准确的表述。

　　关于中药妊娠禁忌的研究，中药妊娠禁忌的研究是对特殊人群中药禁忌的重要内容之一。20 世纪 50 年代，除了文献整理外，实验研究侧重在于妊娠禁忌是否存在，对于妊娠禁忌的界定，大多局限于流产、堕胎等终止妊娠效果。其中怀疑和否定的意见主要来自临床和尊经的学者。临床上有大量案例，妊娠期有意或无意使用了妊娠禁忌中药，没有发生终止妊娠的作用，以此支持《内经》"有故无殒，亦无殒也"之说。然而，历代医籍及本草对妊娠禁忌中药的记载和讨论却绵延不绝，代有增加。1992 年高晓山在《中药药性论》中，汇集了 81 部古今著作中的妊娠禁忌中药，竟多达 716 种。列入1995 版《中华人民共和国药典·一部》的妊娠禁用、忌服、慎用的中草药仍有 64 种，2000 版增加至 67 种。临床上用于流产、堕胎的中药与方剂，代有流传。近年来在各地试用中药终止妊娠、治疗异位妊娠，甚至有"灭胎""杀胚"的药效表述。可见，仅就中药终止妊娠这一点来讲，妊娠禁忌中药是客观存在的，研究妊娠中药禁忌是一项有重要意义的工作。

此外，在文献研究的基础上，近年来对于妊娠禁忌中药的实验研究已不仅限于终止妊娠，还广泛涉及妊娠毒理、生殖毒理乃至遗传毒理等方面。实验结果表明，妊娠禁忌中药不仅是终止妊娠的药物，还包括致突变、致畸及影响胚胎发育等作用。因此，妊娠禁忌中药的研究，已不止是医疗安全、计划生育、保护母婴的问题，还是涉及优生优育，直接关系国家民族未来的重要课题。

【学习小结】

中医禁忌学奠基于汉代，夯实于晋唐，而获得长足的发展。根据出土文献的考察，无论是临床的诊断、治疗，还是日常的养生保健活动，均有禁忌文化的影响。如张家山汉简《脉书》《引书》，认为人体得病的原因与体质禀赋及饮食起居相关，保养身体的方法就是避免有害因素的侵袭。马王堆帛书《五十二病方》《却谷食气》中记载了四时行气的宜忌，强调行气、服气要顺从四时阴阳变化的规律，要避免清风、霜雾、浊阳、汤风、凌阴等不正常的气象条件。《胎产书》中对孕妇的饮食起居禁忌有十分详尽的记载。

到了西汉中叶，随着经济的发展、文化的繁荣和医学的进步，中医禁忌的内容更为当时许多学者关注。

《内经》作为中医禁忌学的奠基之作，其根本的学术特征有两点：一是奠定了中医禁忌学说的理论基石，初步建立了中医禁忌理论的解说体系；二是对中医禁忌的运用范围进行了基本的描绘，提出了指导性的方法论原则。

《伤寒杂病论》中无论是外感伤寒，还是内伤杂病，张仲景辨证施治均宜忌分明，可下可汗胸中有数。在中医禁忌的临床实践中，既有明确的指导思想，又有丰富的经验方法。在指导思想上，张仲景以《内经》为依归，并发挥光大，颇有创新，主要表现为四个方面：一是倡导整体意识；二是重视未病防变；三是深明顺逆之道；四是谨守饮食之忌。在临床实践中，张仲景按照"随证治之"的原则，始终注意辨别个体、证候和方药的差异，把谨守禁忌落实到临床诊疗的各个环节中。

晋唐时期，中医禁忌学也在两汉形成的基础上，进一步充实和提高。这一时期出现了嵇康、葛洪、张湛、陶弘景、巢元方、孙思邈、王焘等著名的医药养生学家，在他们的著作中有着十分丰富的禁忌内容，进一步夯实了中医禁忌学的基础。

葛洪所著《抱朴子内篇》《抱朴子养生论》，对中医禁忌的内容和方法进行了较全面的整理，取得非常丰硕的成果。葛洪对中医禁忌学发展的贡献，主要表现在三个方面：一是提出了"以不伤为本"的养生禁忌总原则；二是总结了日常行为中的禁忌内容，提出了许多趋吉避害的方法；三是重视禁法。

孙思邈所著《千金要方》《千金翼方》两书，被誉为中医临床的百科全书。书中的禁忌学有较多史料，大致可以分为以下八个方面：一是关于中医禁忌的专门性论述，包括专论、专篇、专卷三类；二是习业基础与大医风格；三是诊候之法与处方之道；四是用药服饵与合和预贮；五是针灸禁忌；六是养生禁忌；七是临床诊疗禁忌，于妇女、儿童、老人，更加属意；八是《禁经》的禁忌内容，《千金翼方》最后两卷名《禁经》，是我国现存最早的中医禁咒专著。

随着中医学发展中逐渐充实，临床逐渐开展分科，宋代医家研究禁忌理论与临床紧密结合，从外科、妇科、儿科等不同领域对中医禁忌进行了论述，在承袭禁忌理论的同时，又有所创新发展。

金元时期对中医禁忌的理论与实践既有创新性的认识和发展，同时在此时期也出现对禁忌学认识的门派差异。金元四大家从不同角度阐述禁忌学的理论，极大地丰富与发展了中医禁忌学的理论体系。

明清时期加深了医家对中医禁忌的理解，促进了中医禁忌的临床应用，禁忌诸法贯穿于审病诊疾、辨证施治、药物应用和养生保健等各个方面，极大地丰富了中医禁忌学的内容。

近现代医家对中医禁忌的认识更加完善，在前人的基础上，主要在临床方面进行了广泛的探索与研究，其中尤以药物配伍禁忌方面的研究最为突出。

【思考题】

1. 张仲景在中医禁忌学上的贡献体现在哪些方面？
2. 孙思邈《千金要方》《千金翼方》在中医禁忌学上的贡献主要有哪些？
3. 清代中医禁忌学体现在哪些方面？

第三章　中医禁忌学的理论基础▷▷▷▷

【学习目的】

掌握：中医禁忌学的思想理论基础。

熟悉："居安思危"是禁忌思维的道理。

了解：脏腑苦欲论的一般原则。

【学习要点】

1.《易经》思想对中医禁忌学的影响。

2.五个理论基础的内容。

3.《内经》奠定中医禁忌学的理论基础。

禁忌是历史的记忆。中医禁忌根于源远流长的中华文化，是人类理想期待的思维方式的自然产物。

中国古代文化，诸子百家都渊源于《易经》。"易与天地准，故能弥纶天地之道"（《周易·系辞》），讲的是宇宙日月星辰的运行规律与法则。人事与物理，都在《易经》的准则之内。就禁忌而言，《易经》中早有论述。据对《易经》中与禁忌有关的字词统计表明，其中"勿"出现35次，"戒"出现8次，"慎"出现6次，"忌"出现1次。《系辞》载"慎斯术也"，教人做事要谨慎、小心。"慎"是一种手段，有了这种手段，"以往，其无所失也"，永远不会有过错。从这里我们不难看到，《易》对禁忌的重视。

《易经·系辞下》云："危者，安其位者也。亡者，保其存者也。乱者，有其治者也。是故君子安而不忘危，存而不忘亡，治而不忘乱，是以身安而国家可保也。"居安思危是忧患意识的集中体现，是中华民族的智慧与共识，也是中医禁忌学的思想基础。

中医学理论体系在形成和发展过程中，充分汲取了《易》和儒、道、释等哲学思想，以《内经》为代表的经典之作，奠定了中医禁忌学的思想基础。《内经》以医载道，医道相融，以人的健康为中心，整合古代的天文、历法、地理、数术等多门学科，论述天、地、人之间的关系，进而对生命过程的规律进行了探讨和分析；总结出了生气通天、阴阳盛衰、以平为期、直觉据象和逆从相随等思想观念，并在此思想指导下形成了天人相应、阴阳和调、恒动吉凶、亢害承制和脏腑苦欲的理论基础。

第一节　天人相应论

人之生命于自然界来说是渺小的，不可能与大自然相提并论。生命必须与天通合、相应，主动去适应，才可能适者能活，"适者有寿"。

《素问·脉要精微论》曰："与天地如一，得一之情，以知生死。"《内经》把天与人作为一个统一体，天是"万物资始，五运终天"（《素问·天元纪大论》），是宇宙造化的原始基础，万物生生不息之机。"人以天地之气生，四时之法成""天地合气，命之曰人"（《素问·宝命全形论》）。

《内经》的天人合一思想，表现为天与人的相互为用，天与人的规律相通和天与人的结构类似。人类不仅能适应自然环境，还要在生活中总结经验认识自然，进而发现规律改造自然，成为自然的主人。规律是现象中稳固的东西，是事物发展过程中的本质联系和必然趋势。规律具有必然性和重复性，人在规律面前不能随心所欲，必须遵循规律活动，"敬之者昌，慢之者亡，无道行私，必得夭殃"（《素问·天元纪大论》）。谁能遵循客观规律，就能驾驭自然；谁不遵循客观规律，违反规律，必然遭到规律的惩罚。这个规律是产生宜与忌的分界与标准，是形成中医禁忌的思想基础。

"生气通天"是《内经》的基本观点。"生气"指的是生命过程，"天"指的是自然界。《内经》将人的生命放在宇宙自然中来研究，认为人是自然界的产物和有机组成部分，提出"生气通天""顺天守时"的摄生基本原则，形成了天人相应的生命观，相应与不相应则必然产生宜与忌。宜是符合规律的方面，忌是不符合规律的另一方面。这种认识是迄今为止最符合生命过程的观念。

《素问·四气调神大论》说："夫四时阴阳者，万物之根本也，所以圣人春夏养阳，秋冬养阴，以从其根，故与万物沉浮于生长之门；逆其根，则伐其本，坏其真矣。故阴阳四时者，万物之终始也，死生之本也，逆之则灾害生，从之则苛疾不起，是谓得道。道者，圣人行之，愚者佩之。从阴阳则生，逆之则死，从之则治，逆之则乱，反顺为逆，是谓内格。"

受古代哲学的影响，《内经》还将人看成"精气聚合离散之器"，认为生命过程是精气升降出入运动的结果，提出"以四时之法成"，五行生克制化的生命学说。这种对立统一、亢害承制、聚合离散的辩证法思想，促进了人们在观察总结生命过程中的宜忌应对方法的形成。

第二节　阴阳和调论

阴阳学说是我国先秦时代的哲学思想。阴阳作为自然界互相关联的事物与现象对立双方的抽象与概括，具有相互对立、依存、消长、转化和统一的特性，是事物运动变化的总规律。《周易》的阴阳对立联系观点，首先反映在对卦、爻辞的阐述上，同时也体现在阴爻、阳爻方面，如"－－"为阴爻，"—"为阳爻，六十四卦，就在于这一阴一阳爻的变化。

孔子在《周易·系辞》中总结性地提出了"一阴一阳之谓道"，还说"易有太极，是生两仪"。两仪即阴阳，说的是宇宙间任何事物都有阴阳相对的规律，即所谓"道"，如刚柔、善恶、得失、吉凶、男女、宜忌等都是阴阳相对统一的规律。

《内经》的生命观，主要体现在它对人体生命过程的阴阳消长的认识。认为人生有形，不离阴阳，这就是《素问·生气通天论》所谓"生之本，本于阴阳"的精神实质。

一、人体形态结构的阴阳和调

人的生命活动，就建立在人体阴阳的对立消长、互根互化、协调统一的基础上。《灵枢·寿夭刚柔》说："人之生也，有刚有柔，有弱有强，有短有长，有阴有阳……是故内有阴阳，外亦有阴阳。"《灵枢·阴阳系日月》又说："腰以上者为阳，腰以下者为阴。其于五脏也，心为阳中之太阳，肺为阳中之少阴，肝为阴中之少阳，脾为阴中之至阴，肾为阴中之太阴。"《内经》用"阴阳和调"（《灵枢·行针》）来概括正常健康，用"阴阳不和"（《灵枢·五癃津液别论》）来描述一场疾病的生命活动。

二、人体生理病理上的阴阳和调

《内经》在运用阴阳理论认识人类生命过程中，对于阴阳的对立统一方面，明显强调统一，即更着重阴阳的和调而不是抗争。如《素问·生气通天论》指出："阴平阳秘，精神乃治。"即人体的阴阳处于平衡协调状态，那就是正常生理；反之，则为病态。又说："因而和之，是谓圣度。"人为和调阴阳是保健疗病的最好法则。

"阴平阳秘"是阴阳和调的最佳状态。首先要求双方在势力上的相称、均衡，没有太过与不及，"谨察阴阳所在而调之，以平为期"；其次维持互根互用，协调配合的关系；第三是双方在运行上的循序，顺畅不乱。此外，"阴阳离决，精气乃绝"（《素问·生气通天论》）是病理上的极点，出现有阳无阴或有阴无阳的垂危状态，是生命过程终结的表现。

宜与忌在实践中与阴阳关系同理，二者之间应适当调和，并不矛盾和对抗。探讨"忌"是为了"宜"的更好实施，只谈"宜"，拒绝"忌"，不合道，而且是医疗活动中的安全隐患、事故祸根，甚至开口动手便错，危及生命。当然在医疗保健中，过度强调禁忌会令人畏手畏足，必然影响正常"宜"的实施，同样应平衡协调，不偏不倚。

第三节 恒动吉凶论

哲学中的恒动观认为，运动是物质的存在形式及其固有属性。宇宙万物包括生命过程的变化与发展是绝对的、永恒的，静止则是相对的、暂时的和局部的。恒字有"心"，有"在天地上下限制中的太阳"，即生命在太阳的照耀下，永恒地存在着、变化着。这种认识在古代典籍中论述深刻，如《易经·系辞》"为道屡迁，变动不居"和《管子》

"天地不可留，故动化，故从新"的变化观点。《孙子兵法》有"兵无常势，水无常形，能因敌变化而胜也"的记载。

"系辞焉而明吉凶"，这是孔子在学习《易经》后的心得体会。《易经》设卦，目的在于"明吉凶"，预测这事该不该做。不该做的，做了就会有危害，可见"吉凶"二字在《易经》的地位。

吉与凶，是人们判断利与害的最简捷的标准之一。一般说来，逢吉，好事，宜做；逢凶，坏事，忌做，干不得，干了会有危害。很明显，《易经》的"凶"，就是需要禁忌的。经我们统计，在《易经》中有明示"凶"字出现过85次，《系辞》中出现过27次，一部《易经》总共不过近2万字。"凶"出现频率之高，至少可以说明，古代先民从来就十分关注禁忌问题，原因不是别的，因为"禁忌"关乎安全。

那么，吉凶是怎样产生的呢？《易经》说："吉凶悔吝者，生乎动者也。"又说："吉凶者，失得之象也；悔吝者，忧虞之象也。""悔吝"是忧烦愁虑之象。读《易经》，学卜卦，目的在于预测"吉凶悔吝"这四个字。"吉凶悔吝"是怎样来的？"生乎动者也"，人生的一切，任何一件事，一动就有好坏与吉凶，关键就是一个"动"字。人类效法宇宙物理之动，人与人，人与社会，人与自然，每时每刻都在动。具体到人体来说，"动"令其生、老、病、死，有的让人高兴，有的让人烦恼（"悔"是烦恼，"吝"是困难）。人类具有趋向"吉"而远离"凶"的本能，人们企图竭尽全力去逢凶化吉，避免灾害，禁忌也就广泛产生了。从这个意义上说，《易经》的哲学思想就是禁忌产生的基础，中医禁忌学与《易经》有着直接的血缘关系。

《易经》之"易"，学术界倾向有三种理解，即变易、简易和容易。"变易"居其首，《易经》的精髓，归根到底主要是一个"变"字，这是有所共识的。《系传》云"以动者尚其变"，说的是宇宙万物一动就会有变化。开阖之间，身体与思想都在变，变是绝对的，不变是相对的。懂得《易经》这一原理，对于学中医非常重要，所谓"医易相通"，在《易》理的影响下，中医学也充满着"变"的理论。辨证论治、个体化诊疗无不体现"变"的原理。在中医禁忌中，辨证论忌也体现变易的法则，因为宜与忌是依据机体的不停变化而产生的。如理中汤遇到脾阳虚证为宜，遇到脾阴虚证则当忌。证候变了，宜忌也相应改变，这是其一。

其二，对于天地之间的这种"变"，《易经》有三种对应方式，即顺变、应变和权变。其中，应变与权变都是积极的方式。如《系传》中说"功业见乎变"，还说"化而裁之谓之变"，就是说人类要运用智慧，发挥主观能动性，去建功立业，去化而裁之，促进在"变"的过程中由凶向吉的转化。这种思想，用于复杂多变的疾病诊疗很有价值，医生可用智慧化凶为吉。就中医禁忌而言，有些病变的过程，可以通过生活习惯的改变、药物的调治、精神的转变，让忌转化为宜，或让慎用转化为可用等。中医临床习惯用"某某方加裁"，这是把方剂不十分合宜的药物裁减替换，使之更加宜于某证候，这是《易经》化凶为吉的具体体现。

《内经》汲取了古代哲学思想，形成了对人类生命过程的恒动观念认识论。如整体恒动观认为，"夫物之生于化……则变作矣"（《素问·六微旨大论》）。生理恒动观有

"道之至数……"（《素问·玉版论要》）。

关于《易经》对动变生吉凶的判断，《系辞》中有一段美文："天尊地卑，乾坤定矣；卑高以陈，贵贱位矣；动静有常，刚柔断矣；方以类聚，物以群分，吉凶生矣；在天成象，在地成形，变化见矣。"其高度概括了《易》学的哲学与科学原理。中医禁忌学正是在《易经》《内经》"动变生吉凶，尊卑定乾坤"的思想指导下，形成了"动变生宜忌，宜忌相辅成"的认识，为中医禁忌学的研究与发展奠定了思想基础。

【知识链接】

《易经》集卦辞、爻辞凡 450 条。从形式上进行分析，依李镜池《周易探源》，可分为 6 个类型。

1. 纯粹定吉凶的辞。例如：《乾》，"元亨"，"利贞"。

2. 单叙事而不示吉凶。例如：《坤》初六，"履霜，坚冰至"。

3. 先叙事而后言吉凶。例如：《乾》九三，"君子终日乾乾，夕惕若，厉，无咎"。

4. 先言吉凶而后叙事。例如：《小畜》，"亨。密云不雨，自我西郊"。

5. 叙事，吉凶；又叙事，吉凶。例如：《讼》六三，"食旧德，贞厉，终吉。或从王事，无成"。

6. 混合的，或先吉凶，叙事；又吉凶。或先叙事，吉凶；又叙事。例如：《复》，"亨。出入无疾，朋来无咎。反复其道，七日来复，利有攸往"。

第四节　亢害承制论

"亢害承制"是运气学说的主要内容，是中医学理论的重要部分。《素问·六微旨大论》记载："亢则害，承乃制。制则生化，外列盛衰。害则败乱，生化大病。"说的是五运六气变化过程中出现太过、不及时所表现的一种内在的调节机制，而相承制约是万物生化的保证。这是一正一负的运动，促使生生不息。人类的生命过程同理。在历代医家中，唐代王冰用自然现象加以说明，到宋代刘温舒将运气用以论病开始，再到金代刘完素、元代王履，以及明代虞抟、张介宾等将亢害承制从自然之理逐步演变成医学之理。如《医经溯洄集·亢则害承乃制论》曰："亢则害，承乃制二句……有防之之意存焉；亢者，过极也；害者，害物也；制者，克胜之也。然所承也，其不亢，则随之而已，故虽承而不见。既亢，则克胜以平之，承斯见也。盖造化之常，不能以无亢，亦不能以无制焉耳。"

在中医学的医疗实践中，用亢害承制理论指导应对因亢的危害，采取承制的思想，以减轻或遏制危害。这就产生了禁、忌、慎、戒手段，以至在社会和医疗实践中，禁忌现象与需求无处不在，传承发展。

第五节 脏腑苦欲论

脏腑苦欲理论源于《内经》，相关内容散见于《素问·脏气法时论》《素问·宣明五气》《素问·生气通天论》《灵枢·五味》等篇章。历代医家对此不断完善发挥，形成后世所谓的"五脏苦欲补泻"理论。此理论在张元素《医学启源·用药备旨》、王好古《汤液本草》、缪希雍《神农本草经疏》、李中梓《医宗必读》等相关著作中，都有所探讨、补充与完善，使其逐渐成熟，最终形成独具特色的中药气味配伍理论，用以分析方剂组成，指导组方遣药。

"脏腑苦欲禁忌"包括脏腑所苦禁忌、脏腑所欲禁忌两方面内容，涉及的概念有脏腑、苦欲、禁忌。何谓苦？何谓欲？李中梓《医宗必读·苦欲补泻论》给出的解释是"违其性则苦，遂其性则欲"。

在脏腑苦欲禁忌中，五脏苦欲与疾病苦欲是其核心内容。

一、五脏所苦的内容与调治

1. 肝苦急，急食甘以缓之

肝性喜条达而贵柔和；肝为将军之官，在志为怒。若肝木失于条达而郁滞不畅，或怒则气上，是谓"苦急"；甘味能缓急，故用甘味药缓其急，急食甘以缓之。

2. 心苦缓，急食酸以收之

心在志为喜，喜则气缓。过喜则心气涣散，心气虚不主血，血虚不养神，是谓"苦缓"；酸味能收、能敛，故用酸味药收敛心气，故曰急食酸以收之。

3. 脾苦湿，急食苦以燥之

脾性恶湿，主运化水湿。若湿滞困脾，脾失健运，湿盛则伤脾，出现脾为湿困，痰阻湿盛，是谓"苦湿"；苦味能燥湿，故宜急食苦以燥之。

4. 肺苦气上逆，急食苦以泄之

肺主气，其性清肃，肺气以肃降为顺；若其肃降之性被违，宣发肃降失常，气不肃降而反上逆，则发为肺病，是谓"苦气上逆"；苦味能泄、能降，故宜急食苦以泄之、降逆之。

5. 肾苦燥，急食辛以润之

肾为水火之脏，内藏真阴真阳，兼具水火之性，主水，藏精化气，其性喜润恶燥。肾虚不能蒸腾布化津液，或精亏津液不足，是谓"苦燥"；故用辛味药开发腠理，宣通五脏之气，以布散津液，当宜急食辛以润之。

二、五脏所欲的内容与调治

1. 肝欲散，急食辛以散之，用辛补之，酸泻之

肝木性喜条达而恶抑郁，故肝病当急用辛味以散之。若需要补，亦以辛味补之；若需要泻，以酸味泻之。

2. 心欲软，急食咸以软之，用咸补之，甘泻之

心欲柔软，心病宜急食咸味以软之。需要补，则以咸味补之；需要泻，以甘味泻之。

3. 脾欲缓，急食甘以缓之，用苦泻之，甘补之

脾需要缓和，甘能缓中，故脾病宜急食甘味以缓之；需要泻则以苦味药泻脾，以甘味补脾。因为甘味能补能缓以和中，即顺应脾充和温厚之性。

4. 肺欲收，急食酸以收之，用酸补之，辛泻之

肺气欲收敛，肺病宜食酸味以收敛；需要补，用酸味补肺；需要泻，用辛味泻肺。酸主收敛，即顺应肺收之性。

5. 肾欲坚，急食苦以坚之，用苦补之，咸泻之

肾主闭藏，其气欲坚，苦味坚肾以顺应肾固密之性。肾病需要补，宜急食苦味以坚之，用苦味补之；需要泻，用咸味泻之。

三、疾病禁忌的内容与调护

《素问·宣明五气》中有"五禁"之论。"禁"就是绝对禁止、严格禁忌之意。由于本篇明确指出是针对气病、血病、骨病、肉病、筋病而设的，所以称为"疾病禁忌"。本篇在详述疾病禁忌后，尤其强调"是谓五禁，无令多食"，其重要性由此可见。

1. 辛走气，气病无多食辛

辛味入肺而有宣散之性，故气弱者勿食辛，以防宣散太过而进一步耗伤肺气。

2. 咸走血，血病无多食咸

咸入肾，心主血脉，水胜制火，故血病勿多食咸味。

3. 苦走骨，骨病无多食苦

苦为火之味，骨属肾水，是以骨病勿多食苦味。

4. 甘走肉，肉病无多食甘

甘走脾，脾主肉，脾病过食甘味，则壅滞脾气，不利于脾气健运功能的发挥。

5. 酸走筋，筋病无多食酸

酸走筋，肝主身之筋膜，筋病过食酸味，则抑制肝木的疏泄与生发条达，不利于病体康复。

四、脏腑苦欲禁忌的常与变

《素问·宣明五气》中"五味所入，酸入肝，辛入肺，苦入心，咸入肾，甘入脾，是谓五入"，表达的是五脏所入、所欲、所喜之"常"；《素问·生气通天论》又告戒五味所入太过，同样致病，又体现了五脏苦欲之"变"。整体观念、辨证论治、知常达变思想观念，在中医禁忌学中也得到了充分体现。

本文所论内容是基于五行生克制化推演得出的结论，在此不做过多的发挥与诠解，仅语译于此。

1. 味过于酸，肝气以津，脾气乃绝

过食酸味，会使肝气淫溢而亢盛，从而导致脾气壅滞，产生脾虚不运等。

2. 味过于咸，大骨气劳，短肌，心气抑

口味过于咸，腰间高骨就酸困疲劳，使肌肉缩短，心气不畅。

3. 味过于甘，心气喘满，色黑，肾气不衡

口味过于甜，心气就急促，气色呈黑，肾气不平衡。

4. 味过于苦，脾气不濡，胃气乃厚

口味过于苦，脾气失于健运而不滋润，胃气就胀满。

5. 味过于辛，筋脉沮弛，精神乃央

口味过于辛辣，筋脉松坏，精神受损。

【知识链接】

脏腑苦欲禁忌的临床应用举隅

五味各有不同的五行特性，对不同的脏腑有特殊的亲和力。历代医家对此理论进行了拓展与完善，使得脏腑苦欲禁忌理论可直接用于指导临床实践。

1.《灵枢·五味》有"五禁：肝病禁辛，心病禁咸，脾病禁酸，肾病禁甘，肺病禁苦"的论述，对于把握"五脏所苦"以及相关疾病的治疗具有重要的参考借鉴作用。

2.《灵枢·五味》有"肝色青，宜食甘，糠米饭、牛肉、枣、葵皆甘；心色赤，宜食酸，犬肉、麻、李、韭皆酸；脾色黄，宜食咸，大豆、猪肉、栗、藿皆咸；肺色白，宜食苦，麦、羊肉、杏、薤皆苦；肾色黑，宜食辛，黄黍、鸡肉、桃、葱皆辛"的具体示范，则提示在疾病的治疗与康复过程中，要顺应"五脏所欲"，避免"五脏所苦"，这是临床必须遵循的原则。

3. 王好古在《汤液本草·五脏苦欲补泻药味》中对此理论的临床应用加以细化，提出了解决"五脏苦欲禁忌"的具体药物，对指导临床应用意义重大。

（1）"肝苦急，急食甘以缓之，甘草；欲散，急食辛以散之，川芎。以辛补之，细辛；以酸泻之，芍药。"

（2）"心苦缓，急食酸以收之，五味子；欲软，急食咸以软之，芒硝。以咸补之，泽泻；以甘泻之，人参、黄芪、甘草。"

（3）"脾苦湿，急食苦以燥之，白术；欲缓，急食甘以缓之，甘草。以甘补之，人参；以苦泻之，黄连。"

（4）"肺苦气上逆，急食苦以泻之，诃子皮，一作黄芩；欲收，急食酸以收之，白芍药。以辛泻之，桑白皮；以酸补之，五味子。"

（5）"肾苦燥，急食辛以润之，知母、黄柏。欲坚，急食苦以坚之，知母。以苦补之，黄柏；以咸泻之，泽泻。"

【学习小结】

中华传统文化，诸子百家都渊源于《易经》。《周易》是蓍草龟占之书，"占"即参看，看裂纹走向或卦之阴阳，然后由巫师去识别，这是吉，那是凶。吉可做，曰宜；凶不可，曰忌，并以之祈福避祸，去实现平安顺利的愿望。禁忌理念的产生与传承是祖先忧患意识、居安思危的宝贵智慧。

人类赖以生存的宇宙，在中国文化中称为"天"，天地人称宇宙间三才，在"天人合一"的思想指导下，形成了"天人相应"的和合状态，人类生活在大自然中。"天垂象，见吉凶"，根据自然的变化来规范我们的行为，只能应对，不可违反，在长期的实践体验和适应中产生吉者宜、凶者忌的生活方式。在努力掌握了"天"的规律后，适应之，从而实现人与自然的和谐共处。

在当今的生活中，遵循天体日月运行的法则，随处都有吉者宜、凶者忌的体现。如有"日出而作、日落而息"的宜，相对也有"熬夜不睡"的忌。有"虚邪贼风，避之有时"的宜，也有"逆之则灾害生"的忌。这些都是在用人类的智慧"参赞天地之化育"，弥补天地运行的不利因素。如天要下雨刮风，我们就要盖房遮掩；自然界发生火山爆发、台风海啸，我们就会采用"忌凶"的方式，通过"卜卦"，或者预报，以指导减灾避祸。

阴阳学说对于指导人们提纲挈领地认识世界、执简驭繁地把握客观事物的矛盾，深刻揭示事物的本质，具有重要意义。"一阴一阳之谓道"（《周易·系辞》），言下之意，是要告诉我们，孤阴不生，独阳不长，缺一不可，否则就不符合规律。就宜与忌而言，只研究宜，不重视忌，这是不合"道"的。多少年来，虽然禁忌有广泛的需求，但却很少有人研究。很难想象，在我们的医疗活动中，没有"忌"的研究，怎能保证"宜"的正确实施呢？

宇宙诸事、人生的一切，动是绝对的，《易经》说："吉凶悔吝者，生乎动者也。"一动则产生好坏吉凶，具体到人类的生命过程，"动"令其生、老、病、死，有点快乐，也有点烦恼。人们企图尽全力去逢凶化吉，避免灾害，禁忌也就广泛地产生了。

《素问·六微旨大论》指出："亢则害，承乃制，制则生化……"有制约必然产生宜忌，在宏观整体论指导的宇宙自然，以及人类生命现象都不可能脱离亢害承制的规律，使之成为中医禁忌学的理论基础。

脏腑苦欲论包括脏腑所苦禁忌、脏腑所欲禁忌两个方面，是中医禁忌学的重要内容。

【思考题】

1. 《易经》《内经》为中医禁忌学的理论作出了哪些贡献？
2. "五脏所苦"的内容有哪些？如何调治？

第四章　中医禁忌学的任务和前景▷▷▷▷

【学习目的】

　　熟悉：中医禁忌学的任务。

　　了解：中医禁忌学的前景。

【学习要点】

　　1.学习中医禁忌学的相关文献。

　　2.领会中医禁忌学面临的任务。

　　中医禁忌学经多年的积淀，有坚实的理论基础和丰富的实践经验。随着中医禁忌知识的传承，中医禁忌服务备受社会和民众的期待，中医禁忌研究也取得了一些进步。但是，在快速发展的同时，也显现出了一些不足，中医禁忌学的现代系统研究起步较晚，存在诸多发展中的具体问题，学科建设面临艰巨的任务，而社会对中医禁忌知识有广泛的需求，中医医疗领域也迫切需要对部分禁忌陈说有可靠的结论，其发展前景十分值得关注。

第一节　中医禁忌学的任务

　　中医药学是中华文明的瑰宝，凝聚着中国人民和中华民族的博大智慧。中医药在防病治病养生康复方面具有独特的、不可替代的优势和作用。中医禁忌学是其重要组成部分，渗透于中医药各个方面，是中医临床诊疗过程中应当遵循的基本原则，欲成大医必先奉大戒，破解诸惑，勿犯禁忌。中医禁忌学的目标与任务，是系统整理和诠释中医禁忌学理论，建立理论体系框架；优化集成一批效果明显、经济实用的中医禁忌的方法和技术；建立相对系统的中医禁忌标准和规范；完善中医禁忌干预服务内容和服务模式；形成中医禁忌学科技创新体系；努力提高学术水平和服务能力，为提高全民健康水平作出更大贡献。

一、开展系统的文献研究

　　中医药禁忌的文献资料特别丰富，大多数散见于中医药古籍中，其中相当部分是历代医家医疗实践的第一手材料，是开展进一步禁忌研究不可或缺的原始资料。过去由于观念、条件等多种因素制约，虽做了一些整理，但远远没有形成系统，研究更谈不上深入。因此，还必须有学者勇挑重担，厘清中医药禁忌文献研究的思路、方法、步骤等，力争做到全面系统，重点突出，步步推进。以扎实的文献研究，寻找规律，思悟道理，提出新的观点，凝炼新的理论，指导新的实践，使中医禁忌学不断充实、系统和完善。

二、强化规范的临床研究

中医药学是一门实践性非常强的学科，中医禁忌学同样也离不开临床。在临床中研究禁忌，为临床实践服务，是发展中医禁忌学必须始终坚定不移遵守的大原则。数十年来，虽零星有一些关于中医药禁忌方面的专著和临床研究报道，但总的数量较少，且研究设计水平不高，病例数亦不多，有些报道甚至只是个案。这种各自为战的研究，不仅概念与标准不统一，而且方法与内容也欠规范；既不利于研究成果的评价与推广，也不利于学科之间的交流与相互促进。因此，以下几点在中医药禁忌临床研究工作中应予以重视。

1. 规范禁忌表述

在拟定研究计划、撰写研究结论、推广研究成果时，采用统一而规范的概念来表述禁忌的程度与范围，是十分必要的。譬如，严禁、切忌、大忌，用于表述禁忌规范中所不可逾越者，若有违背，其后果则相当严重；而禁、忌、禁忌、勿、不可等，则程度相对较轻；慎、不宜、注意等则更次之；至于戒、律、讳等则是在特定语境下的禁忌表述，可以起到相应的警示作用。上述这些禁忌表述用词，应该在较大范围内予以公开讨论，以求获得一个大多数学者认可的标准和定义。

2. 规范研究方法

对于一些前人尚未涉及的有关中医药禁忌的实践，个案报道仍有其累积经验的价值。但一般情况下，开展中医药禁忌方面的临床研究，应争取在较大样本基础上进行，以使其结果更接近客观规律，更具说服力。同时，应在设计、实施过程中，遵循科学研究的共通原则，采用随机分组、双盲对照、科学统计等方法，使获得的研究结论经得起重复验证和实践检验，从而得到社会的广泛认可。

3. 推动临床研究

坚持为临床服务的导向，提高临床疗效，保障医疗安全，是中医禁忌学永恒的核心任务。采取先易后难、先临床后基础的方法，率先筛选具有临床指导价值的禁忌课题，如糖尿病的饮食禁忌、肝病禁酒、哮喘与食物过敏、湿温忌养阴、"十八反"中的海藻与甘草配伍、"十九畏"中的人参与五灵脂合用等，组织全国力量，开展深入、系统、全面的临床研究，以使证据确凿可靠，成果可推广应用，为规范或指南提供循证医学证据。

三、推动深入的实验研究

实验研究是将中医药禁忌视角从宏观发展到微观的有效措施，可以从更深层次揭示传统中医禁忌的发生机制，从而证实或证伪各家禁忌之说。譬如妊娠期的药物禁忌问题，历代医籍记载颇多，古今医家的个案实践，对同一药物在妊娠期使用，既有证实确致伤胎者，亦有母子皆无伤损之证伪者，致使现今医者临床时无所适从，并成为医疗纠纷的隐患。因此，开展持续而深入的现代实验研究，对于切实指导临床应用，拓展理论研究领域，提高中医禁忌学的总体水平，是十分迫切而必需的。

需要强调的是，实验研究的设计，应充分尊重中医临床实践，因时、因地、因人及辨证施治的传统，全面考虑多变量因素对实验结果的系统性影响，尽量避免只设定单一条件而背离现实的情况出现，进一步为规范或指南的制定提供实验研究的依据。

四、重视学术交流

学术交流有利于各方面成果的推广、方法的借鉴，从而推动学科学术水平的滚动发展与整体提高。学术交流多通过发表论文或召开学术交流会等形式进行。可以在中华中医药学会的组织下，成立中医禁忌分会，有计划地组织全国性或地方性学术会议，开展学术交流。此外，还可以在现有中医刊物上开辟禁忌研究与实践专栏，引导发表更多的禁忌论文，并争取尽快创办中医禁忌专业杂志。

五、抓紧人才培养

中医禁忌学的发展，人才是关键。在目前条件下，可以通过培训班等继续教育方式，对有志于中医禁忌学研究的医务人员进行中医药禁忌知识的系统培训，使之成为中医禁忌的实践者、推广者和研究骨干；还可以借助网络技术，开设中医禁忌系列课程，突破空间和时间的限制，在更大范围内培养更多的中医药禁忌专业人才。编写全国统一而权威的中医禁忌学教材，并在中医药院校开设"中医禁忌学"选修课程，使在校学生接受相应的基本理论、基础知识和研究技能的教育，使之毕业后具备开展中医学禁忌研究的能力。

六、加快机构建设

禁忌来源于实践，禁忌的真伪，必须到实践中去接受验证。同时，中医禁忌学属于临床学科，与各科临床有着千丝万缕的联系，并对其实践有广泛的指导意义。因而，机构建设中最重要的是中医禁忌学临床基地的建设。没有临床基地作为实践场所，中医禁忌学的发展是难以想象的。可以考虑在全国选择 1～2 家有条件的中医院，建立与健全中医药禁忌临床研究基地。通过这个基地，使这方面的人员受到专业训练，进而扩大中医药禁忌的临床应用领域，并在此基础上建立中医药禁忌的科研机构，有计划、有目标地对一些重点、难点，或急于解决的课题进行专题研究，集中攻关，发表具有权威性的成果，以此带动中医禁忌学科学研究工作向纵深发展。

第二节 中医禁忌学的发展前景

中医禁忌学是从中医临床学中分化出来的一门学科，是人类为提高生存质量，在疾病防治活动中长期积累，与近年医学模式转换，防重于治，以及"治未病"理念需求的产物。无论是从人类的生存需要出发，还是从中医学自身发展的需要出发，中医禁忌学都具有广阔的发展前景。

一、学科的系统完善

中医禁忌学的建立与完善是一项系统工程，牵涉理论、临床、药物、方剂、针灸、推拿、养生保健等。理论方面，在传统中医禁忌学的学术与经验得到进一步的发掘与整理的基础上，吸纳新的临床与实验研究成果，提出新的观点，使中医禁忌学理论有所发展与创新，使之逐渐趋于完善。

二、用现代语言规范阐释中医禁忌学内容

中医药禁忌理论大多停留在假说阶段，难以进行重复与推广。一方面，对同一中医禁忌理论，应用不同方法、不同角度的阐述，结果表达可能会有所不同，无法给予统一的评判标准。另一方面，中医药禁忌理论覆盖面广，各家学说缺少共识，给现代科学阐释也带来了困难。因此，寻找突破口，厘清理论假说，用现代语言规范地进行阐释是中医禁忌学未来发展的重要方向之一。

三、提升到规范与指南的水平

中医药学的核心价值在临床，中医禁忌学与临床医疗安全和疗效密切相关，中医禁忌的研究成果可以使我们在诊疗中少犯错误，减少安全隐患与医疗风险，启用一些有独特疗效的药物配伍，解除一些不合理的药物禁忌，发挥禁忌的作用；能够在安全性增加的前提下，进一步提高中医治疗内、外、妇、儿各科疾病的临床疗效，从而不断提高民众对中医药学的认可度。因此，中医禁忌学在临床方面的应用是未来研究的核心：首先需要聚焦于中医药禁忌适用于现代临床应用特点的理论、学说；其次着力于建立科学内涵阐释的标准或指南，力争提升相关假说的实证性、可重复性和可推广性。

四、积极运用现代科学研究方法，彰显其临床应用价值

中医禁忌学的临床理论需要以现代科学的方法进行研究与发展。首先以中医药禁忌理论为指导，以医者、患者为对象，探讨中医药禁忌理论的临床实践指导价值；其次通过有关中药安全性评价、药物警戒研究，发现中医药禁忌理论的临床用药指导价值；再者可以分别针对治则治法禁忌、药物禁忌、方剂禁忌、病证禁忌、养生禁忌、操作禁忌等方面，以具体的临床问题为导向，开展临床研究，为实践中医药禁忌理论提供科学

依据。

　　中医禁忌学的前景是广阔的，但任务也是艰巨的，需要研究的相关问题很多。有学者预测，在今后的一个世纪里，人类将更加注重防范与减灾的研究，因为人类的生存空间与条件，在很大程度上只能尊重自然，顺应天时，"人定胜天"也许是不可能的，至少还为时过早。因此，"禁忌"在人类学上将发挥重要作用，中医禁忌学必将为人类的健康事业作出更多的贡献。

【学习小结】

　　中医禁忌学是中医学的重要组成部分，渗透于中医药各个方面，是中医临床诊疗过程中应当遵循的基本原则。中医禁忌学的构建，具有独树一帜的创新意义，提高对病因、证候、疾病的认识水平，为中医医疗中的医德、诊疗、方药等制定规范与准则，为中医药学补充新的内容，具有重要的学术价值和广阔的前景。中医禁忌学的目标与任务，是系统整理和诠释中医禁忌学理论，建立理论体系框架；优化集成一批效果明显、经济实用的中医禁忌的方法和技术；建立相对系统的中医禁忌标准和规范；完善中医禁忌干预服务内容和服务模式；形成中医禁忌学科技创新体系。在发展中医禁忌学方面，需要开展系统的文献研究、强化规范的临床研究、深入的实验研究；同时重视学术交流，抓紧人才培养，加快机构建设，以求完善中医禁忌学体系，诠释中医禁忌学内涵，积极运用现代科学研究方法，充实其临床应用价值，将中医禁忌学提升到规范与指南水平，为人类的健康事业作出贡献。

【思考题】

　　1. 如何规范研究中医禁忌学？

　　2. 中医禁忌学有什么前景？

下 篇　各论

第一章　中医治则治法禁忌▶▶▶▶

【学习目的】

掌握：中医治则禁忌的意义；四物汤、三仁汤、麻黄汤、桂枝汤、小柴胡汤的应用禁忌。

熟悉：中医治法禁忌的运用；四物汤、三仁汤、麻黄汤、桂枝汤、小柴胡汤的煎服禁忌。

了解：中医治则治法的形成及意义；四物汤、三仁汤、麻黄汤、桂枝汤、小柴胡汤的生活禁忌。

【学习要点】

1.五种治则禁忌的内容。

2.十六种具体治法的禁忌。

3.学习四物汤、三仁汤、麻黄汤、桂枝汤、小柴胡汤的方剂组成。

4.理解四物汤、三仁汤、麻黄汤、桂枝汤、小柴胡汤中各个药物的功效。

5.奠定学习方剂禁忌的基础。

中华民族之所以伟大，在于她数千年来的文明行事、循规蹈矩、有法有则，中医学也遵崇祖训，治疗必有法则，德行应遵禁慎。在《灵枢·逆顺肥瘦》中就有精彩的论述："岐伯曰：圣人之为道者，上合于天，下合于地，中合于人事，必有明法，以起度数，法式捡押，乃后可传焉。故匠人不能释尺寸而意短长，废绳墨而起平水也，工人不能置规而为圆，去矩而为方。知用此者，固自然之物，易用之教，逆顺之常也。"法式，即方法、法则。捡押，即规则。这里说清楚了疾病的防治，即医家在开展医护活动中，病家在调摄等方方面面都必须有治则与治法，这是宜忌之底线。违法则逆，当忌，或禁；遵则成顺，疗效好，可行为宜。

中医治则治法是关于疾病治疗原则、方法及其应用的理论。治则是治疗疾病所必须遵循的基本原则，其内容十分广泛，它以饱含人文色彩的方式展示着关于哲学思辨的理论考量，既是中医学的世界观，也是中医学的方法论。而治法是在治则指导下制定的针对疾病证候的具体治疗方法。在中医辨证论治之理法方药程序中，治则治法是一个最重要的环节，即辨证确立后便提出治则，再依据治则选择治法，进而拟方遣药。如《素问·移精变气论》中的"治之大则"首开治则之论。

"则"字的原义是"法则""准则"。上古时，将刑书、律法铸或刻在大鼎之上，故金文的"则"字从"刀"与"鼎"组合；小篆的写法，将金文的"鼎"讹变为"贝"；而楷书继承了篆书的写法。

"则"也可译为"规范"与"规矩"，合则者宜，违则者忌。可见，"则"是宜与忌的分界标准。《诗经》有言，"天生丞民，有物有则""岂弟君子，四方为则"。因此，在古代先民的生产生活中，遵循法则，按禁忌立身行事意识很早就形成了。在此观念的影响下，医家援其理蕴而开慧，形成了治则治法的禁忌注意事项，以确保医疗活动中的高效与安全。

第一节　中医治则治法禁忌的形成和意义

在漫长的历史进程中，人类生存、繁衍、进化、发展，遇到了难以记述的苦难与危害，如疾病侵袭、环境恶劣、气候突变，以及难产与早夭等，从而积累了不少有关生命活动的知识和防治方法。到了文明史的开端，就有了医药知识的记载，后来依据这些经验与教训，以及在实践中的体验，逐步形成了治则与治法，从而在"则"与"法"的规范中提炼成了治则与治法的禁忌。

治则是治疗法则的简称，从字义而论，"则"也有"法"的含义，但在辨证论治中，随着理论的深化，"法"与"则"在概念上有所侧重，即"治则"是大原则，"治法"是具体方法。从理法与方药而论，"则"是理论层次，"法"是在治则统管下实施应用的层次，辨证决定治则，但具体的治法则有多种选择。可见，治则在辨证论治的操作中，有规矩的作用，引领着治疗适宜的原则确立，是辨证论治过程中重要的战略决策。

在中医发展史上，确立治则规矩，即是"宜"的原则，有两种方式，一是经验教训总结式，二是理论规律推演式。前者是把积累的经验（含教训）进行归纳概括，确立新的理论，即确立治则。例如，治外感热病，《伤寒杂病论》从寒立论，药用辛温解表。但是后来发现，对外感温热，不宜当忌；早在唐代孙思邈就已经在辛温药中加入辛凉之品，创制了"千金葳蕤汤"；到了金代的刘元素，便高举火热论，倡辛凉药物治外感温热病之法则，直至清代叶、薛、吴、王之日趋成熟。这一由辛温到辛凉治则观念的改变，经过千余年的总结，其宜与忌的界限也为之明晰。后者是根据天人相应理论推演出来的新的吉凶禁忌法则，因当今科技水平所限，虽然还难以阐明，但仍具有很明显的实践价值，对于防病治病的意义不可小视。如《素问·气交变大论》记载："帝曰：其灾应如何？岐伯曰：亦各有其化，故时至有盛衰，凌犯有逆顺，留守有多少，形见有善恶，宿属有胜负，征应有吉凶矣。"即通过自然宇宙万物之灾害和人体发病的关系，确定吉凶善恶之宜忌原则！仰观天象以测吉凶的方法并非不可知，如有研究之苗头与突破，在重大疾病防治方面将有十分重要的意义与价值。

第二节　中医治则禁忌

治则，就是在辨证论治中的法则、原则、规矩，不可违反。因此，治则是刚性的宜，不可触犯，是中医禁忌学的标尺与"灯塔"，指引着医疗活动的正常进行。

中医学理论有总的治疗原则，如治病求本、调整阴阳、扶正祛邪、标本缓急、正治反治、三因制宜、治未病等；有辨证治疗原则，如汗、吐、下、和、温、清、消、补等八法的适宜原则等，以及临床各科的证候治疗原则。而在适宜原则的基础上，可制订相应的治则禁忌。

一、治病忌迟

治病宜早，迟则难医，这是既病防变、病从浅治的预防原则。外邪初袭人体，病变尚轻，邪气还浅在，正气也未虚，此时及早治之，则可防止邪气深入，康复也快；倘不重视，病患迟迟不就医，或医者不能当机立断，拖延失误，待病疾深入，再治已晚，常常难有回天之术。《素问·阴阳应象大论》有云："善治者，治皮毛，其次治肌肤，其次治筋脉，其次治六腑，其次治五脏。治五脏者，半死半生也。"为临床立下了治病宜早忌迟的原则。后世张景岳更明确地指出："救其萌芽，治之早也。救其已成，治之迟也。早者易，功效万全；迟者难，反因病以败其形，在知与不知之间耳。所以有上工、下工之异。"（《类经·十九卷·针刺类》）而在《小儿病源方药》中专列有"病宜早治"的论述，说："病不早治，治不对证，迷邪谤正，顺同恶异，病淹日久，因乃求医，纵得良医，活者几希。"这将治病忌迟的原则说得再清楚不过了。

二、忌失病机

疾病在发展过程中会出现复杂多变的征象，临床上应据其征象，去寻觅致病机理，这就是病机，是疾病的本源。如只见表面现象，不知病的本源，往往疗效不好，或暂愈而复发，这是治病求本、谨守病机的原则，不可违规。

三、勿致失衡

中医理论崇尚平衡，疾病则意味着机体失去正常的生理平衡。因此，"以平为期"是最重要的治则，即以恢复机体的生理平衡为治疗目标，如阴阳之平衡、升降之平衡、补泻之平衡。正如王肯堂所云："大抵治病，当求其所因，察何气之胜，取相克之药平之，随其所利而利之，以平为期，此治之大法也。"（《证治准绳·杂病》）

掌握以平为期的治则，应注意勿致失衡的禁忌，要求一切医护措施均应"不可过"，过则使机体出现新的不平衡。历代医家有遵守"勿致失衡"的治则禁忌。如张仲景用桂枝汤调营卫以解表，若一服汗出病瘥，则马上停后服，不可尽剂。叶天士在温热病的治疗中也注意以平为期，"法应清凉，然到十分之六七，即不可过寒，恐成功反弃也"（《温热经纬·叶香岩外感温热篇》）。还有《医筏·病机》也说："热者清之，及半即止，继以益阴；寒者热之，大半即安，继以调和。"这就告诫医者，攻邪注意扶正，补虚注意不可敛邪，散寒勿致伤阴，滋阴禁忌滞湿等。只有遵守勿致失衡之戒，才不会造成新的生理失衡。

四、忌伤正气

疾病是人体正气与邪气相争的反应，正胜邪去是康复的佳音，邪盛正衰是病情加重的信号。因此，医者的一切措施必须遵循保护正气之原则，切忌损伤正气。对于忌伤正气的治则，历代医家有很多告诫。如《格致余论·张子和攻击注论》云："攻击宜详审，正气须保护。"《丹溪心法·拾遗杂论》更明确告诫说："凡治病，必先固正气。"临床中可通过扶正祛邪、祛邪复正和攻补兼施等治则，避免戕害正气。

五、三因论忌

三因论忌的原则是在异法方宜的基础上提出的。异法方宜，又称三因制宜治则，指在治疗疾病时不能固守拘泥，应根据不同个体、时间、地域等采取相应的治则。同理，也有与三因制宜相对应的三因论忌，是中医禁忌学上的具体问题具体分析，体现了禁忌注意的原则性和灵活性的有机结合。

1. 因时论忌

四季气候的变化，对人体的生理、病理都会产生一定影响，而根据不同季节时令特点，指导用方用药等治疗原则，称"因时制宜"；有些禁忌的临床规范，则称"因时论忌"。如春夏之季，阳气升发明显，人体腠理肌肤疏松，遣方用药应禁忌开泄太过，耗伤气阴；而秋冬季节，阴盛阳衰，人体腠理较致密，阳气多敛藏于内，此时应慎用寒凉之品，以防损伤阳气。正如《灵枢·顺气一日分为四时》所说："顺天之时而病可与期，顺者为工，逆者为粗。"

2. 因地论忌

这是根据不同地区的地理环境来制定遣方用药的禁忌原则。如我国西北地区，地势高峻而寒冷少雨，故其多燥而寒，治忌敛燥；东南地区，地势低洼而温热多雨，故其病多热与湿，治忌滋腻。正如《素问·异法方宜论》云："医之治病也，一病而治各不同，皆愈，何也？岐伯对曰：地势使然也。"《医门法律·申明内经法律》也说："申治病，不审地宜之律；凡治病，不察五方风气，服食居处，各不相同。一概施治，药不中窍，医之过也。"

3. 因人论忌

这是根据患者的个体差异、性别、年龄、体质等不同特点来制定遣方用药的禁忌原则，称"因人论忌"。如性别不同，妇女患者有月经、产孕、哺乳等情况；年龄不同，如老年人多气血衰少、功能减退、体质多虚，倘邪实须攻者亦应禁慎，以免损伤正气。又如体质差别，由于个体先天禀赋和后天调摄各异，素质强弱不同，还有偏寒偏热，以及平素宿疾之不同，虽患同病，遣方用药皆应有禁忌之别。如阳热之体当慎用温补，阴寒之体慎用寒凉等。在《慎疾刍言·老人治则》中有载："故治老人者，断勿用辛热之药，竭其阴气，助其亢阳……"

第三节　中医治法禁忌

治法是在治则指导下制订的针对疾病证候的具体治疗方法。清·程钟龄在《医学心悟》中所总结的"汗、吐、下、和、温、清、消、补"八法，后世多遵从之，但还不够完善。今对中医内科常用的治法禁忌做一简介。

一、发汗法之忌

汗法，是通过开泄腠理，使邪从肌腠外泄，病证随汗而解的一种治法。临床用于解毒、消肿、祛湿、透疹等。汗法的禁忌如下：

1. 发汗不可太过

运用汗法时，应以周身微汗为度，不可发汗过多，更不能致大汗淋漓，以免耗伤阴液，致亡阴亡阳之患。正如《脉经·病与可发汗证》所言："凡发汗欲令手足皆周至，漐漐一时间益佳，但不欲如水流离。若病不解，当重发汗。汗多则亡阳，阳虚不得重发汗也。凡服汤药发汗，中病便止，不必尽剂也。"《伤寒杂病论》亦有类似禁忌告诫。

2. 禁忌滥用发汗法

临证有许多不可用发汗法者，《伤寒论》载误用发汗、不可发汗的条文有 59 条之多，告诫医者，汗家、淋家、疮家、衄家、亡血家，以及咽喉干燥、尺中脉微、尺中脉迟、病有里者、剧烈吐下之后等均不可用汗法，以免伤津，耗血伤阳。因此，通过对《伤寒论》治法禁忌中有关汗法禁忌的内容进行分析，可以得出阴虚、阳虚、气血亏虚、太阳温病、病入少阳和阳明里热者不可发汗。必须用时，当扶正、清热之法以化忌为宜。

3. 注意三因论忌

在运用发汗法时，当注意患者个体体质差异、气候的不同、地域之南北高下，以权衡所用方药峻缓大小。如暑月炎夏，汗之忌重；冬令严寒，汗之注意药量不可过轻。西北高寒，药量不可太轻；而东南温热之地，发汗用药忌过重。体虚者，汗之忌急；体实者，汗之忌缓。

二、涌吐法之忌

涌吐法，是通过引起呕吐的方法使有害病邪排出体外的一种治法。临床用于痰涎、宿食，或毒物滞留体内者。此为应急之法，特应注意禁忌，吐法的禁忌如下：

1. 切忌滥用吐法

吐法易伤正气，特别易伤胃气，必须严格掌握适宜之证，不可误用、滥用、过用，以免生害。凡虚人、孕妇、产后等一般均禁忌使用吐法。危急时必用者，可用外探引吐或用缓吐，只可暂用，切忌反复使用。

2. 注意吐后护理

吐法伤正，要特别注意吐后之调养与护理。其中护脾养胃最为重要，饮食当忌油腻、烧烤、辛辣等，可食粥自养，避免过劳。

三、泻下法之忌

泻下法，也称下法，是运用泻下作用的方药，通过荡涤肠胃、通泄大便的方法，使停留于肠胃的有形积滞从大便排出。泻下法适用于燥屎内结、冷积不化、瘀血内停、宿食不消、结痰停饮、虫积等病证。《素问·阴阳应象大论》云："其下者，引而竭之；中满者，泻之于内。"泻下法即谓在中下焦之有形者，可以因势利导，逐引邪气从前后二阴出之。由于积滞有寒热，正气有盛衰，故下法又分为寒下、温下、润下、逐水、攻补兼施等法。寒下适用于里实热证；温下适用于寒积冷凝证；润下适用于肠道津亏；阴血不足之便秘者；逐水适用于阳水实证；攻瘀适用于蓄血在下证或干血内结证。泻下法的注意事项如下：

1. 峻下逐水法极易损伤人体正气，且泻下法使用的药物多为药力迅猛之品，主要用于治疗阳明腑实证，多为祛邪而设，易伤胃气，故应得效即止，慎勿过剂。

2. 下法之用，目的在于祛除病邪，不能迟缓，也不可太早，要注意掌握时机。倘邪实内蕴，当下不下，可能导致实邪胶固，消津灼液，正气受伤；或邪虽入里，但尚未成实，攻下不可过早，以免正气亏损，变生他证。

3. 下法之用，可以救急，危急重症遣方用药当快而峻烈，以祛邪实而救正气；慢病不急，可缓慢图之。

服药期间，应忌食油腻及不易消化的食物，以防重伤胃气。如表证未解，里未成实者，不宜使用泻下法。若表证未解而里实已成，宜用表里双解法；如兼有瘀血者，配伍活血祛瘀药治之；兼有虫积者，配伍驱虫药治之；年老体虚、病后伤津、亡血者，以及孕妇、新产后、月经期、年老体弱、伤津及失血者，除润下法外，其余均应慎用。

四、和解法之忌

和解法，是通过和解或调和的方法，使半表半里之邪，或脏腑、阴阳、表里失和之证得以解除的一种治法。其中，和解法也称为和解少阳法，主要适用于半表半里的少阳证。《医学心悟》云："有清而和者，有温而和者，有消而和者，有补而和者，有燥而和者，有润而和者，有兼表而和者，有兼攻而和者，和之义则一，而和之法变化无穷焉。"和方之制，和其不和也。故凡病兼虚者，补而和之；兼滞者，行而和之；兼寒者，温而和之；兼热者，凉而和之；兼表者，散而和之；兼里者，攻而和之。至于调和法，其概念内涵比较广泛，戴天章《广温疫论》云："寒热并用之谓和，补泻合剂之谓和，表里双解之谓和，平其亢厉之谓和。"凡邪在少阳、邪在募原、肝脾不和、肠寒胃热、气血失和、营卫失和、表里同病等均可使用和法治疗。和解法的注意事项如下：

1. 和法临证应用范围较广，忌用于单纯的实证与虚证，方药应平和，稳当不偏。

2. 若病在半表半里或邪不盛而正渐虚者，和法宜于邪入少阳。与偏表偏里、偏寒偏热、偏于邪盛或偏于正虚之不同，此时应在方药中注意加减化裁，变通适应。

3. 病邪在表，未入少阳，或邪已入里，或劳倦内伤，饮食失调，气血虚，脏腑虚极之寒热等，邪气入里，阳明热盛之实证者，三阴寒证者，脾胃虚弱所致的脘腹痞满、恶心呕吐、腹泻等均不宜使用和法。

金代成无己在《伤寒明理论》中说："伤寒邪气在表者，必渍形以为汗；邪气在里者，必荡涤以为利。其于不外不内，半表半里，既非发汗之所宜，又非吐下之所对，是当和解则可矣。"可见，和法既不同于汗、吐、下诸法专门攻邪，也不同于补法专门扶正，而又可以和温、清、补、泻等法配合使用。"和"，有和解、调和之意。和解应以祛邪为主，重点在"解"，纯虚不宜用，以防伤其正。调和以"调"为要，使失和的病理状态调整到平和的生理状态。凡邪在肌表，未入少阳，或邪已入里，阳明热盛者，皆不宜使用和解剂。和解之剂，总以祛邪为主，故劳倦内伤、气血虚弱等纯虚证者，亦非本类方剂所宜。

五、温阳法之忌

温法是通过温里助阳、散寒通脉的作用，使在里的寒邪得以消散的一种治法。根据《素问·至真要大论》"寒者热之""治寒以热"的原则立法，属于"八法"中之"温法"，适用于寒邪在里之里寒证。里寒证，系指寒邪停留体内脏腑经络间所致的病证，或因寒邪直中于里而成；或因失治、误治或过食寒凉，损伤阳气而成；或因素体阳气虚弱，寒从内生而成。在里之寒邪，有部位之深浅、程度之轻重的差别，有在脏、在腑、在经络之不同，故温法又多分为温中祛寒、回阳救逆、温经散寒等。由于寒邪在里往往损伤阳气，使里寒与阳虚并存，所以温法又常与补法配合运用。温阳法的注意事项如下：

1. 临床使用时，必须重视辨别寒热之真假，勿为假象所惑。热盛于里而见手足厥冷的真热假寒证，如热深厥亦深的假寒证，当禁用温法。

2. 各种火热证、阴虚火旺证、阴血不足证或失血之人慎用温法。温法之方药，性多辛温燥热，易于伤阴动血，故当禁用。

3. 若阴寒太盛或真寒假热，服药入口即吐者，可反佐少量寒凉药物，或热药冷服，避免格拒。寒证较重，温之应峻；寒证轻浅，温之宜缓。

4. 温热之药，性皆燥烈，久用或用量较大时，须避免耗血伤津。

5. 内热火炽、协热下利、神昏液欲绝脱者，禁用温法；孕妇、产妇，均应慎用或禁用温法。

6. 温里法常与其他方法配合使用。如里寒证兼有里实，大便不通，腹满疼痛，需与下法配合使用；若阳虚水停、水肿、小便不利，需与利水法配合使用；寒凝气滞而疼痛，需与理气止痛法配合使用等。

六、清热法之忌

清热法是通过清热、泻火、凉血、解毒等方法，以解除在里之热邪的一种治法。其适用于热证、火证、热毒证及虚热证等。《素问·至真要大论》云："治热以寒，温者清之。"热邪在里，又有在气分、营分、血分、热壅成毒、脏腑蕴热，以及虚热之不同，因而清法又常分为清气分热、清营凉血、清热解毒、清脏腑热、清虚热、清热祛暑等法。由于热邪容易耗气伤津，也易形成里热结实，因此清法有时需要与补法、下法等配合应用。清热法的注意事项如下：

1. 使用清热法必须辨别里热所在部位及热证之真假、虚实，忌为假象所迷惑，对真寒假热须仔细辨明，以免误用清法。

2. 清热之方药多为寒性，若苦寒太过易于化燥伤阴，甘寒、咸寒太过易壅滞阻碍脾胃之运化，寒凉之药易伤阳气，对于素有阳虚虚寒之人，或者体质虚弱，或是产后、病后之人，要注意凉药的用量，防止过用生寒。

3. 表邪不解，阳气被郁而发热者慎用；体质素虚，脏腑有寒而发热者慎用；王冰曰："寒之不寒，是无水也。"阴液损害严重导致的阴虚火旺的热象，应以滋阴为主；阴盛格阳的真寒假热证，命门火衰的阳虚上浮证，不可误用。

4. 凡屡用清热泻火之法而热仍不退者，当用甘寒滋阴壮水之法，使阴复则其热自退。"夫以大热之证，而清剂太微，则病不除。微热之证而清剂太多，则寒证即至。但不及尤可再清，太过则难医药。"热病用了清热法而热还不去，是因为无水，无水则寒之不寒，应当滋阴壮水，尤其是壮肾水，壮水之主以消阴翳。

5. 若邪热在表，治当解表；里热已成腑实，则宜攻下；表邪未解，热已入里，又宜表里双解。对于热邪炽盛，服寒凉剂入口即吐者，可用"治热以寒，温而行之"之反佐法。

七、消导法之忌

消法是通过消食导滞、行气活血、化痰利水、驱虫等方法，消散和破削体内有形积滞，使气、血、痰、食、水、虫等有形之邪渐消缓散的一种治法，为中医辨证论治八法之一，又称消积导滞法。本法运用范围比较广泛，凡由气、血、痰、湿、食等壅滞而形成的积滞痞块，均可用消法，适用于饮食停滞、气滞血瘀、癥瘕积聚、水湿内停、痰饮不化、疳积虫积等病证。消法与下法均可治疗有形实邪，但两者在适应病证上有所不同。下法是在燥屎、瘀血、停痰、留饮等有形实邪必须急于排除，且有可能排除的情况下使用，因为下法所治病证，大抵病势急迫，形证俱实，邪在肠胃，必须速除，且可从下窍而出者；消法所治则是慢性积聚，主要是邪在脏腑、经络、肌肉之间渐积而成，且多虚实夹杂，尤其是气血积聚而成之癥瘕痞块、痰核瘰疬等，难以迅即消除，不可能且无条件排除的时候采用，必须渐消缓散。下法是猛攻急下，消法是渐消缓散，方法不同，用药也各异。《内经》有云："坚者消之。"消者，去其壅也。攻病之药，皆损气血，不可过也。消法常与补法、下法、温法、清法等合用。消导法的注意事项如下：

1. 消法与下法均为消除体内有形实邪的方法，虽消法作用较下法缓和，但仍属克削或攻伐之法，应中病即止，不宜长期服用，且多用丸剂，取其渐消缓散。若过用攻伐之剂，则正气更易受损而病反不除，或纯虚无实者，则当禁用。

2. "消"不可简单理解为消食，补气剂中的行气剂、理血剂中的活血祛瘀剂、祛痰剂、驱虫剂，以及泻下剂中的逐水剂都应属于消法的范畴。消法的使用需与下法区别，二者虽然同是治疗蓄积有形之邪的方法，但针对的病位、病势并不相同。消法所治，主要在脏腑、经络、肌肉之间，邪坚病固而来势较缓，且大多是虚实夹杂，尤其是气血积聚而成之癥块，不可能迅速消除，必须渐消缓散。消法的用药多具有攻伐之性，易伤及正气，在使用时当固护正气。

3. 气滞中满之鼓胀慎用；阴虚热病或脾虚泄泻，血枯经闭者慎用。

4. 凡正气虚而邪实者，在祛邪的同时兼以扶正。

八、补益法之忌

补益法，乃通过补益人体的阴阳气血，以治疗各种不足病证的一种治法。补法内容丰富，临床应用广泛，常分补气法、补血法、补阴法和补阳法。"俗传虚不受补，便束手无策，以为可告无愧。盖曰：非我之不会补，彼不受也。不知虚不受补之症有三：一者湿热盘踞中焦；二者肝木横穿土位；三者前医续用呆腻闭塞胃气、苦寒伐残胃阳等弊。湿热者，宣化其湿，即受补矣；肝木横者，宣肝络，使不乘土，即受补；误伤胃气者，先和胃气，即受补也。"（《医医病书·俗传虚不受补论》）。补益法的禁忌如下：

1. 不可妄补

补法为虚证而设，非虚证者切忌妄补。因为人体之正常生理状态，"以平为期"，倘非虚妄补，不但无益，反致生害，导致新的生理失衡，诱发他病，甚至留邪于内，犯"实实"之忌。如奉迎病家好补之不良心理，而滥施补法，则为害尤甚，殊当忌之。

2. 不可过急

补益法有缓急之别，宜量证而施。有主峻补者，有当缓补者，也有应平补者。如极虚之人，危急重症，当峻补以救之；但对病邪未尽之虚者，经不住峻补，称"虚不受补"，当宜辨其证从容和缓以补之。

3. 分清气血阴阳

如气虚证宜用补气法，血虚证宜用补血法，阴虚证宜用补阴法，阳虚证宜用补阳法，切忌误用。

4. 注意分清脏腑

每一脏腑的功能各不相同，其虚证也各有其特点，故《难经》有"五脏分补"之法，不可误用。

九、理气法之忌

理气法是调理气分疾病、舒畅气机，可使气行通顺的一种治法，以行气或降气等作用为主，用于治疗气机失调之病证。气分病，主要包括气虚与气逆。气虚病证主要表现为机体或脏器的功能低下，气虚宜补气；气滞、气逆病证主要表现为机体或脏器的功能障碍，气滞宜行气，气逆宜降气。本法根据《素问·至真要大论》中"逸者行之""高者抑之"的原则立法，属于"八法"中的消法。理气法的注意事项如下：

1. 应先辨清病证的虚实，勿犯虚虚实实之戒。如气滞实证，治当行气，误补则气滞愈甚；如气虚之证，当用补法，误用行气，则其气更虚。

2. 应辨清有无兼证，若气滞与气逆相兼为病，应分清主次，行气与降气结合应用。

3. 理气剂中用药多为辛温香燥之品，行气方药多有破气的不良作用，易耗气伤津，助热生火，不宜剂量过大，切忌过用、久用，谨防破气之害。理气香燥之品伤阴液，如遇气郁而兼阴液亏损者，应适当配伍益气滋阴之品以制其偏。对于体质素虚又有气滞证者，年老体弱、阴虚火旺或有出血倾向者，孕妇及正值经期的妇女均应慎用。

十、理血法之忌

理血法，乃通过调理血液的作用治疗血分病证的一种治法。血分病证包括血热、血寒、血虚、血瘀及出血等证。血热当清热凉血，血寒当温经散寒，血虚当养血扶正。若血行不畅、瘀血内阻，或血不循经、离经妄行，则形成瘀血或出血等证。血瘀证治宜活血祛瘀，出血证宜以止血为主。本法常用的有活血法、止血法等。活血祛瘀法适用于蓄血及各种瘀血阻滞病证。止血法适用于血热妄行，或气虚不能摄血，以致吐血、咳血、尿血、便血、崩漏等。血热妄行者，多为血色鲜红，脉弦数，治宜凉血止血；气虚不能摄血者，多为血色淡红或紫黯，面色萎黄，舌淡苔白，脉沉细无力，治宜温阳摄血。理血法的禁忌如下：

1. 使用理血剂时，应辨清致瘀或出血的原因，瘀血之证当分轻、重、缓、急，一般新瘀证急宜用汤剂，久瘀证缓宜用丸剂。

2. 因逐瘀之品药力过猛，久用逐瘀易耗血伤正，应配伍养血益气之品，使祛瘀而不伤正；且峻猛逐瘀之剂，不可久服，中病即止。

3. 使用止血剂时，应防其止血留瘀之弊，可少佐活血祛瘀之品或活血祛瘀的止血药，使血止而不留瘀；如出血因瘀血内阻、血不循经者，应以祛瘀为先。

4. 活血祛瘀剂虽能促进血行，但其性破泄，易于动血、伤胎，故凡妇女经期、月经过多及妊娠期，均当慎用或忌用。

5. 在应用活血化瘀法时，应注意活血不可破血，化瘀不可伤正。

十一、祛湿法之忌

祛湿法，乃运用芳香、苦燥、渗湿之品，以宣通气分、健脾渗湿而达祛除水湿之邪目的的治法。《素问·至真要大论》云："湿淫所胜，平以苦热，佐以酸辛，以苦燥之，以淡泄之。"湿与水异名而同类，湿为水之渐，水为湿之积。其有外湿与内湿之分，常相兼为病。湿邪在外、在上者，可微汗疏解以散之；湿邪在内、在下者，可芳香苦燥而化之，或甘淡渗利以除之；水湿壅盛，形气俱实者，可攻下以逐之；湿从寒化者，宜温阳化湿；湿从热化者，宜清热祛湿；湿浊下注，淋浊带下者，则宜分清化浊以治之。本法常用的具体治法有芳香化湿法、苦温燥湿法、淡渗利湿法等。祛湿法的禁忌如下：

1. 祛湿法用药多辛香温燥或淡渗下利，易于耗伤气血津液，对于素体虚损者、老年人、病后者、孕妇、产妇等均应慎用。

2. 祛湿不可彻底，临证用祛湿法，湿去十分之八即可。如追求彻底，往往已太过。如尚有余之湿邪未化，宜通过健脾法以除之，以免伤阴难复。

3. 应分清湿邪位置，选择对应方法祛湿。同时脾为气血生化之源，祛湿的同时不能忘记健脾。

十二、祛痰法之忌

祛痰法，乃运用化痰或者祛痰的方药以排出或消除体内痰浊之邪的一种治法，它是中医学中独特的治法。痰是中医学特有的概念，痰饮多由外感六淫或饮食及七情内伤等，使肺、脾、肾、三焦等脏腑气化功能失常，导致津液代谢障碍，从而使水湿停滞体内而形成。

中医学认为，"痰为百病之源""怪病皆由痰生"，痰饮既是病理产物，又是致病因素，可分为有形和无形两大类。有形之痰饮，指视之可见、闻之有声、触之可及的痰浊和水饮等病理性产物，如咳吐之痰液、瘰疬等。无形之痰饮，指有痰饮致病的证候表现，而无实质性痰饮可见，但用治痰饮的方法能够奏效的一类特殊的病理变化，如眩晕、心悸等。痰饮致病广泛，变化多端，可出现在内、外、妇、儿等临床各科，所以祛痰法在临床的应用亦很普遍。根据生成痰的病因及痰饮的性质，祛痰法一般分为化痰法、消痰法和涤痰法。化痰法又可分为燥湿化痰法、清热化痰法、温化寒痰法、润燥化痰法及祛风化痰法等。祛痰法的禁忌如下：

1. 痰为实邪，祛痰不当则易于损伤正气。如体质素虚、年高、孕妇、产后，虽有实热痰证，亦不可妄用祛痰法，可配伍扶正方药，缓缓用之。

2. 因痰病范围很广，症状多变、怪异，故临证宜与多种方法、措施配合应用，忌单用祛痰法，以免影响疗效。

3. 治疗痰病应重视病因治疗，找出生痰的根源。《景岳全书》有"见痰休治痰""善治者，治其生痰之源"等说法，强调治疗痰病必须针对病因治疗的重要性。阴虚燥咳、咯血、吐血者，不宜使用燥烈的祛痰方药，以免耗伤阴血。脾胃虚弱者，忌用清润的化痰药，以免影响食欲。

4. 燥湿化痰的药物大多辛烈温燥、有毒，故凡阴虚燥咳、热极生风、血虚动风者忌用，孕妇慎用。

5. 清化热痰法不宜用于脾胃虚寒、脾虚便溏、有寒痰及湿痰的患者。

6. 温化寒痰药的药性多温燥，对于阴虚燥咳、血证、热痰和燥痰的患者慎用，久咳肺虚及阴虚火旺者忌用。

7.润燥化痰法不宜用于虚火上炎之咳嗽。《医学心悟·卷三痰饮》有云："大抵痰以燥湿为分，饮以表里为别。湿痰滑而易出，多生于脾。脾实则消……燥痰涩而难出，多生于肺，肺燥则润之。"痰饮可分为湿痰和燥痰，润燥化痰法侧重于治疗燥邪灼津，煎灼津液形成的燥痰，对于肺肾阴虚，虚火上炎之咳嗽，则非所宜。

8.祛风化痰法多用于风痰阻络者，热盛或阴虚血亏者应慎用。

9.消痰法和涤痰法多用于实证，体弱之人慎用，且用药量不宜过大，以免耗伤正气。

10.因痰所致的外科病，每与气滞、火热相合，故慎用温化之品，以免助火生热之弊。

11."脾为生痰之源"，运用祛痰法的同时，应注意不要食用生冷油腻的食物，以免滋生痰饮。

总之，祛痰法的运用应当根据痰饮的类型分证论治，该法慎用于虚证患者。运用祛痰法治疗时不能一味地大量使用化痰药物，以免损伤正气，不利于痰饮的治疗。

十三、镇痉法之忌

镇痉法，又称息风法，乃通过平肝、潜降、重镇之方药以治疗震颤、痉挛、口眼歪斜、头晕目眩及角弓反张等病证的一种治法。镇痉法根据病证的不同，可分为清热息风法、镇肝息风法、养血息风法、活血息风法、祛风解痉法等。镇痉法的禁忌如下：

1.辨别内风与外风。风有内外之分。外风为六淫之首，四季皆能伤人，经口鼻或肌表而入。经口鼻而入者，多先侵袭肺系；经肌表而入者，多始于经络，正虚邪盛则内传脏腑。这两种途径又可同时兼有。因外风作用部位不同，临床上可有不同的表现。内风系自内而生，多由脏腑功能失调所致，与心、肝、脾、肾有关，尤其是与肝的关系最为密切。其临床表现以眩晕、肢麻、震颤、抽搐等为主要特征。外风宜散，祛风解痉法属治外风之法。内风宜息，清热息风法、镇肝息风法、养血息风法均属治内风之法。外风与内风常相互影响，应分清病邪的兼夹及病情的虚实，分清主次，全面兼顾。

2.辨别寒热。镇痉息风的药物有性偏寒凉或性偏温燥之不同，使用时应当注意辨证论治。脾虚慢惊者，不宜用寒凉之品；阴虚血亏者，当忌温燥之品。

3.镇痉法多使用质重之介类或矿石类药物，孕妇慎用。对于含有毒性的治疗药物，不宜过量或长期服用。

4.清热息风法主要适用于邪热壅盛，热极动风而见高热神昏、四肢抽搐、项背强直等病证。对于脾胃虚寒，食少便溏者慎用。

5.镇肝息风法主要适用于肝阳上亢，肝风内动而见头晕目眩，甚则猝然昏倒、口眼歪斜、半身不遂等病证。但平抑肝阳的同时，应注意条达肝气，根据证型注意分辨以清热为主抑或以滋养肝阴为主。

6.养血息风法主要适用于邪热伤阴，血虚不能濡养筋脉，虚阳不能潜藏，而见手指蠕动、筋惕肉瞤、手足抽动等。温病迁延日久，邪热灼伤真阴，或因误汗、妄攻，重伤阴液，水不涵木，虚风内动所致。此时应用滋阴养血柔肝等法，切勿续用温燥之品，进一步耗伤阴血。

7. 活血息风法主要适用于瘀血阻络，筋脉失养而肢体拘挛或弛缓、半身不遂或口眼歪斜等病证。所谓"治风先治血，血行风自灭"，对于血瘀阻络者，应通过治血使机体达到气血通畅，内风不能生，外风不能侵的状态。气血以通为用，但不能一味地使用活血化瘀的药物，应以调气为先，同时注意养血。

8. 祛风解痉法主要适用于风痰阻络，筋脉痉挛而见抽搐、口眼歪斜等。该法主要适用于外风的治疗，应注意与平息内风区分。

十四、开窍法之忌

开窍法，乃运用辛香走窜、通关开窍的方药以开窍通闭，苏醒神志，并清除因秽浊而致的胸腹胀闷等的一种治法。本法主要适用于温病热陷心包、痰浊蒙蔽清窍之神昏谵语，以及惊风、癫痫、中风等致猝然昏厥、痉挛抽搐等症；又可用治湿浊中阻之胸脘冷痛满闷，血瘀、气滞疼痛，经闭癥瘕，湿阻中焦之食少腹胀，以及目赤咽肿、痈疽疔疮等症。

人体之窍可分为两类：一为生理之窍，如七窍或九窍，与外界相通连；一为精神之窍，如心窍、脑窍，是对外界环境做出反应的途径，也主导着脏腑功能的发挥，因而具有双重属性。中医学的开窍法，往往特指开心窍或脑窍，根据窍闭的寒热属性，治疗有凉开、温开之别。至于瘀血内停，阻闭清窍，治当活血化瘀、醒神开窍。窍闭重症还可用针刺醒脑开窍，以救危急。开窍法的禁忌如下：

1. 开窍法宜用于邪实神昏之闭证，不可用于脱证。对于大汗肢冷、口开目闭之脱证，虽见神昏，也不可用开窍法，临证须当明辨。

2. 辨清闭证之寒热属性。根据窍闭的寒热属性，又可分为热闭与寒闭，治疗又有凉开、温开之别。凉开法适用于热邪内陷心包之证，临床表现除见神昏、谵语外，同时伴有高热、面赤、烦躁、舌红、脉数等；温开法是温通气机、辟秽、化痰以开窍的一种治法，主要适用于中风阴闭、痰厥、气厥等所致的突然昏倒、牙关紧闭、神昏、苔白、脉迟等。临证须辨清寒热，切勿错用治法。

3. 开窍法所用方药大都气味芳香，辛香走窜，为救急、治标之品，且能耗伤正气，只宜暂服，不可久用。

4. 因开窍药性质辛香，其有效成分易于挥发，内服多不宜入煎剂，只入丸剂、散剂服用，且用量不宜过大。

5. 对于阳明腑实证而见神昏谵语者，只宜寒下，不宜用开窍法；但兼有邪陷心包之证，可开窍与寒下并用。

6. 开窍法多适用于邪实神昏的闭证，但临证还应结合病情，适当配合选用清热、通便、凉肝、息风、辟秽等法。

7. 开窍药物辛香走窜，故孕妇慎用。

8. 运用针刺手法行醒脑开窍法时，不宜在患者饥饿、疲劳及过度紧张时进行。对于身体虚弱、气虚血亏的患者，针刺手法不宜过强。

十五、安神法之忌

安神法，乃运用具有镇静安神作用的方药以宁心安神，治疗神志失常病证的一种治法。其主要适用于心神不宁的心悸怔忡、失眠多梦，亦可治疗惊风、癫狂等病证。本法一般包括清心安神法、养心安神法、重镇安神法等。安神法的禁忌如下：

1. 不可单用安神法。神志不安有热扰心神、肝火亢盛、痰热扰心、阴血不能养心等多种不同病因。因此，临证应根据不同病因配用不同药物，以达标本兼治的目的，较单用安神法的疗效更为满意，同时也较少复发。此外，"心病还得心药治"，当用精神心理疗法配合者，疏解心绪必不可少。

2. 切忌依赖，不可久服。安神法的药方中多金石重坠之品，特别是矿石类重镇安神药及有毒药物，只宜暂用，不可久服，应中病即止。

3. 分清虚实。神志失常有虚实之分，一般滋养安神药用于虚证，重镇安神药用于实证。对于虚实夹杂的病证，治疗常以重镇与滋养配伍而用，须注意勿损伤正气。

4. 养心安神法主要用于阴血不足、心脾两虚、心肾不交等证，临床可见心悸怔忡、虚烦不眠、健忘多梦、遗精、盗汗等症。养心安神药多为植物类种子、种仁，具有甘润滋养之性，除安神外，多具有润肠通便等功效，故脾虚便溏者及孕妇慎用。

5. 重镇安神法主要用于心火炽盛、痰火扰心、肝郁化火或惊吓等引起的心神不宁、心悸失眠，以及惊痫、肝阳眩晕等证。重镇安神类方药多由金石类、贝壳类药物组成，质重碍胃，研粉服用更损胃气，故脾胃虚弱者不宜多服，应配合使用健脾和胃之品，以免伤胃耗气。

6. 安神药物种类繁多，使用时应根据药性选择合适的用法、用量。如朱砂有小毒，入药只宜生用，忌火煅，不宜入煎剂，只宜入丸、散服，且不可过量或持续服用，孕妇及肝功能不全者禁服。此外，龙骨不宜用于湿热积滞者，琥珀入煎剂易于结块，远志能引起恶心呕吐，均应注意用量、用法。

十六、固涩法之忌

固涩法，乃运用具有收涩固脱作用的药物，治疗因脏腑虚损、正气不足、失于固摄所致的气血精液耗散滑脱的治法，又称收涩固脱法。本法适用于脏腑虚损、正气不足所致的自汗、盗汗，久咳不已，久泻久痢，遗精、遗尿，或小便不禁，崩漏带下等病证。气血精津液是人体生命活动和脏腑功能的物质基础，以上诸症可以导致气血精津等物质的丢失，使脏腑更加虚损，严重时可危及生命。固涩法有止咳、敛汗、固肠、涩精、止遗、固崩、止带的作用，能阻止人体的气血精津等物质进一步耗散，从而使正气逐步充实，脏腑功能恢复正常，防止病情加重或恶化。使用固涩法，除用收涩药物之外，还应根据不同脏腑和人体虚损情况，分别配合相应的药物，以治其本。由于病证不同，固涩法又可分为敛肺止咳法、固表敛汗法、涩肠止泻法、固肾涩精法、固肾缩尿法、固崩止带法等。固涩法的禁忌如下：

1. 本法主要为正气内虚、滑脱不禁之证而设，实证不可用固涩法。凡因实邪引起的自汗盗汗、泄精遗尿、泻痢不止、崩漏带下等均非所宜。

2. 不可过早用固涩法。固涩类药物性涩敛邪，邪气未尽，过早运用固涩法，则会使邪气留连不去，加重病情，即所谓有"闭门留寇"之弊，故当慎用。

3. 不可单用固涩法。治病必求于本，运用本法宜根据气血、阴阳、精气、津液耗伤之证候不同，随证配伍，使标本兼治，不可单用。如阳虚自汗，应收敛与补气温阳并用；阴虚盗汗，应收敛与滋阴同用。

4. 某些收涩药除具有收涩作用外，还兼有清湿热、解毒等功效，则又当分别对待。

5. 敛肺止咳法是用具有补益收涩肺气作用的方药以达到止咳目的，治疗肺气亏虚之久咳不已的治法。外有表邪者，忌用该法。值得注意的是，某些敛肺止咳药如罂粟壳含有成瘾成分，因此不可过量或持续服用。

6. 固表敛汗法适用于表虚不固的多汗证，无论自汗、盗汗，皆可用固表敛汗法。若为表邪汗出者，则忌用该法。

7. 涩肠止泻法适用于脾阳虚弱或脾肾阳衰，以致久泻（或久痢）不止，大便滑脱不禁的病证。表邪未解，湿热内蕴所致泻痢或伤食积滞致泻痢者忌服。

8. 涩精止遗法适用于肾气虚弱、精关不固的遗精、滑精；肾气虚弱，膀胱失约的尿频、遗尿等病证。该法以助阳固涩为主，故阴虚火旺、膀胱有热而小便频数者忌用。

9. 固崩止带法乃运用具有收涩作用的药物，治疗妇女崩漏不止及带下淋漓病证的方法。其适用于正气不足，如脾气虚弱、气血不足、冲任不固或肾虚不摄等所致的崩漏不止及带下清稀连绵不断等症。若为湿热带下、血热出血及余热未清者，均不宜使用。

第四节　中医方剂禁忌举例

一、四物汤（《仙授理伤续断秘方》）

四物汤由当归、川芎、白芍、熟地黄组成；功能补血和血；主治营血虚滞证。本方用于心悸失眠，头晕目眩，面色无华，形瘦乏力；妇人冲任虚损，月经不调，脐腹疼痛，以及产后恶露不尽，时作寒热，舌质淡，脉细弱等症。

本方系《金匮要略》胶艾汤化裁而成，是补血调经基础方。经四物汤加减化裁之方很多，都是化忌为宜的作品。

1. 应用禁忌

（1）湿阻中焦，胃腹胀满者，忌用四物汤。湿邪碍脾，阻滞中焦，亦有面色淡黄不华，形体消瘦乏力者，与四物汤的适应证有相似之处。但湿阻者，多舌苔厚腻，腹胀胃胀，纳差不食，大便溏薄或大便不爽等，可与之鉴别。若误用四物汤，方中熟地黄滋腻，当归养血滑润，均能助湿困脾，必致症状加重，湿邪缠绵，久久不能治愈。

（2）血脱气微者，忌单用四物汤。古云："气为血之帅，血为气之母。"四物汤虽为补血之基础方，但若遇突然大出血，出现血虚气脱者，又当慎用。原因之一，是川芎之辛温耗散；原因之二，但补血不补气，阴血呆滞不和，反而会伤微弱之阳。临床可加大剂量人参、黄芪固脱，方可力挽狂澜。

（3）阴虚内热及因火动血者，当慎用四物汤。四物汤中川芎、当归均为辛温之性，于阴虚内热及热伤血络不利，如口干咽燥、咯血、吐血、月经过多、苔少、舌红者，均当慎用。

（4）造血功能障碍的贫血，不可单用本方，力薄乏效，当加用鹿角胶、紫河车等血肉有情之品。

（5）用于月经不调，当据气滞、血瘀、偏寒、偏热等加味应用，不可滥施。

2. 煎服禁忌

（1）宜温热服，忌冷服。

（2）宜空腹饭前服，以利于药物的吸收；不宜饭后服。

3. 生活禁忌

注意饮食有节，荤素搭配，合理营养，切忌挑食、偏食、饥饱失度、劳倦伤脾等。

【知识链接】--

明代吴崑说："然草木无情，何以便能生血？所以谓其生血者，以当归、芍药、地黄能养五脏之阴，川芎能调营中之气，五脏和而血生耳。若曰四物便能生血，则未也。师云：血不足者，以此方调之则可，若上下失血太多，气息几微之际，则四物禁勿与之。所以然者，四物皆阴，阴者天地闭塞之令，均非所以生万物者也，故曰禁勿与之。"（《医方考》）

明代张景岳说："治血之剂，古人多以四物汤为主，然亦有宜与不宜者。盖补血行血无如当归，但当归之性动而滑，凡因火动血者忌之，因火而嗽，因湿而滑者，皆忌之；行血散血无如川芎，然川芎之性升而散，凡火载血上者忌之，气虚多汗，火不归原者，皆忌之；生血凉血无如生地，敛血清血无如芍药，然二物皆凉，凡阳虚者非宜也，脾弱者非宜也，脉弱身凉、多呕便溏者皆非宜也。故凡用四物以治血者，不可不察其宜否之性。"（《景岳全书》）

清代张璐说："四物为阴血受病之专剂，非调补真阴之的方。而方书咸谓四物补阴，致后世则而行之，用以治阴虚发热，火炎失血等证，蒙害至今未息。"又说："四物为阴血受病之专剂，非调补真阴之的方。专事女科者，则以此汤随证漫加风食痰气药，所以近代诸汤，祖四物者纷然杂出，欲求足法后世者，究竟不可多得。"（《伤寒绪论》）

清代吴谦说："如遇血崩、血晕等症，四物不能骤补，而反助其滑脱，则又当补气生血，助阳生阴长之理。"（《医宗金鉴》）

清代张秉成说："此方乃调理一切血证，是其所长，若纯属阴虚血少，宜静不能动者，则归、芎之走窜行散，又非所宜也。"（《成方便读》）

陈潮祖说："用于崩漏更应慎重，瘀血引起血不循经，才可使用此方加阿胶、艾叶等止血药，否则不可妄投。"（《中医治法与方剂》）

刘世昌说："当归、川芎，性味辛窜，对于阴虚血热，肝火旺盛而致的月经过多、崩中漏下、胎动漏红等症，应该慎用。"［刘世昌.河北中医，1985（5）：39］

何任说："气盛血实之病，不宜贸然主以四物汤，此用本方之微旨也。"［何任.浙江中医学院学报，1987（6）：48］

二、三仁汤（《温病条辨》）

三仁汤由杏仁、飞滑石、白通草、白豆蔻、竹叶、厚朴、生薏苡仁、半夏组成；功能宣畅气机，清热利湿；主治湿热初起及暑病夹湿证。本方用于湿重热轻的头痛如裹，恶寒，身重疼痛，肢体倦怠，午后身热，口干不渴，或渴不欲饮，痞闷胀满，或胀或痛，纳差泛恶，便溏不爽，小便短赤，面色淡黄，舌苔白腻，脉弦细而濡等症。

本方是《温病条辨》最为经典的治湿温诸证的代表方剂，用途十分广泛，临床应尊崇吴鞠通原方立方旨意，不可草草读过。湿性氤氲黏滞，为病缠绵，不可求其速效。

1. 应用禁忌

（1）肝肾阴虚，脾胃津伤，肺阴不足，以及热病后期，阴津亏损等阴虚诸证禁用三仁汤。

三仁汤选用轻灵宣畅利窍之品，集芳香化湿、淡渗利湿、苦温燥湿于一体，具有明显的伤阴耗气之副作用。故凡肝肾阴虚，脾胃津伤，肺阴不足，以及热病后期，阴津亏损等证均当禁用，以免加重病情；不过阴虚者，舌苔少而舌质红，甚至无苔如镜面，与三仁汤之苔白腻或厚，形成天壤之别，临床不难辨识。

（2）脾胃虚弱、中气不足者，均常见肢体倦怠、纳差便溏、面色萎黄等临床表现，与三仁汤证的一些症状相似。但脾虚者，无头痛、恶寒、身重等症可做鉴别，以防误用三仁汤导致利湿伤气之虞。

（3）外感风寒之头痛身痛、恶寒发热者，禁用三仁汤，因方中滑石、通草、竹叶乃甘寒之品。风寒之邪，当辛温散寒，误用寒凉，如雪上加霜，必贻误病情，或致表邪入里。三仁汤之头重如裹、身重、肢体倦怠、午后身热、舌苔白腻、脉弦细而濡可资鉴别。

2. 煎服禁忌

（1）三仁汤中白豆蔻芳香，不宜久煎，宜后下或另捣粉冲服，效果更佳。

（2）中病即止，不可久服，以免伤阴耗气。

3. 生活禁忌

（1）禁止饮酒及含有酒精的饮料，如啤酒、红酒、醪糟等，以免助湿生热。

（2）慎食生冷瓜果、冰糕等，以防寒邪伤阳，影响脾之运化而生内湿。

【知识链接】

李飞说："本方是宣、化、利并举之剂，常有邪尽遂伤气阴之虞，故中病即止，不宜久服。若湿已化燥者，亦不宜使用。"（《中医药学高级丛书·方剂学》）

三、麻黄汤（《伤寒论》）

麻黄汤由麻黄、桂枝、苦杏仁、炙甘草组成；功能发汗解表，宣肺平喘；主治外感风寒表实证。本方宜用于恶寒发热，头身疼痛，无汗而喘，舌苔薄白，脉浮紧等症者。

本方为辛温解表之峻剂，药味虽不多，但作用较强。用之得宜，疗效迅捷；用之不当，不良反应也很明显，必须谨慎。其中麻黄的用量最为重要，初学者应有老师指导，或用炙麻黄，先少量使用，不可孟浪。

1. 应用禁忌

（1）表虚证，禁用麻黄汤。凡见头痛发热、汗出恶风属外感风寒表虚证者，禁用麻黄汤。因为麻黄汤宜于外感风寒表实证，麻黄与桂枝配伍相须为用，发汗力量很强，误用可能导致表更虚，汗更多。症状表现，汗出恶风是其鉴别要点。

（2）体虚者，慎用麻黄汤。凡老人、小孩见憎寒发热，头项强痛，肢体酸痛，无汗咳嗽有痰，舌苔白，脉浮无力者，证属气虚外感风寒，慎用麻黄汤。因为麻黄汤属峻汗之剂，不宜于老人、小孩或病后体质虚弱者。脉细弱无力是其鉴别要点。

（3）产后忌用麻黄汤。凡产后发热身痛，恶寒有汗，属血虚外感风寒者，亦当忌用麻黄汤。因为产后气血俱虚，如重发其汗，必犯虚虚之戒，变生他证。产后有汗，是其辨别要点。

（4）出血性疾病忌用麻黄汤。凡小便淋涩不通，鼻血，咯血，痔疮出血，皮下紫癜，疮疡急性期，以及心悸失眠者，忌用麻黄汤。因为汗为阴液，汗血同源，对失血津伤诸症、汗出过多均可加重病情；且血虚津伤，心神不宁，亦可导致失眠，故应予禁忌。

（5）里热证慎用麻黄汤。凡壮热，口渴，脉数，兼有里热者，虽有外寒诸症，都不可单用麻黄汤。因为麻黄与桂枝性均辛温，易于助热生变。对于外感风热而见发热，微恶风寒，咽痛，脉浮数者，亦当忌用麻黄汤。

（6）凡心悸，脉数或结代，或血压控制不好者，应忌用麻黄汤。药理研究表明，麻黄具有兴奋中枢神经、升高血压，导致心律失常等作用。

（7）凡小便不畅、尿少不通者，慎用麻黄汤。因方中麻黄碱有兴奋膀胱括约肌的作用，如过用或久用麻黄，可致尿量减少，甚至尿潴留或尿闭等。

（8）服用强心苷类药物如地高辛、抗心律失常类药物、降压药，以及镇静催眠类药物如氯丙嗪、苯巴比妥等的患者，应慎用麻黄汤。不合理联合使用麻黄汤，有可能引起一系列不良反应，如心动过速，血压升高，甚至导致中毒而加重病情等。因此，麻黄汤在与某些化学药品联用时，应十分谨慎。

2. 煎服禁忌

（1）按《伤寒论》麻黄汤原方后注的要求，宜"先煮麻黄减二升，去上沫"，不可将麻黄汤四味药一起煎煮，忌不去上沫，以免服后出现烦闷的副作用。

（2）服药后，宜"覆取微似汗"，盖上薄被，令其出微汗，忌盖厚被出大汗，也不可药后啜粥以助汗。

（3）麻黄汤只可暂用，不可久服、多服。一般来说，一服汗出，无须再服；若汗出表未解，应改他法，不宜再服。

3. 生活禁忌

（1）服药期间慎风寒再袭，宜适寒温变化，随时增减衣被。

（2）不宜过食生冷食物，以免损伤阳气，不利于祛散寒邪。

（3）不可过劳，宜安排 1～2 天卧床休息，以待正气来复，邪不再干。

【知识链接】--

　　明代许宏说："若脉弱自汗者，不可服此方。"（《金镜内台方议》）

　　明代吴崑说："若不斟酌人品之虚实、时令之寒暄，则又有汗多亡阳之戒。"（《医方考》）

　　清代尤怡说："血与汗皆阴也，衄家复汗则阴重伤矣。"（《伤寒贯珠集》）

　　清代柯琴说："此乃纯阳之剂，过于发散，如单刀直入之将，投之恰当，一战成功。不当则不战而招祸，故用之发表，可一而不可再。"（《伤寒来苏集》）

　　陈潮祖说："本方发汗力量较强，只宜于风寒束表，表实无汗之证。表虚自汗、外感风热、体虚外感、产后、失血病人均非所宜。"（《中医治法与方剂》）

　　李飞说："本方为辛温发汗之峻剂，故《伤寒论》对'疮家''淋家''衄家''亡血家'，以及外感表虚自汗、血虚而脉兼'尺中迟'、误下而见'身重心悸'等，虽有表寒证，亦皆忌用。"（《中医药学高级丛书·方剂学》）

　　金家浚、蒋维宇说："麻黄汤用处不多，南方人肌疏易汗，不得汗者很少；相反是汗出而热不解，或汗出热反甚者为多；壮热不出汗的不少见，但不是麻黄汤所宜。"（《中医百家方论荟萃》）

四、桂枝汤（《伤寒论》）

桂枝汤由桂枝、芍药、生姜、炙甘草、大枣组成；功能解肌发表，调和营卫；主治外感风寒表虚证。本方既用于头痛项强，发热汗出，恶风，鼻鸣，干呕，苔白不渴，脉浮缓或浮弱者；还可用于病后、产后体弱等因营卫不和导致的病证。

本方系《伤寒论》的第一首方剂，后人誉为"群方之首"。其运用关键是以证候为审证要点，发热、恶风、头痛及汗出为"桂枝本证"。其中汗出是桂枝汤证的特征性症状，但在此原则上还需注重必要的应用忌慎。

1. 应用禁忌

（1）外感风热证，禁用桂枝汤。桂枝汤证与外感风热证有相似的临床表现，易于误用，如均可表现为"外感发热""有汗"和"脉浮"。但外感风热证为有汗不畅、脉浮数、口微渴、咽痛等，而桂枝汤所主治的外感风寒表虚证的证治要点为汗出、脉浮缓、口不渴、咽不痛。两者有"寒""热""温"之迥别，故当禁用。

（2）外感风寒表实证，忌用桂枝汤。桂枝汤用于外感风寒表虚证，一虚一实不可混同。表实者无汗，脉浮紧，表虚者汗出，脉浮缓，此为辨证要点。若误用之，反会敛阴止汗，使表闭阳郁更甚，造成"闭门留寇"之患。

（3）太阳病变证，病邪入里，忌用桂枝汤。太阳病证患者运用汗法后，因选方或执法不当，或未遵服药宜忌、体质因素等导致误下后，表邪内陷，变证已成，不可再用桂枝汤。

（4）表寒里热证，忌用桂枝汤。表寒里热证表现为无汗出而烦躁，亦有外感风寒之临床表现，但必有口渴、心烦可做鉴别，不宜用桂枝汤。

（5）嗜酒者，禁用桂枝汤。酒为水谷中剽悍之气，最易助阳化热生湿，长期嗜酒，必中焦湿热积滞。桂枝甘温辛热助阳，可使内热炽盛，致胃气上逆而作呕，故当慎用。同理，即使非酒客者，凡湿热体质者虽犯太阳中风证亦当禁用。

（6）阳热证候，忌用桂枝汤。凡热淫于内所致各种病证，如肺痈、胃痈或肺热、肝热、心火旺盛诸证，不能使用桂枝汤治疗。若误用，不仅不能解肌，反而涌越格逆，严重者可损及血络，致吐脓血之症。

2. 煎服禁忌

在《伤寒论》中，对于桂枝汤药物的煎煮法，仲景交代得很详细。

（1）注意查对药味是否与处方的四气、五味相符，炮制、剂量等都宜在煎煮前明晰，切忌草率。

（2）注意加水适当，不可过少，如"以水七升"则可，太少不宜。

（3）忌用大火煎煮，只宜"微火煮"，以免桂枝之辛味挥发和满溢焦损，影响疗效。

（4）不宜取药汁过多，宜"取三升"则可，每次服 1/3，太多可伤胃气。

（5）不宜多次煎煮，只留"三升"药液即可。

（6）不一定把药液服完。一般认为，外感病初愈，为了巩固疗效，应再服 1 ～ 2 次。对桂枝汤来说，见效停药，所谓"若一服汗出病瘥，停后服，不必尽剂"，以免过汗伤正。

3. 生活禁忌

（1）慎避风寒。宜注意避免复感风寒，一般服药后应马上盖上被子，卧床休息 1 ～ 2 小时，所谓"温覆令一时许"。

（2）服药期间，饮食应禁忌生冷、辛辣、刺激、酒肉类，以及一切黏腻不易消化的食物，宜食热稀米粥取微汗，兼助胃气。

（3）切忌发汗过多。服桂枝汤以后，宜见微汗为度。大汗可能再虚其表，又可招致再次感冒，不可不慎。

【知识链接】- -

　　汉代张仲景说："温覆令一时许，遍身之漐漐，微似有汗者益佳。不可令如水流漓，病必不除。若一服汗后病瘥，停后服，不必尽剂。""禁生冷、黏滑、肉面、五辛、酒酪、臭恶等物。""桂枝本为解肌，若其人脉浮紧，发热汗不出者，不可与也。当须识此，勿令误也。""若酒客病，不可与桂枝汤，得之则呕，以酒客不喜甘故也。""凡服桂枝汤吐者，其后必吐脓血也。""太阳病三日，已发汗，若吐、若下、若温针，仍不解者，此为坏病，桂枝不中与之也。观其脉证，知犯何逆，随证治之。"（《伤寒论》）

清代吴瑭说："全书力辟以温治温之非，而以桂枝发端，明乎外寒搏内热，或非寒时而感寒气者，本可用之。而纯乎温病者不可用，明矣。"（《温病条辨》）

五、小柴胡汤（《伤寒论》）

小柴胡汤由柴胡、黄芩、人参、甘草、半夏、生姜、大枣组成；功能和解少阳；主治伤寒少阳证，症见往来寒热、胸胁苦满、默默不欲饮食、心烦喜呕、口苦、咽干、目眩、舌苔薄白、脉弦。此外，本方还可用于妇人热入血室、疟疾、黄疸等病而见少阳证者。本方采用去滓再煎法，可使寒热各异的诸药气味醇和，有利于透邪外达。

小柴胡汤是和剂，为邪在少阳之证而设。全方以祛邪为主兼顾正气，以和解少阳为主兼和胃气，使邪气得解，胃气调和。若病邪在表，或已入里，或实热之证不与少阳相关，或寒热虚实病机属性截然相反者，非本方所主，尤当注意禁慎。

1. 应用禁忌

（1）表实证，忌用小柴胡汤。凡恶寒发热、无汗属于表实证者，禁用小柴胡汤。因为方中柴胡、黄芩配伍，清泄热邪。外感寒邪用之，卫阳受损，不能抗御外邪，可能引贼入门，使表邪入里，病邪深入；且方中人参补气，易致邪气留恋，甚至助长邪气。症状表现兼有喷嚏，头身疼痛，流清涕，咳嗽，口不干，舌苔薄白，可供鉴别。

（2）肝郁血虚证，慎用小柴胡汤。两胁胀痛、咽干、目眩，属于肝郁血虚证。小柴胡汤中柴胡性升散，劫肝阴；黄芩、半夏性燥，生姜性温，易伤阴血，血虚不能养肝，则肝郁愈重，甚至血虚生风。症状表现兼有头痛目眩，口燥咽干，神疲食少，或往来寒热，或月经不调，乳房胀痛，舌质淡红，不可单用小柴胡汤，当配伍四物汤等养血之品，可化忌为宜。

（3）阴虚血少证，忌用小柴胡汤。头晕目眩者，脘腹疼痛，属于血虚或阴虚证。小柴胡汤中柴胡升散，耗劫阴液；黄芩、半夏性燥，生姜、半夏性温，易伤阴血，使血虚阴亏。症状表现兼有心悸失眠，面色无华，或五心烦热，两颧潮红，或伴月经不调，舌淡或舌红少苔等，应不难辨识。

（4）肝阳上亢证，忌用小柴胡汤。头晕目眩，胁肋疼痛，属于肝阳上亢证。小柴胡汤中柴胡升散，耗劫阴液；生姜、半夏性温，人参补气，均有伤阴助阳之弊，犹如火上浇油。临床上见面红目赤、烦躁易怒、口干、舌红苔黄等症，忌用小柴胡汤。

（5）脾虚饮停证，慎用小柴胡汤。因脾虚寒饮内停，阻遏少阳经腑之气，故饮入即吐。其病机与小柴胡汤本证胆火内郁、津液受伤所致渴的病机不同，若误用则苦寒伤阳，可致中虚更甚，而见"食谷者哕"。

2. 煎服禁忌

小柴胡汤一般先用清水浸泡饮片 30 分钟，煎沸后去渣再煎，使药性温和，作用持久而缓和。同时，使药液浓缩，减少药量，减轻药液对胃的刺激，对于呕吐患者尤为适宜。

3. 生活禁忌

服药期间，饮食不宜过多过饱，宜进食易消化食物，慎食油腻、糯米、甜食等物，忌辛辣、刺激食物，以及酒类饮料如白酒、红酒、啤酒和醪糟等助湿生热之品，忌情志不畅。

【学习小结】

中医治则治法是关于疾病治疗原则、方法及其应用的理论。而中医治则治法禁忌是在治疗原则基础上分层而论对前者的反向规定，是辨证论治中不可触碰的底线，是确保医疗活动安全性的守则。

治则禁忌遵守"未病先防、既病防变、已病防传"原则，在正盛邪虚时尽早驱邪外出，防止邪气内陷，使邪去正复。正气是生命之根，"正气存内，邪不可干"，医者的一切措施必须固护正气。疾病的发生、发展与转归，受时令气候、地理环境、体质强弱、年龄大小的影响，需结合天地人施治。简言之，治病忌迟、忌伤正气、应以"三因制宜"为前提具体分析。

治法禁忌，以《医学心悟》中"汗、吐、下、和、温、清、消、补"八法禁忌尤为重要。

1. 汗法为运用具有发汗作用的药物，通过开泄腠理、调畅营卫、宣发肺卫，使在表的六淫之邪随汗而解的方法。但里实热证、阴阳气血不足体虚者均为汗法之禁，同时需注意治则禁忌，避免滥用发汗药物或发汗太过而损伤正气。

2. 吐法是运用具有催吐作用的药物，以引导病邪或有毒物质从口吐出的治法。吐法易伤精耗气，得效即止。此法为应急之法，多峻猛，适用于体质壮实者，故不可大量长期使用。老弱气衰血虚及各种出血证忌用，应遵循缓药快吐、中病即止、固护胃气的原则，吐后注意护脾养胃。

3. 泻下法是运用具有泻下作用的方药，通过荡涤肠胃、通泻大便的方法，使停留于肠胃的有形积滞从大便排出。本法适用于在中下焦之有形者，如燥屎内结、冷积不化、瘀血内停、宿食不消、结痰停饮、虫积等病证。治疗时，需分清寒热虚实，虚者禁下；注意掌握时机，不能迟缓，不可太早；注意下之峻缓，病急宜峻，病轻易缓，久病忌峻。

4. 和解法是通过和解或调和，使半表半里之邪，或脏腑、阴阳、表里失和之证得以解除的一种治法。和法临证应用范围较广，原则上忌用于单纯的实证与虚证；对偏表偏里、偏热偏寒或偏邪盛正虚者，应加减化裁、灵活变通，可配合温、清、补、泻多法使用，化忌为宜。

5. 温阳法是通过扶助人体阳气，起到温里助阳、散寒通脉的作用，纠正里寒证的一种治法。使用本法时，应重视识别假寒假热证，真热假寒证禁用；各种火热证、阴虚火旺证、阴血不足证或失血证应慎用；内热火炽、协热下利、神昏液欲绝脱者，孕妇、产妇，均应慎用或禁用；注意用药峻缓，不可长期大量使用，中病即止。

6. 清热法是通过清热、泻火、凉血、解毒，以解除在里之热邪的一种治法。运用该法，须辨别里热所在部位及热证之真假、虚实。对阳虚寒者或产后、病后者，需注意药物剂量；对表邪不解，阳郁发热或体质素虚，脏腑有寒发热者慎用；热甚伤阴，注意清热之时配伍滋阴的药物。

7. 消法是通过消导和散结，使积聚之实邪逐渐消散的一种治法；主要治疗邪在脏腑、经络、肌肉之间的慢性积聚疾病。如气血积聚而成之癥瘕痞块、痰核瘰疬等，多虚实夹杂，须渐消缓散，不可过急。气滞中满之鼓胀，阴虚热病，或脾虚泻泄，血枯经闭者慎用；凡纯虚无实者当禁用，正虚邪实者应祛邪兼扶正；消法多为克伐之剂，中病即止，不宜长期服用。

8. 补法是通过滋养补益，以恢复人体正气，治疗各种虚证的一种治法。应用时以虚为主，但虚无邪，勿犯补虚留寇之误，不可妄补；使用时首重"补而勿滞"，适当添加行气之药；注意辨别虚实真假，分清气血阴阳、脏腑，切忌误补；补益药宜慢火久煎，服药时间以空腹或饭前为佳，急症则不受此限。

9. 理气法乃调理气机的一种治法，应辨清病证的虚实，有无兼证。若气滞与气逆相兼为病，应行气与降气合用。本法多用辛温香燥之品，易耗气伤津，助热生火，剂量不宜过大。

10. 理血法乃通过调理血液的作用，治疗血分病证的一种治法。注意理血不能伤正气，瘀血之证当分轻、重、缓、急。应用止血法，应注意滞留瘀血的不良作用，一般可少佐小剂量活血之品，以达血止而不留瘀之效。该法易于动血、伤胎，故凡妇女经期、月经过多及妊娠期，均当慎用或忌用。

11. 祛湿法乃运用芳香、苦燥、渗湿之品，以宣通气分、健脾渗湿而达到祛除水湿之邪目的的治法。祛湿法用药多辛香温燥，对于素体虚损者、老年人、病后者、孕妇、产妇等均应慎用。祛湿应选对方法，选择对应治法，不可舍近求远，也不可完全祛湿伤及津液。

12. 祛痰法是运用化痰或祛痰方药，排出或消除体内痰浊之邪的一种治法。应分清痰的病因及性质，选取化痰之法；痰病症状多变、怪异，临证宜与多种治法配合应用，忌单用；阴虚燥咳、热极生风、血虚动风者忌用，孕妇慎用。辨别寒痰或热痰，热者寒之，寒者温之，不可反用。

13. 镇痉法是通过平肝、潜降、重镇方药，治疗震颤、痉挛、口眼㖞斜、头晕目眩及角弓反张等病证的一种治法。治疗时，应辨别内风与外风，外风宜散、内风宜息，切勿错用；辨别寒热及病因，选取清热息风法、镇肝息风法、养血息风法、活血息风法、祛风解痉法；多使用质重之介类或矿石类药物，孕妇慎用。

14. 开窍法是运用辛香走窜、通关开窍的方药，以开窍通闭、苏醒神志的一种治法。本法宜用于邪实神昏之闭证，不可用于脱证；辨清寒热属性，切勿错用；开窍药性质辛香，耗伤正气，不可久服，不宜入煎剂。

15. 安神法是用具有镇静安神作用的方药以宁心安神，治疗神志失常病证的一种治法。临证分清虚实，对证用药，灵活加减，不可单用安神法；某些安神药有毒性，使用时须注意用法、用量，不宜过量，不可久服而产生依赖。

16. 固涩法是运用具有收涩固脱作用的药物，治疗因脏腑虚损、正气不足、失于固摄所致的气血精津耗散滑脱的治法，治疗久病体虚、正气不固、脏腑功能衰退等正虚无邪的脱证。凡外邪未去，里实尚存者，不可早用固涩法，以免"闭门留寇"，转生他变。

【思考题】

1. 简述中医治则禁忌与治法禁忌的关系。
2. 补益法禁忌应如何在临床中避免？
3. 气为血之帅，血为气之母，理气禁忌与理血禁忌存在什么关系？如何分清主次？
4. 临床应用四物汤有哪些禁忌？
5. 三仁汤的应用禁忌有哪些？
6. 麻黄汤的应用禁忌有哪些？
7. 桂枝汤的应用禁忌有哪些？
8. 小柴胡汤的应用禁忌有哪些？

第二章 中医药物禁忌▶▶▶▶

【学习目的】

掌握：十八反和妊娠禁忌的具体内容。

熟悉：十九畏的具体内容。

了解：服药禁忌的一般注意事项。

【学习要点】

1. 十八反和十九畏的研究意义。

2. 药物禁戒表述的意义。

3. 单味中药的应用禁忌。

药物是同疾病作斗争的有力武器，中药为人类的健康与繁衍作出了不可磨灭的贡献。但是，药物除了它有利的一面外，还有不利的一面，那就是"是药三分毒"，用之不当，药物非但不能疗病，反而会致病伤身。早在2000多年前，孔子就说过"丘未达，不敢尝"（《论语·乡党》）。英国文艺复兴时期，莎士比亚说"良药屡试验，永志不敢忘；新剂未谙性，慎惕毋轻尝"（《哈姆雷特》）。用药是一个专门学问，在不清楚药物性味与功效的时候，不要轻易服药，向人们提出了药物禁忌问题。

近年来，药物的不良反应逐渐引起人们的关注，许多国家已经把药物禁忌（称药物警戒表述）列入药品管理法规，有关药品不良反应（ADR）、配伍禁忌、注意事项等禁忌内容越来越受重视。中药，包括补益药，如果使用不当，都会有不良反应。中药的禁忌应该成为中药研究、中药法规、中药书籍和中成药说明书的重要组成部分。

中医药物禁忌涉及中药性味禁忌、妊娠禁忌、服药食忌、病证药忌、制剂禁忌、中成药禁忌和配伍禁忌等方面。其中涉及病与证的药物禁忌，本章将在单味中药禁忌中讨论。中药的配伍禁忌，独具特色，如"十八反""十九畏"，是历代的热门话题，本章将列专题重点讨论。

第一节 中药性（气）味的禁忌

每味中药都有特定的药性与药味。药性是根据临床上实际疗效反复验证后归纳而成的，如寒、热、温、凉四种药性，又称四气；药味首先是药的真实滋味，同时也是药物功能的体现，如辛、甘、酸、苦、咸，又称五味。临床遣用中药，首要考虑的就是药物的性与味，因为药物除了因性味不同而发挥不同功效之外，还因性与味的副作用而有各自的禁忌。

一、药性（气）的禁忌

1. 寒性药物

寒性药物的功能包括清热泻火、清热燥湿、清热凉血、清热解毒和清解虚热等。清热泻火适用于急性热病，症见高热、汗出、烦渴、谵语、发狂、小便短赤、舌苔黄燥、脉象洪实等，以及包括肺热、胃热、心热、暑热引起的多种实热证；清热燥湿适用于发热，苔腻腹泻等症；清热凉血适用于热入营血，血热妄行，症见斑疹和各种出血、舌绛红、烦躁等；清热解毒适用于疮痈、丹毒、咽喉肿痛、痄腮等热毒病证；清解虚热适用于阴虚内热，如骨蒸潮热、手足心热、口咽干燥、虚烦不寐、盗汗、舌质红少苔、脉细数等症。

（1）脾胃虚弱者慎用　寒性药物能清热，易于损伤脾胃，影响运化，故对于脾胃虚弱的患者，如果确有实热证，遣用寒性药时应配伍健脾胃的药物，以保护脾胃。此外，药物剂量亦不可过大，宜中病即止，不可久用，避免克伐太过，损伤正气。

（2）脾胃虚寒者忌用　寒性药物多能泻火伤阳，对脾胃虚寒、脾肾阳虚、胃纳不佳、肠滑易泻、消化不良者当忌用。如遇阴盛格阳、真寒假热之证，尤须明辨，切忌误投寒性药物。

（3）肾阳虚弱者忌用　寒性药物多能泻火伤阳，对肾阳虚弱，症见神疲欲寐、四肢厥逆、恶寒蜷卧、腹痛下利甚则下利清谷、阳痿、遗精、舌淡苔白滑、脉沉微弱，切忌误投寒性药物。

（4）津液亏耗者慎用苦寒燥湿药　苦寒药，寒能清热，苦能燥湿，但燥又有伤阴之副作用，故对阴虚内热或热盛津液亏耗者均当慎用。

【知识链接】

　　明代李中梓说："除热之剂，中寒者勿服。"（《医宗必读》）

　　明代黄承昊说："寒药补阴，则胃气先伤。""阳衰之症，寒药所最忌。"（《折肱漫录》）

　　明代李时珍说："过服恐伤胃中生发之气。"（《本草纲目》）

　　清代汪昂说："寒药多泄。"（《本草备要》）

　　清代吴谦说："大寒则伤胃。"（《医宗金鉴》）

　　清代吴仪洛说："性寒伐生生之气，无火者勿用。"（《本草从新》）

　　清代吴瑭说："夫苦寒药，儿科之大禁也。"（《温病条辨》）

2. 热性药物

热性药物的功能为温暖中焦、健运脾胃、散寒止痛，有的药物并有助阳、回阳的作用，适用于里寒诸证。如寒邪内侵，脾胃阳气被困，症见脘腹冷痛、呕吐泄利；或阳气衰弱，阴寒内盛，而见畏寒肢冷、面色苍白、小溲清长、舌淡苔白、脉象沉细；或大汗亡阳，症见四肢逆冷、脉微欲绝等。

（1）实热诸证禁用　热性药物能温散里寒，治疗里寒证，又称为温里药。药物性热而燥，多有辛味，能助热生火，故凡外感温热、风温、风热、暑热，以及实热诸证，症见发热、口渴、多汗、便燥、脉数、苔黄舌质红赤者，均当禁用。外感燥热，症见头痛身热、干咳无痰、咽喉干燥、心烦口渴、舌干无苔、脉虚大而数者，亦当禁用。

（2）阴虚津伤者忌用　热性药物应用不当易伤耗津液，故凡肝肾阴虚、肺胃阴虚，症见潮热盗汗、口干咽干、干咳咯血、大便干燥、脉细数、苔少质红者，均当忌用，以免加重病情。

（3）孕妇忌用　妊娠妇女，证候多属热，且传统有"热药多毒"的经验。如缪仲淳说："气之毒者，必热。"（《本草经疏·原本药性气味生成指归》）热与毒，恐助热伤及胎儿，故孕妇当忌用。

【知识链接】---

　　　　元代李杲说："药之热性，重伤元气。"（《兰室秘藏》）
　　　　宋代朱佐说："不宜服热药有七：足胫热，两腮红，大便秘，小便黄，渴不止，上气急，脉紧急。"（《朱氏集验方》）
　　　　清代汪昂说："通经坠胎。"（《本草备要》）

----

3. 温性药物

温性药物的功能为补助人体的阳气，具有祛风散寒、除湿、温肾和中、温通气血和补肾养阳的作用。因为肾阳为元阳，对人体脏腑起着温煦生化的作用，故温性药物多有温肾阳的作用，适用于畏寒肢冷、腰膝酸软、阳痿早泄、宫冷不孕、白带清稀、夜尿增多等症。

（1）阴虚火旺诸证及燥红体质者忌用　温性药物，其性温且燥热，易于伤阴耗液，故凡肝肾阴虚、肺胃阴虚，症见盗汗、夜间潮热、五心烦热、遗精早泄、口咽干燥、干咳无痰、咯血、吐血、鼻衄、舌质红、苔少、脉细数等症，以及平素具有阴虚火旺体质（燥红质）倾向的人，均当忌单用温性药物，以免伤阴助火。

（2）实热证患者忌用　温性药物，具有温阳作用，不利于实热诸证，故凡外感风热、暑热、燥热、湿热，以及脏腑内热（诸如胃肠实热、心火亢盛、肝阳上亢、肺热壅盛诸证），症见发热、咽痛红肿、口苦、口渴、思冷饮、大便干燥不解、腹胀痛拒按、耳聋目赤者，均当忌用。

【知识链接】---

　　　　清代叶天士说："阴虚夹邪，忌用温散，再伤津液。"（《眉寿堂医案选存》）
　　　　清代蒋介繁说："久食则积温成热……有偏胜之患。"（《本草择要纲目》）

----

4. 凉性药物

中医学认为，"凉者，寒之轻"（《古今名医汇粹·用药总论》），又有"微寒即凉"（《本草纲目》）之说。凉性药物的功能为清热除蒸，解火，"性凉，可为养阴之助"（《格致余论·夏月伏阴在内论》）。凉性药物主要用于外感风热轻症、温病初起，头痛发热，微恶寒者。

中焦虚寒者慎用 凉性药物能清热克伐阳气，故凡中焦虚寒，脾阳不足，症见胃腹冷痛、呕吐清水、喜温喜按、消化欠佳、大便溏薄、畏寒肢冷者，当慎用凉性药物。

【知识链接】

　　宋代朱佐说："不宜服凉药有七：足胫冷，腹虚胀，粪青色，面㿠白，呕奶乳，眼珠青，脉微沉。"（《朱氏集验方》）

　　明代虞抟说："凉易动呕，胃寒者，所当慎用。"（《医学正传》）

　　清代何廉臣说："凉泻太过，克伐元阳。""凉热太过而伤阳气。"（《重订广温热论》）

　　清代吴仪洛说："性凉中寒勿使。"（《本草从新》）

二、药味的禁忌

中药的五味，主要有酸、苦、甘、辛、咸等。利用五味之偏，可以治疗疾病，但五味用之不当或用之太过又可能致病。《格致余论》曰："五味之过，疾病蜂起。"《内经》也告诫说："久而增气，物化之常也。气增而久，夭亡之由也。"因此，讨论五味之禁忌，也非常必要。

1. 酸味药物

中药的酸味药，主要有敛气、敛汗、涩精、涩肠、生津补肝的作用，适用于自汗、盗汗、滑精、腹泻无度和口干少津等症。

（1）**外感未愈者不可早用** 酸味药物收涩，不利于邪气外散。故外感未愈，或外感初起，汗出不畅，畏寒身痛者不宜过早遣用酸味药，以免闭门留寇。

（2）**胃病泛酸者忌用** 凡胃炎、胃及十二指肠溃疡，症见胃痛胃胀、吐酸、胃中灼热嘈杂等症者，忌用酸味药物，以免加重症状。

【知识链接】

　　《内经》曰："脾病禁酸。"（《灵枢·五味》）

　　《内经》曰："酸走筋，筋病无多食酸。"（《素问·至真要大论》）

2. 苦味药物

苦味药物能泻，能燥，能坚。其功能通泻，适用于热结便秘；降泻，适用于肺气上逆的咳喘；清泻，适用于热盛心烦。苦味药物燥湿、坚阴，用于肾阴亏虚，相火亢盛的痿证。

（1）脾胃虚弱者慎用　《针灸甲乙经》有"苦入胃，其气燥而涌泻"的记载故过苦之药有伤胃的副作用，不可过用。对于脾胃虚弱，食欲不振，大便稀而消化不良者，当慎用苦味药物。若欲用，剂量宜小，中病即止，不可过用。

（2）妊娠妇女慎用　部分苦味药物有通泻功能，有可能导致流产、早产，故妊娠妇女当慎用。

【知识链接】--
　　《内经》曰："肺病禁苦。"（《灵枢·五味》）
　　《内经》曰："苦走骨，骨病无多食苦。"（《素问·宣明五气》）
----

3. 甘味药物

甘味药物具有补益、和中、缓急等作用，用于气虚、血虚、阴虚和阳虚，以及脏腑诸不足所致心神不宁、失眠心悸等症。

（1）胃腹胀满者忌过用　甘味药物有明显的补益作用，但有"甘能壅中"的副作用，壅塞中焦之气，必然加重胀满等症状，故不宜过用。

（2）呕吐者慎用　甘味即甜，呕吐反胃的患者，食甘容易加重症状，故应慎用。

【知识链接】--
　　《内经》曰："肾病禁甘。"（《灵枢·五味》）
　　《内经》曰："甘走肉，肉病无多食甘。"（《素问·宣明五气》）
　　汉代张仲景说："若酒客病，不可与桂枝汤，得之则呕，以酒客不喜甘故也。"又说："呕家不可用桂枝汤，以甜故也。"（《伤寒论》）
　　明代李时珍说："甘能令人中满，故中满者勿食甘。"（《本草纲目》）
----

4. 辛味药物

辛味药物能散、能行。其具有发散之功，主要用于外感风热或风寒、风湿所致的恶寒、发热、头身疼痛、无汗脉浮等症；具有行气作用，主要用于气机不畅所致的气滞、胸闷、胀痛等症，以及气逆所致的喘息、呕恶或呃逆等症。

（1）多汗者忌用　辛味药物能发散，使肌表之邪外散或从汗解，具有明显的发汗作用。故凡气虚自汗、阴虚盗汗及热病后期气阴两虚多汗者，都应忌用，以免损耗阳气和津液。

此外，小儿和老人虚汗较多，辛味药物当慎用。

（2）失血及疮痛患者慎用　血与津都是人体宝贵的阴液，各种出血性疾病、疮痈溃破、脓血淋漓，都能损伤血液与津液，如果再用辛味药物发散，必然再损阴液，故当慎用。

（3）气虚患者慎用　辛味药物善于行气或降泻，具有调气、降逆之功。但其又有耗气、破气之弊，故对气短乏力、语声低微、脏器下垂、脉细弱无力者应慎用。

（4）阴虚津亏者忌用 辛味药物多兼温燥，故凡阴虚津液亏损者，症见口干、咽干、眼目干涩疼痛、视物昏花、大便干燥、干咳少痰、脉细数、舌苔少、舌质红或舌苔剥落者均应忌用。

【知识链接】

《内经》曰："肝病禁辛。"（《灵枢·五味》）

《内经》曰："辛走气，气病无多食辛。"（《素问·宣明五气》）

元代李杲："夫辛主散，热则助火，故不可食。"（《兰室秘藏》）

5. 咸味药物

咸味药物具软坚、散结和泻下作用，主要用于瘰疬、痰核、痞块及热结便秘等症。

（1）脾虚泄泻者慎用 《内经》曰"咸味涌泄为阴"，常有润便作用。故凡脾虚运化无力，胃纳不佳，大便溏薄者，应慎用咸味药物。

（2）水肿尿少者慎用 气血两虚，心脏、肝脏及肾脏等疾病均可能致尿少、水肿，咸味药物包括人们日常吃的食盐，都可能加重病情，故当慎用。

【知识链接】

《内经》曰："心病禁咸。"（《灵枢·五味》）

《内经》曰："咸走血，血病无多食咸。"（《素问·宣明五气》）

第二节 服药食忌

服药食忌是指服用药品时，饮食方面的禁忌，又称服药忌食、药食忌例、服诸药忌、药食相反、服药禁忌和服药禁物等。

中医十分重视服药时的饮食禁忌，如《真本千金方》称："凡治病，用药力为首，若在食治将息得力，太半于药。所以病者务在将息节慎。夫节慎之至可以长生，岂止愈病而已？"《删繁论》认为："凡禁之法，若汤有解，服竟五日忌之；若丸、散、酒中有相畏解，必须服药竟之后十日，方可饮啖；若药有乳石，复须一月日外。若不如而尔，非惟不得力，翻致祸也。"《普济方》称："凡服汤，三日常忌酒，缘汤忌酒故也。"《调燮类编》认为："食河豚鱼，一日内不可服汤、丸药，恐犯荆芥、桔梗、甘菊之类。"可见其重视的程度。随着生物化学、药物化学、临床药学、营养卫生学的不断发展和完善，药物忌口越来越被人们所重视。

一、药物与食物

自古以来，食以养命，药以治病，三分治，七分养……古代人类经过无数次有意识的试用和观察，包括口尝身受、实际体验，不断创造和积累了日益丰富的食品卫生和用药知识。我国现存最早的药物学专著《神农本草经》所载的365种药物中，至少有一半既是药物，又是食物。由此可见，药物和食物之间存在着必然的联系，体现在它们的相生相克关系上，即寒凉性食物克温热性药物、温热性食物克寒凉性药物。此外，通过不同的加工炮制，可以使药物功效增强或者性能改变。正是因为它们有这种关系，很多医家在治疗疾病的时候，非常重视药物的饮食禁忌和合理饮食，以期药到病除，达到标本兼治，确保延年益寿。

按照食物的性味，把食物大体分为三类，即温热类食物（如辣椒、姜、葱、蒜、狗肉、羊肉等）、平性食物（如玉米、花生、大枣、蜂蜜、鸡蛋等）、寒凉性食物（如豆腐、西瓜、苦瓜等）。此外，有些食物的作用趋势向上向外（如辣椒、姜、葱、蒜等），有些作用趋势向下（如西瓜等），有些作用趋势向内（如醋等）。临床上，熟知食物的寒热温凉、作用趋势，可以指导患者合理用药。只有严格遵守饮食禁忌，才能有效防治疾病。

二、服药期间禁忌的分类

根据疾病的特点，中药的饮食禁忌分为以下四类：一是忌食生冷类，二是忌食辛辣类，三是忌食油腻类，四是忌食腥臭类。生冷性食物多寒凉，易伤阳气，故在服用解表透疹、祛寒逐湿、温通经络或温脾暖肾的药物时，应忌食生冷食物；辛辣类食物性温热，易耗气动火，故在服用滋阴补肾、养阴清热的药物时，应忌食辛辣食物；油腻之物助湿生痰，滑肠滞气且难消化，故在服用健脾养胃、祛痰胜湿的药物时，应忌食油腻类食物；腥臭类食物多含有某些激素或异性蛋白，能够诱发人体的过敏反应，在服用治疗过敏性哮喘、鼻炎、湿疹、荨麻疹、部分皮肤病的药物时忌用之。这就要求医家在治疗疾病的同时，嘱患者合理饮食，以达到事半功倍之效果。

三、服药期间食物禁忌的意义

提出服药时食物禁忌的意义，大致可归纳为三点。

1. 以防影响疗效

因为历代所提出的禁忌食物，主要是油腻味厚及生冷的食物，多不容易消化，必然会妨碍药物的吸收，故当禁忌。正如《备急千金要方》卷二十六说："凡饵汤药，其粥、食、肉、菜皆须大熟。熟即易消，与药相宜。若生则难消，复损药力。"又说："凡饵药之人，不可食鹿肉。"《东医宝鉴》卷十说："服茯苓人吃醋，则前功俱废。"

2. 以防加重病情

有一些食物与药物同食，可能产生某些刺激胃肠的副作用，故当禁忌。如《医心方》有"牡丹，勿食生葫、蒜""一日勿食葫，病增""二日勿食生蒜，病增"等。

3. 以防滋生他病

如《雷公炮炙论·转引》说："若服（黄连），此药得十两，不得食猪肉；若服至三年，不得食猪肉一生也。"《本草纲目》卷十七说："凡服蓖麻者，一生不得食炒豆，犯之必胀死。"《东医宝鉴》说："服地黄、何首乌人食萝卜，则能耗诸血，令人髭发早白。"这些记载只言其忌，未言其理，也许只是个案教训的记录而已。食物与药物结合所产生的反应，是非常复杂的；可能会对人体产生一些不良影响，这也是肯定的。至于总结具体的药物与食物的配伍禁忌，阐明发生作用的机制，确定其禁与忌或慎，这将是一个系统工程，很有意义，期待研究。

第三节　配伍禁忌

配伍禁忌是指某两种或多种药物合用，可能会产生明显的副作用，甚至是剧烈的毒性反应，或者降低、破坏部分或全部药效，因而是临床使用中应该避免的。中药配伍禁忌，历来受到相当的重视。我国现存第一部药学专著《神农本草经·序例》即有"勿用相恶、相反者"，《本草经集注》云"相反者，则彼我交仇，必不宜合"，交代了配伍禁忌的总原则。《备急千金要方》曰"药石相反，使人迷乱，力甚刀剑"，《小品方》亦曰"用药犯禁"则"不能除病，反伤人命"，明确地指出了违禁用药的危害。《小品方》还列出十七条用药犯"经禁"者，"若看方所见，便应依次却除之，然后可服尔"。

现今中药安全性问题，日益受到社会广泛关注。"十八反""十九畏"是中药配伍禁忌的核心内容和焦点问题，牵涉内容很多，但从文献、临床和实验研究来看，又都不是绝对的配伍禁忌。因此，揭示"反"与"畏"的实质，阐明其科学内涵，具有重要意义。

一、"十八反""十九畏"的内容

1. 十八反

梁代陶弘景《本草经集注》即记载了甘草反大戟、芫花、甘遂、海藻，乌头、乌喙反半夏、瓜蒌、贝母、白蔹、白及，藜芦反细辛、芍药、五参等"十八反"的内容。而"十八"之数，首见于《证类本草》引《蜀本草》："蜀本注云：凡三百六十五种，有单行者七十一种……相反者十八种，相杀者三十六种。凡此七情，合和视之。"随着本草学知识的不断丰富，"反药"也在不断增衍，明清时期更是明显增加，并不囿于18种或19种之限，如《本草纲目》就记载有31种、29对。而"十八反"的基本药物没有变化，只是按临床处方习惯，芍药又分白芍与赤芍，沙参分南沙参与北沙参，乌头分川乌头、草乌头并包括附子，瓜蒌包括瓜蒌实、瓜蒌皮、瓜蒌子、天花粉，贝母分川贝母、浙贝母、土贝母，反藜芦的"诸参"等，从最初的5种，到现代已增至15种。

"十八反"歌诀也有多种，早期主要见于宋金元时期著作，如《儒门事亲》《宝庆本草折衷》（引《经验方》）、《珍珠囊补遗药性赋》等，其中《儒门事亲》歌诀是后世采用最多的版本，即"本草明言十八反，半蒌贝蔹及攻乌，藻戟遂芫俱战草，诸参辛芍叛藜芦"。《中华人民共和国药典》（简称《中国药典》）历版对"十八反"内容进行了收录，可以认为是最权威的"十八反"内容。但也有部分修改，如2005年版《中国药典》一部中，海藻的【注意】项下，已无配伍禁忌。

2. 十九畏

"十九畏"歌诀最早见于明代刘纯的《医经小学》(1388年):"硫黄原是火中精,朴硝一见便相争。水银莫与砒霜见,狼毒最怕密陀僧。巴豆性烈最为上,偏与牵牛不顺情。丁香莫与郁金见,牙硝难合京三棱。川乌草乌不顺犀,人参又忌五灵脂。官桂善能调冷气,若逢石脂便相欺。大凡修合看逆顺,炮燫炙煿要精微。"这段文字在其他文献中的个别字词有出入,而药物组对无差别。从《神农本草经》到《本草经集注》,都没有"十九畏"歌诀中药组的畏、恶、反、杀等配伍禁忌出现,尽管硫黄与朴硝、乌头与犀角都同在《神农本草经》中有记载,这说明"十九畏"不是依据前代对"相畏"药物的记载编成的。"十九畏"歌诀中描述配伍关系的用语,有相争、相欺、最怕、难合、又忌、不顺、不顺情、莫与见、莫相依等,语意都是告诫不同程度的配伍禁忌。

"十九畏"药组在历版《中华人民共和国药典》中一直有引用,如丁香畏郁金、官桂畏赤石脂,牵牛子的【注意】项下注明"不宜与巴豆、巴豆霜同用";但也做了部分修改,如对硫黄与朴硝、牙硝与三棱、人参与五灵脂,未做配伍禁忌处理。对"十九畏"的药物种类,历来也有较多疑问,如人参是否包含党参、西洋参,朴硝是牙硝还是硝石,郁金与姜黄、莪术的品类混乱问题等。

二、文献中的不同见解

历史上"十八反""十九畏"的提出,主要是基于临床观察,而不论其现象是偶然的、偶合的,或是必然的。从古籍文献记载看,全部相反相畏组对药物都有配伍成方的记录,且多用来治疗重症顽疾,也没有应用后出现不良后果的记载。李时珍曰:"甘草与藻、戟、遂、芫四物相反,而胡洽居士治痰癖,以十枣汤加甘草、大黄,乃是痰在膈上,欲令通泄,以拔去病根也。东垣李杲治项下结核,消肿溃坚汤加海藻,丹溪朱震亨治劳瘵,莲心饮用芫花。二方俱有甘草,皆本胡居士之意也。"《太平惠民和剂局方》之木香分气丸中有丁香、郁金,陈实功《外科正宗》海藻玉壶汤中海藻与甘草同用。现今的临床观察所见,非但无毒性反应,反而疗效更好。《世医得效方》卷之十七之人参芎归汤中有人参、五灵脂,现代对这组配伍禁忌提出质疑者尤其多,认为两药同用,相反相成,攻补兼施,未见不良反应。当代名医姜春华、朱良春、颜德馨、何绍奇诸先生,都曾郑重撰文驳斥半夏反附子之说(《中医火神派探讨》)。《中华人民共和国药典》(2005年版)之大黄䗪虫丸中有三棱、玄明粉(牙硝)配伍。李时珍又曰:"故陶弘景言古方亦有相恶相反者,乃不为害。非妙达精微者,不知此理。"清代张志聪也说:"相反者,彼此相忌,能各立其功。"(《侣山堂类辩》)

三、现代的实验研究

已经开展的实验研究表明,大多数"十八反"组对,只在特定的病理条件下,显示不同程度的降效减效、毒性增强、不良反应,或不利于治疗的效应。如乌头与半夏、贝母、白及配伍,延缓或降低川乌镇痛抗炎效应,也干扰生半夏、川贝母的止咳作用。反药配伍可能使毒性物质溶出增加,也可改变机体代谢过程,延缓毒性成分消除。如甘遂与甘草配伍后，二萜类毒性成分转移溶出率明显提高，且抑制其体内代谢过程，长期给药产生蓄积中毒，主要表现在消化和泌尿系统；海藻配伍甘草后，总砷、亚砷酸和二甲基砷溶出量增大，出现心、肝、肾多脏器损伤。

另外，也有相反药物配伍无不良反应的实验。如党参和藜芦同用，没有发现相反作用；西洋参与藜芦配伍后，并没有增加藜芦毒性，也没降低藜芦的催吐作用。对"十九畏"药组简单的毒性试验，大多得到负结果或互相矛盾的结果，因而早期的研究成果，倾向于全盘否定。近年来，观察逐渐深入，在不同的体质、生理状况下，可能会呈现不同的毒性反应，"不宜轻易否定"的呼声渐高。

也有部分实验研究表明，药物合用是否相反、相畏，与药物的使用剂量、煎煮时间、溶剂、给药途径有很大的关系。同时，实验环境是否采用了明确而统一的标准，实验动物及动物模型的选择，甚至中药基原、炮制方法能否一致等，都对实验结果有极大的影响。因此，无论是肯定或是否定，均远未臻于最后定论。经过进一步的深入探索，不同的认识也许会在病理生理条件下得到统一。

当然，"十八反""十九畏"配伍禁忌研究，不单是两味药物组对之间的关系研究，也应该包含病证特点和方剂配伍环境的动态研究。这个研究需要以海量古今信息数据挖掘和循证为支撑，以药物安全性评价、毒理毒代、毒效物质、药物相互作用等公认可靠的研究方法为手段，揭示中药配伍禁忌的毒效表征及其机理，客观评价配伍禁忌的毒性和影响药物效应发挥方向的特点，阐明其致毒增毒的特点及机理，同时揭示宜忌条件及转化关系，从而对中药配伍的禁、忌、宜做出科学界定，确定临床应用宜忌条件，把临床医生从传统的"十八反""十九畏"中解脱出来。

四、应该采取的态度

《本草问答》载："本草明言十八反……又有十七忌，十九畏，宜恪守乎……性之反者……总以不用为是，至于相畏相使，可不必论，相忌亦难尽拘。"可见，唐容川认为"十八反"一般不能同用，但"十九畏"却不必拘泥，不应作为绝对的配伍禁忌。

"十八反""十九畏"这种传统的中药配伍禁忌，多年来已直接影响中医的临床应用与发展创新，对于各个药组应该予以分别研究探讨，不能一概而论。尤其是半夏与附子配伍、海藻与甘草配伍、人参与五灵脂配伍、官桂与赤石脂配伍、丁香与郁金配伍，古今临床均较多应用。各个药组的特殊疗效及其安全性，经过实验或周密观察后，应予明确肯定。

"十八反""十九畏"虽然不是绝对的配伍禁忌，但也不是绝对安全的配伍，在特定的病理生理状态时，有的组对也许是必须禁忌使用的，临床应用必须十分谨慎，一切适应证必须严格挑选。应警惕某些组对应用中潜在的或尚未认识的不良反应或危害，这有可能妨碍治疗，也有可能减少或抵消本可预期的疗效。未经系统而周密的研究，贸然取消某些"十八反""十九畏"组对的配伍禁忌，似乎不妥。某些组对的特殊疗效，经过试验或临床周密观察后应予以肯定，但推广应用时必须严格规定其适应证，并应密切注意可能潜在的毒副作用。在没有取得准确研究成果之前，应尽可能避免应用，尤其不可滥用，这将减少医源性、药源性疾病的发生。

历代医药著作所载方剂不下百万首，但包含"十八反""十九畏"药组的方剂仅占极小比例，且多在大型方书中，这可能是因为其中部分药物有毒，或药性酷烈，或珍稀难觅，或功效悬殊，临床应用本就不广。而在《伤寒杂病论》《证治准绳》《医方集解》等临床类著作中鲜有出现。这似是提示人们，仍应慎重对待"十八反""十九畏"，不可随意配伍使用。由于《中华人民共和国药典》的收录，以及伦理学等因素，临床使用时依然需要谨慎。

此外，其他药物从理论上讲均可在同一方剂中使用，而事实远非如此。在"十八反""十九畏"之外，可能还存在别的药物不宜共同配伍使用的情况，这些配伍禁忌也应引起临床和研究者的关注。

第四节　中医药物禁忌的现代认识

中药是我国劳动人民几千年来与疾病斗争的武器，是中华民族优秀传统文化宝库中一个重要的内容。由于其内在的科学性和实践的有效性，不仅过去为中华民族的繁衍昌盛作出了巨大贡献，而且至今仍在医药卫生界占有重要的位置。中药的生命力在于它的有效性，不仅能治愈传统医学中的许多疾病，而且对西医学的疾病同样有效。尤其是在2020年全球新型冠状病毒感染期间的贡献，更进一步彰显了中医药的作用和地位。然而作为药品，还必须注意其安全性。中药绝大部分为天然药物，但并非绝对安全。在没有系统中医药理论指导的情况下，难免存在不合理用药现象，导致中药不良反应报道时有发生。世界卫生组织倡导"安全、有效、经济、适当"的安全用药原则，中药的安全与合理应用必须与国际公认的基本制度接轨。

一、现代药物警戒

1. 药物警戒的概念

1974年，法国科学家 Begaud 首次提出药物警戒思想，受到世界卫生组织（WHO）高度重视和认可，逐步在全球推广并建立了药物警戒相关法规。药物警戒，即发现、评价、理解、预防不良反应或其他任何可能与药物有关问题所采取的科学研究与活动。药物警戒不仅包含对合格药品在正常用法下所出现的不良反应的检测，而且包括对药品质量问题、药物滥用及用药错误等的检测；既包含药品上市前的临床试验和动物毒性学研究，也包含上市后的不良反应检测和药品安全性再评价。它涵盖了药品全生命周期安全风险的发现、评估、警示与管控。中医药学虽然没有这一概念，但历代文献记载也体现了这一思想，可以理解为中国特色的药物警戒。

2. 中药药物警戒思想

中药药物警戒是现代药物警戒理论与传统中药禁忌结合的产物。中药药物警戒的思想孕育在中药基本理论之中，早在古代医家的诸多论著中已有丰富的论述和记载。《素问·五常政大论》记载："大毒治病，十去其六；常毒治病，十去其七；小毒治病，十去其八；无毒治病，十去其九。"对毒性药物的分级和使用提出了规范。《素问·腹中论》亦有"石药发癫，芳草发狂"的药物不良反应记载。《神农本草经》将药物分为上、中、下三品，以四气五味标识药性，以有毒无毒对毒性分级，便于医者正确用药，降低用药风险。《伤寒杂病论》针对不同体质和病证，提出了禁汗、禁吐、禁下等治法禁忌。《神农本草经》提出的药物配伍"七情"对中药配伍禁忌理论作系统阐述，为历代医家所宗。唐宋以降，随着"十八反""十九畏"逐渐成型，中医对配伍禁忌的认识也日趋成熟。这些极具中医药特色的安全用药理论，构成了中药药物警戒的雏形。

与一般药物警戒不同，中药药物警戒思想以"毒"为核心。与传统的安全用药思想一脉相承，有着丰富的中医药理论底蕴与鲜明的中医药实践特色，承袭了中医"治未病"思想，具有强调"预防"的突出特色。因而，目前对中药药物警戒的研究，主要在于系统梳理、凝练中药药物警戒理论的特色和内涵，阐释中药安全用药理论和应用体系。

3. 中药药物警戒的主要内容

中药药物警戒实践是围绕着"识毒、防毒、用毒、解毒"的过程展开的，是"与中药安全性相关的一切科学和活动"。

（1）加强有毒中药的监管　中药的"毒"历来有三重含义。一是"药者，毒也"。在古代，毒与药不分，如《周礼·医师》有"医师聚毒药，以供医事"，将毒与药相提并论。二是指中药的偏性，《说文解字》说"毒，厚也"，此处之"厚"是指药物的偏性强烈、峻猛。三是指中药的毒副作用，与西医学的毒副作用相当。所以，在开展中药安全性与药物警戒时，不能将中药的"毒"与现代的"毒"混为一谈。中药的"毒"往往具有良好的可调适性。中医药通过独特的炮制减毒、配伍减毒和辨证用药减毒等多种方式，实现中药安全风险最小化，保证用药安全。因此，某种中药含毒性成分或试验显示有毒性，并不等于该中药就是有毒中药或高风险中药，更不等于含有该中药的所有复方均有毒性或具高风险。长期以来，人们对中药形成了绿色天然、安全无毒的印象，所以在使用中药饮片时缺乏对药物应有的戒备心理，这也是众多中药不良反应发生的原因。大众对于明确存在毒性的中药饮片警惕性较高，相应的不良反应报道较少，反而是对毒性认识不清的药物，由于长时间超剂量使用导致了很多不良反应的发生。如果按照中药饮片功能分章节进行药物警戒的研究，并把对各类中药饮片进行的安全问题分析和用药警戒的研究成果，作为用药须知写入《中国药典》，将对中药饮片的临床安全应用起到强有力的指导作用。

（2）严格规范中药的使用　中药饮片造成不良反应的原因有药物本身和药物的使用两方面因素。

第一，药物本身：确保使用安全，需要从种植、加工、临床应用和不良反应监测四个环节加以重视。中药品种众多，成分复杂，中药安全性研究基础薄弱。无论是单味中药，还是复方制剂，其化学背景往往复杂不清，有效成分（群）或毒性成分（群）难以确定，且中药的毒性作用往往相对和缓，具有迟发性和隐匿性，增加了中药安全性评价与研究的难度。同时，中药在采制、剂量与给药途径、煎煮与服用、配伍、制剂等多环节，均可能存在安全性风险。因此，在采制过程中应当严格按照《中药材生产质量管理规范》（GAP），建立生产基地、规范药材品种、适时采收、全程监管、遵守药品存储与养护规范等。现代中药制剂导致的不良反应事件在全部中药不良反应记录中占有相当的比例，由注射剂引起的最多，其次是口服中成药，因而基于现代中药制剂的药物警戒研究日益受到广大学者的关注。因此构建了《中药注射剂安全性文献数据库》，并从传统药物用药安全的角度初步梳理了中药药物警戒的理论内涵。

第二，药物使用：①中药的剂量与临床疗效、毒副作用紧密相关。传统中医对药物剂量多未作严格的交代，超剂量用药，没有规范指导，让医者随心所欲，导致出现了很多问题。如用药剂量不足而达不到治疗效果；剂量过大，可能克伐正气，或出现毒副作用。尤其对一些药性峻烈或有毒药物，更应有一个宜忌的规范。②特殊人群用药：特殊人群用药警戒是指针对生理、病理状态特殊，药物代谢过程与常人有异的人群用药潜在安全隐患所开展的治疗原则警戒、治疗方法警戒、药物选用警戒等，此类人群包含妊娠期和哺乳期妇女、儿童、老人，以及肝、肾功能不全者。③证候禁忌：由于药物的药性不同，其作用各有专长和有一定的适应范围，因此临床用药也就有所禁忌，称为"证候禁忌"。

相对于西方药物警戒研究围绕药物"不良作用"展开，中药药物警戒围绕着药物的"毒"展开；西方药物警戒的最终目的是防止药物的不良作用发生，而中药药物警戒的最终目的是如何合理用毒。中药的毒既包含了西方药物警戒所说的"不良作用"，同时也包含了"药效"。因此，中药药物警戒思想内涵比西方药物警戒更广泛，除了同西方药物警戒研究一样积极建立中药不良反应的监测报告机制，对各种不良反应进行临床试验研究，探索和确定其发生机制，寻找解决、预防和解救方法，决策合理的治疗方案等之外，更应该认识到中药药物警戒思想是来源于传统中医药理论的，其丰富的内容蕴含在大量古代文献之中。从古代文献中深入挖掘药物警戒思想对于中药药物警戒的研究，具有重要的价值和深远的意义。

二、现代不良反应

药品不良反应主要是指合格药品在正常用法用量下出现的与用药目的无关或意外的有害反应。而中药不良反应的概念在此基础上进行补充，中药不良反应指在中医辨证施治理论指导下，在预防、诊断、治疗疾病或调节生理过程中，患者接受正常剂量的药物时出现的任何有伤害的和与用药目的无关的反应。其内容主要包括副作用、毒性反应、过敏反应、后遗效应、特异质反应及特殊毒性反应等。

1. 副作用

副作用是指在治疗剂量下所出现的与治疗目的无关的作用，一般出现的症状都较轻微，对机体危害不大，停药后能消失。副作用的产生与中药的偏性密切相关，因为一味中药具有多种功效，当治疗时仅利用其一种或一部分作用，其他作用便成为副作用。例如，当归具有养血活血润肠的功效。一方面，当其发挥养血活血的作用时，润肠则成为副作用，可引起轻泻或使慢性腹泻者症状加重。另一方面，当归的润肠通便作用，又可缓解大便燥结者的症状。大黄具有泻下攻积、清热泻火、凉血解毒、逐瘀通经、除湿退黄等功效。当大黄用于热结便秘之证时，其发挥的是泻下攻积、清热泻火功效；但大黄治疗冷积便秘之证时，其泻下攻积为治疗作用，而清热泻火便成为副作用，可造成寒凉伏遏阳气及苦寒伐胃等不良后果。

2. 中药毒性反应

中药毒性反应指的是剂量过大或用药时间过长所引起的机体生理、生化、功能和结构的病理变化，可分为急性毒性反应与慢性毒性反应。

急性毒性反应指大量毒物短时间内进入机体后，立即引起中毒症状甚至死亡的反应，通常是在 1 次或 1 个工作日内接触大量毒物而发病。如砒石在用药后 1 ~ 2 小时出现咽喉烧灼感、剧烈呕吐，继而出现阵发性或持续性腹痛。斑蝥口服能够引起消化道炎症及肝肾损伤等不良反应。藜芦全株有大毒，引起中毒的主要成分是天目藜芦碱、绿藜芦碱等生物碱，小剂量使用能够反射性地抑制呼吸中枢，大剂量则直接抑制呼吸中枢；并且本品对局部有强烈的刺激作用，如局部用药剂量过大，可引起上腹部灼痛，口服对胃肠有较强的刺激作用。

慢性毒性反应是指中药或中成药经长期服用或重复多次用药所出现的不良反应，也称为长期毒性反应。如长时间服用雷公藤，除对肝、肾功能有损害外，对生殖系统也有明显的损伤作用等。云南白药具有化瘀止血、活血止痛、解毒消肿的功效，在临床上广泛用于跌打损伤、妇科血症、慢性胃病等。但过量地使用云南白药，会引起药物的毒性反应，减少血液中血小板的数量，从而影响机体正常的凝血功能。

3. 过敏反应

过敏反应是由于机体受到某些中药或中成药成分刺激后，体内产生了抗体，当该药再次进入机体时，发生抗原抗体的结合反应，造成组织损伤或生理功能紊乱。引起过敏反应的中药、中成药目前已达 210 种以上。中药成分复杂、品种繁多，其中不少具有抗原性，如动物药中的蛋白质、植物药中的多糖，以及一些小分子物质，均可诱发不同类型的过敏反应。

僵蚕为虫类药，其体内含有变态活性刺激物，遇过敏体质的患者也可致敏。如用僵蚕治疗小儿风热外感咳嗽时，患儿出现全身皮肤潮红及散在粟状小疹等症状。中药注射剂是我国独创的新剂型，其具有药效迅速、生物利用度高，以及能使药物发挥定位、定向的局部作用的特点。但由于中药注射剂存在成分复杂多样、制备工艺及质量标准等问题，导致中药注射剂的不良反应报告逐年增加。目前引起不良反应中常用的中药注射剂主要有清开灵注射剂、双黄连注射剂、鱼腥草注射剂、参脉注射剂、葛根素注射剂、丹参注射剂等，它们主要引起的不良反应症状包括皮疹、寒战、高热、头晕、药疹、胃肠道反应，严重者会导致剥脱性皮炎、胸闷、心悸、呼吸困难、过敏性休克，甚至出现死亡现象。

4. 后遗效应

后遗效应是指停药后血药浓度已降至最低有效浓度以下时残存的药物效应。洋金花具有平喘止咳、麻醉止痛、解痉止搐的功效，其成分含有东莨菪碱、莨菪碱、阿托品等多种生物碱，有剧毒、散瞳和调节麻痹作用，临床应用后均见中度以上瞳孔散大，视物模糊。天仙子具有解痉止痛、平喘、安神的功效，其毒性主要源于所含的东莨菪碱和阿托品成分，使用不当可引起中毒。中毒症状主要表现为口干、头痛、皮肤潮红、躁动等症状，较重者可有呼吸加快加深、烦躁不安、谵语、幻觉及惊厥、昏迷、呼吸麻痹等。

5. 特异质反应

特异质反应也称特应性反应，是指少数人应用某药后，产生作用性质与常人不同的损害性反应。目前认为大多数是由于个体缺陷所致，且多与遗传有关。蚕豆病是红细胞葡萄糖 –6– 磷酸脱氢酶（G–6–PD）缺乏症，是一种由于红细胞内先天缺乏 G–6–PD 的遗传性疾病。当机体进食蚕豆、黄连、黄柏、金银花等或其相关制品时，引起红细胞破坏加速，导致急性溶血性贫血。其前期症状主要表现为全身不适、头晕、倦怠、乏力、恶心、呕吐、腹痛、发热等；严重者会出现急性血管内溶血性贫血，即迅速出现面色苍黄、黄疸、尿色深或酱油尿色，部分患者肝脾肿大；重症病例则会出现重度贫血、嗜睡、休克、惊厥、昏迷、肾衰竭、心力衰竭等症状。

6. 特殊毒性反应

由于反复用药或长期用药，患者对药物产生心理或生理依赖性，一旦停药，出现戒断症状，如兴奋、失眠、出汗、呕吐、震颤，甚至虚脱、意识丧失等。若给予适量该药物，症状立即消失，这种现象称为依赖性。如人参、番泻叶、罂粟壳、麻黄、烟草等具有潜在成瘾依赖性。

人参是一味补气药，具有大补元气、复脉固脱、补脾益肺、生津养血及安神益智的功效。如果把人参当作一种强壮剂和兴奋剂及营养补剂，长期大剂量服用可出现类似皮质醇中毒的症状，被称为"人参滥用综合征"，主要表现为高血压、神经过敏、易激动、失眠、皮疹、晨泻等症状，严重者可出现精神错乱。番泻叶在中医临床上常用于治疗便秘，但长期服用番泻叶的便秘患者停用时会出现戒断症状，表现为心烦失眠、焦虑不安、全身不适，甚至感到疼痛或有蚁行感，以及瞳孔散大、面热潮红、厌食、发热、哈欠连连、呼吸加快、血压升高、体重下降等。

随着国家对中医中药的重视，中药的使用越来越广泛。与此同时，对于中药不良反应禁忌的研究日益受到关注。在中药使用过程中，避免或减轻其不良反应措施主要有以下几方面：①提高中药不良反应的宣传力度，加强群众的自我保护意识；②加大对中药不良反应监测管理的力度；③正确诊断，合理用药；④应以优质的中药饮片及制剂提供给临床；⑤加强毒性、毒理学和毒代动力学的研究；⑥加强对中成药说明书的管理。

第五节 特殊情况的药物禁忌

一、超剂量用药

一般地说，中药的超剂量用药是指某中药饮片的使用量超过了权威规定剂量范围的上限。《中国药典》是中药临床使用的剂量依据，具有相当的权威性和约束性。少数《中国药典》未收载的药物，可以高等院校《中药学》教材、《中药大辞典》等为依据。通常情况下，对剂量范围的描述，是以成人单日使用量为基准的，对于儿童、老人、形瘦体弱或是极为肥胖者，要有所增减；而且多数以汤剂内服为主要形式，对于丸散等其他口服剂型，或是外用时，又当别论。

中药超剂量使用现象在临床中普遍存在，可能和以下几个因素相关。一是品种、产地非道地，栽种、采收、炮制及贮存等方法不当，客观导致中药饮片质量下降。二是部分医师认为中药没有毒副作用，剂量越大，疗效越好。三是对规定剂量不熟悉，往往凭借经验或想象使用。在正确辨证处方的前提下，绝大多数普通中药超剂量使用，临床并未见明显不适。但随着部分中药的毒副作用日渐受到重视，超剂量用药所导致的不良反应理应高度关注。

尤其是毒性中药，尽管在疑难重症的治疗中，确实可以发挥独特的作用，但部分医师为了追求更好的疗效，盲目加大剂量使用，往往造成比较严重的不良反应。而有些毒性中药的有效剂量与中毒剂量十分接近，使用不当容易致人中毒或死亡。"凡药物云有毒及有大毒者，皆能变乱，于人为害者，亦能杀人。"（《诸病源候论》）因此，对于需要超剂量使用的情况，必须以谨慎态度对待，严格遵照毒性中药的炮制规范，熟练掌握毒性中药的上限剂量，并采取中病即止的原则。

中药注射剂的超剂量使用也较普遍。部分医师认为中药注射剂多是纯天然药物制成，不良反应少，故而不按照药品说明书规定或推荐的剂量使用，盲目、随意加大剂量，这可能引发严重的药品不良反应，对患者造成损害，医师也将面临诸多风险。原卫生部、国家食品药品监督管理局、国家中医药管理局颁布的《中药注射剂临床使用基本原则》规定，使用中药注射剂应严格遵照药品说明书，不超剂量使用。

当然，在临床实践中，某味中药的合理使用剂量并不是绝对的。在患者一方，与年龄、体重、体质强弱、疾病程度与发展阶段等密切相关，甚至与发病季节、地域气候、饮食习惯等也有关联；在医者一方，与处方的饮片味数（用药越精，用量可以越大）、处方总重、配伍情况、炮制方法、使用方法、用药途径等关系颇大。剂量不同，药物所发挥出来的功效也会有差异。张锡纯说："用药以胜病为主，不拘分量之多少。"对于一些危急重症，可能确需超大剂量才能取效。历代医家多有重用某味药物的经验，值得重视，应在临床中谨慎验证、探索、积累。

但是，《中国药典》《中药学》教材等，一般只对常规剂量进行规定，而未对大剂量使用场景、方法、规范等进行界定。因此，合理规范中药饮片的处方剂量范围，有很强的现实意义。

二、超时用药

中医药治病，通常没有明确的疗程，对于疾病是否痊愈的判定，往往是基于医师的经验推断，或患者的主观感受，常常出现超时用药的情况。一种是已经获得了较满意的疗效，认为应该巩固一下，自行延长用药时间，以为多多益善；一种是辨证与用药不符，没有取得预期的疗效，却以为是用药时间不够，盲目继续使用。

《素问·至真要大论》曰："久而增气，物化之常也；气增而久，夭之由也。"药物代谢，常有蓄积，即便是无毒之药，用得过久，也会积累起明显的偏性，伤害人体的中和，更何况峻烈有毒之品？故《素问·五常政大论》曰："大毒治病，十去其六；常毒治病，十去其七；小毒治病，十去其八；无毒治病，十去其九。"这个"六七八九"究竟是什么程度，最初自然只能是感性的粗略评估，但随着群体经验的累积，研究者可加以总结，并逐步规范，供后来者临床参考。

从现有研究来看，部分植物药因为环境，部分矿物类药因为含杂质或本身的成分，可能带有砷、汞、铅、镉、铬等重金属。如果长期用药，在体内蓄积到一定剂量后，即会产生毒副作用；如果毫无顾忌地长时间使用，则可能产生严重的后果。因此，应加强对患者的科普教育，提高临床医师的认知，坚持合理用药，切忌长期滥用药物。

三、特殊人群用药

1. 妊娠药物禁忌

妊娠药物禁忌，在中医药古籍文献中又称妊娠药禁、妊娠忌药、孕妇药忌、妊妇忌药、胎前禁药、产前药忌、妊娠禁忌等。这里专指妊娠期间，除引产、中止妊娠以外，应禁忌或慎用的药物。妇女处于妊娠期，对于能够或可能对胎儿造成伤害的药物都应禁用、忌用或慎用，否则会导致胎儿发育不良、畸形，或早产、流产或夭折。历代积累的药物禁忌认识，对于预防妊娠期的医疗失误，保护胎元、优生优育都有重要意义。

我国现存最早的本草专著《神农本草经》中，没有妊娠药物禁忌的提法，但记载堕胎药物 16 种，此后随着认识的深入，历代本草著作中收载的堕胎药续有增加，到《本草纲目》已增至 72 种。堕胎药在妊娠期是绝对禁忌使用的。

现存文献中，较早期的妊娠药物禁忌歌诀，见于南宋朱端章《卫生家宝产科备要》及陈自明《妇人大全良方》。而流传最广、影响最大的，当属稍后出现的《珍珠囊补遗药性赋》中记载的"妊娠服药禁歌"："蚖斑水蛭及虻虫，乌头附子配天雄；野葛水银并巴豆，牛膝薏苡与蜈蚣；三棱芫花代赭麝，大戟蝉蜕黄雌雄；牙硝芒硝牡丹桂，槐花牵牛皂角同；半夏南星与通草，瞿麦干姜桃仁通；硇砂干漆蟹爪甲，地胆茅根都失中。"

除了各种妊娠禁忌药歌诀外，本草、方书中列举的其他妊娠禁忌药物，随着用药范围的扩大，数目也在逐渐增加。如宋代朱端章《卫生家宝产科备要》列产前所忌药物 78 种，明代缪希雍《先醒斋医学广笔记》列有妊娠忌药 92 种，近代陆晋笙据《沈氏女科辑要》增补本收入《用药禁忌书》的妊娠用药禁忌有 124 种。现代《全国中草药汇编》则载有妊娠禁忌或慎用药 196 种，《中药大辞典》载 365 味。

妊娠禁忌中药总体可分为禁用和慎用两大类。禁用类多是有大毒或药性峻猛的药物，慎用类则主要是活血化瘀药、行气药、攻下药和温里作用突出的药物。具体的妊娠禁忌药物，最有名的莫过于辛香走窜的麝香。此外，有毒的如半夏、天南星、附子、乌头、天雄、钩吻等，性烈的如牵牛子、巴豆、芫花、大戟、干漆，动物类如蛇蜕、斑蝥、水蛭、蜈蚣、虻虫、地胆，矿物类如芒硝、水银、雄黄、雌黄、硇砂。尤其需要谨慎的是常用药物，如三棱、牛膝、牡丹皮、桃仁、薏苡仁、瞿麦、通草、代赭石、白茅根、桂、干姜、槐花、槐角、皂角等。

临证除了要熟悉具体的妊娠禁忌药物外，对于妊娠用药原则也应把握。《顾松园医镜》引仲淳云："安胎大法，宜补脾胃……忌破气、破血、升散、辛热燥剂。"《医宗金鉴·妇科心法要诀》则曰："胎前……三禁汗下利小便。"张曜孙《重订产孕集》谓："其药味则宜和平调摄，毋犯金石，毋近毒药，大热大燥、大攻大表、大寒大凉、走窜迅疾泄利之品咸宜禁止。即需施用，宜详酌而慎处之。"总之，凡是不利于胎儿生长发育甚至有发生堕胎危险、对产程不利、对母体不利、药性峻猛而反应强烈的药物均有禁忌必要，应该避免。

临床上对待妊娠忌药，一般情况下，不可违禁，即便病情确有需要，也要首先考虑保护其胎，不伤其母，应严格限制用量和疗程，谨慎使用，以防发生事故。雷丰云："窃揣胎在腹中，一旦被邪盘踞，攻其邪则胎必损，安其胎必碍乎邪。静而养之，莫若攻下方中兼以护胎为妥，此非违背《内经》，实今人之气体不及古人万一也。且不但重病应慎其药，即寻常小恙亦要留心。如化痰之半夏，消食之神曲，宽胀之厚朴，清肠之槐花，凉血之丹皮、茅根，去寒之干姜、桂、附，利湿之米仁、通、滑，截疟之草果、常山，皆为犯胎之品，最易误投，医者可不儆惧乎？"（《时病论》）

然而，《内经》曰："有故无殒，亦无殒也。"《圣济经》亦云："苟非大毒驶剂，岂能遽达于胞胎耶？"历代文献也有应用妊娠禁忌药的记载，《东垣试效方》记载一例妇人怀孕五六个月，胃脘寒痛，用麻黄、半夏、干姜、生姜等治愈而未伤胎；《续名医类案》引《客中间集》记述，一妊妇误作癥瘕用三棱、莪术之剂，治疗十余日，未伤及胎孕。甚至《青囊琐探》记载两妊妇服麝香堕胎不成，子母无恙；《蠢子医》记载两孕妇分别用含巴豆的双料紫金丹、含巴豆霜的牛黄散治愈急症而未伤胎。这一类病例近现代也时有报道，且常作为妊娠禁忌无实际意义的证据。

故有部分医者认为，使用妊娠禁忌药物，"有病则病受之"，对胎儿和母体不一定会有不利影响，不应僵化死守禁忌，错失治疗时机。更何况病急病重之时，不及时予以救治，不仅妨其母，更可能害其胎，正如《太医局诸科程文格》所云："母之病既弗瘳，子在胎而岂保？"但多数医者同时也强调，必须是病情确有需要才可使用，而且要严格把握好适应证，适可而止，不能过剂。如程钟龄所说："药忌禁犯，似矣。然，安胎止呕，有用半夏者；怀孕热病，有用大黄者；娠孕中寒，有用干姜、桂、附者，是何说也？……盖有病则病当之，故毒药无损乎胎气。然必大积、大聚病势坚强乃可损之，又须得半而止，不宜过剂，则慎之又慎矣！"（《医学心悟》）

事实上，对于妊娠期具体药物的使用，禁与不禁，关键在于辨证，同时和胎龄、配伍、炮制等因素也有密切关系。哪怕是通常所谓胎家必用之"圣药"，也应该对证而用之。如张介宾认为："治热宜黄芩，寒则不宜也，非惟寒者不宜，即平气者亦不宜。……有用时虽或未觉，而阴损胎元，暗残母气，以致产妇赢困，或儿多脾病者，多由乎此。奈今人不能察理，但以'圣药'二字，认为胎家必用之药，无论人之阴阳强弱，凡属安胎无不用之，其害盖不少矣！"（《景岳全书·妇人规》）

禁忌与否和胎龄有关，并非在所有时段一律禁止，也不是一概不禁。如陈治《证治大还·药忌》所说："七月以后，诸不甚忌，惟忌巴、黄、附、子、棱、蓬、轻粉。"郭佩兰《本草汇》也说："八月以后及胎前，滞下药方可用枳壳。"周诒观则尤为谨慎："黄连、黄芩之属本清胎热，若用之太早体虚，是益以虚而堕胎必矣！惟胎至五六月，胎气渐逼，可斟酌用之。"（《周氏秘珍济阴》）

妊娠禁忌药物的临床使用，配伍也是一个关键因素。梁子材认为："凡妊妇有病，以四物汤为主，无论麻黄桂枝、大黄姜附等药，皆可随证加入。"又说："半夏与参、术并用以补脾，可不必忌。"（《不知医必要》）汪喆《产科心法》云："有热病闭结，伤寒传经入腑，而必欲大黄者……而用药中，亦必有顾胎之味。"

部分妊娠忌药，经过适当炮制，也可谨慎使用。如半夏，《罗氏会约医镜》称："若孕妇胃不和，呕吐不止者，加姜汁微炒，用之无妨。"《本草纲目》曰："桂性辛散，能通子宫而破血，故《别录》言其堕胎，庞安时乃云炒过则不损胎也。"

综上所述，临床究竟应该如何对待妊娠禁忌药物，仍然存在着不同的观点，统一的结论尚有待于进一步研究。但总的来说，一方面要谨慎对待，以避免可能的法律纠纷；一方面又要积极救治，以患者利益为重。正如张山雷所说："妊娠药忌自有至理，习医者固不可不知所避，否则易滋口实。然病当吃紧关头，不急于对病发药，则母命必不可保，遑论胎元？岂有母先亡而胎元可保之理。"

总之，在妊娠禁忌药的理论方面，综合考虑机体、药物的各自特性，药物之间的药性影响，以及机体对药物的反应，具体情况具体分析，比单独考虑药物性能或机体条件更符合中医药理论体系的特点。必须强调的是，据临床所见，在未获得可靠的研究结论之前，传统的妊娠禁忌药物，还必须遵循，不可贸然违禁，以免造成严重后果。

2. 老年人、儿童及哺乳期妇女的用药禁忌

老年人、儿童等特殊人群，由于其脏器组织及其功能的退行性改变或发育尚未成熟，以及在生理病理上的特异性，影响了药物在体内的吸收、分布、代谢和排泄过程，因而用药应区别于普通成人，其相应的禁忌事宜，是临床用药安全的重中之重，切不可轻视忽略。由于药物可能通过母乳进入婴儿体内，哺乳期妇女用药可以参照儿童用药禁忌。

老年人、儿童使用中药，谨慎把握剂量最为关键。一般情况下，应较普通成人酌情减量，并从"最小剂量"开始。对于体质较弱，或病情较重的患者，切不可为追求快速见效而随意加量。选药应尽量是性质温和之品，对大苦大寒、大辛大热、峻猛攻伐的药物要慎用。特别是一些毒性药物，更不可多服和久服。另外，也不宜滥用滋补之品，如《寿亲养老新书》所言："凡老人有患，宜先食治；食治未愈，然后命药。"

对于中成药，在处方药说明书中，特殊人群用药注意事项的标示率极低，且多数表述含糊。"禁忌"项信息的缺失或表述不当，给临床用药带来安全隐患，甚至部分含有雄黄、蟾酥、洋金花等毒性成分的中成药，也未在说明书中标注儿童相关的用药信息，这将大大增加儿童用药风险。

第六节 单味中药使用禁忌举例

一、人参

人参系五加科多年生草本植物人参的根。其味甘、微苦，性微温，归脾、肺、心经，具有大补元气、补脾益肺、安神益智、生津止渴、益气生血、扶正祛邪、强身延年之功效。本品主要用于元气虚脱、脾肺气虚、热病伤津之口渴及消渴，以及心神不安、失眠多梦、惊悸健忘等病症。

1. 禁忌原理

（1）人参性温，益气升阳，误用可致阳气升发太过。

（2）人参味甘，大补脾肺，不利于宣散，可能滞气敛邪。

2. 犯禁原因

（1）见失眠多梦，误认虚火扰心为血不养神。

（2）见吐衄等血症，误认热迫血行为气不摄血。

（3）见纳差厌食，误认饮食积滞为脾胃虚弱。

（4）见喘息咳嗽，误认痰热壅肺为肾不纳气。

3. 应用禁忌

（1）症见失眠多梦，须分辨气血阴阳。如属心脾两虚之心神不宁者可用；若是阴虚内热，阴不制阳，肝阳上亢者，常兼见口燥咽干、尿少便结、头胀目赤、心烦易怒，或自觉有热气上冲，则忌用人参。若是气阴俱不足者，可选用性味甘寒的西洋参。

（2）症见便血、衄血、吐血，属气不摄血者可用。若是热迫血行，兼见发热、面红、目赤、舌绛等，虽有头晕口渴，可能是因为一时失血伤津液，也当忌用人参。又或产后恶露不尽，虽有头昏眼花、乳汁不足等气虚之象，也应禁用人参，以免骤补留瘀。

（3）症见纳差厌食，属脾胃虚弱者可用。若是饮食积滞，兼见脘腹胀痛、嗳腐吞酸、大便不爽、舌苔厚腻、脉滑有力者，忌用人参。

（4）症见喘息咳嗽，属肾不纳气者宜用。若是痰热壅肺，胸闷痰稠，脉实有力者，应忌用人参。

（5）气虚外感宜配用人参，如人参败毒散。但外感初起，多为实证，见头身疼痛、咽喉红肿、斑疹初现、其脉不虚者，应慎用人参。

（6）人参与藜芦、人参与五灵脂，分别是传统认为的"十八反""十九畏"之一，禁忌配伍应用；在服用人参期间，不宜食萝卜、浓茶，以免影响疗效。

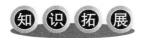

人参恶莱菔子吗?

关于人参恶莱菔子的问题，《本草集要》载人参"畏萝卜"，《中药学》教

材以 "人参恶莱菔子" 为典型案例解释相恶的概念。然而清代陈士铎在《本草新编》中称: "或问萝卜子专解人参,用人参而一用萝卜子,则人参无益矣。此不知萝卜子,而并不知人参者也。人参得萝卜子,其功更补。盖人参补气,骤服气必难受,非止喘胀之症也。然得萝卜子,以行其补中之利气,则气平而易受。是萝卜子平气之有余,非损气之不足,实制人参以平其气,非制人参以伤其气也。世人动谓萝卜子解人参,误也。"张锡纯在《医学衷中参西录》中也说: "莱菔子……若用以除满开郁,而参、芪、术诸药佐之,虽多服久服,亦何至伤气分乎。"他们都不反对人参与莱菔子同用。现代药理实验研究表明,莱菔子所含的脂肪油、葡萄糖、蔗糖、果糖,以及多种氨基酸、维生素,均不影响人参主要有效成分人参皂苷、人参多糖的吸收,而用人参与莱菔子按 1∶4 的比例饲喂小鼠,其抗疲劳、耐缺氧、抗应激的作用较单用人参为好(《中华临床中药学》),似可说明 "人参恶莱菔子" 之说难以成立。

【知识链接】--

　　明代王纶说: "恶卤碱,畏萝卜……肺受火邪咳嗽,及阴虚火动,劳嗽吐血者勿用。"(《本草集要》)

　　明代陈嘉谟说: "肥白人任多服,苍黑人宜少投。丹溪云: 肥白气虚,苍黑气实。然考医案中证虚色苍黑者,亦每多用。此云其常,犹当应其变也。"(《本草蒙筌》)

　　明代贾九如说: "若脾胃实热,肺受火邪,喘嗽痰盛,失血初起,胸膈痛闷,噎膈便秘,有虫有积,皆不可用。"(《药品化义》)

　　清代顾元交说: "凡人面白面黄、面青黧悴者,皆脾肺肾不足,可用也;面赤面黑者,气壮神强,不可用也。脉之浮而芤濡虚大迟缓无力,沉而迟涩弱细结代无力者,皆虚而不足,可用也;若弦长紧实滑数有力者,皆火郁内实,不可用也。洁古谓喘嗽勿用者,痰实气壅之喘也;若肾虚气短喘促者,必用也。仲景谓肺寒而咳勿用者,寒束热邪,壅郁在肺之咳也;若自汗恶寒而咳者,必用也。丹溪言诸痛不可骤用者,乃邪气方锐,宜散不宜补也;若里虚吐利,及久病胃弱,虚痛喜按者,必用也。节斋谓阴虚火旺勿用者,乃血虚火亢能食,脉弦而数,凉之则伤胃,温之则伤肺,不受补者也;若自汗气短,肢寒脉虚者,必用也。如此详审,则人参之可用不可用,思过半矣。"(《本草汇笺》)

　　清代黄凯钧说: "所禁用者,肺邪未清,斑疹初起,产后瘀血为患。"(《药笼小品》)

　　清代凌奂说: "助气,闭气,属阳,阳旺则阴愈消。凡酒色过度,损伤肺胃真阴,阴虚火动,肺有火热,咳嗽吐痰,吐血衄血,齿衄内热,骨蒸痨瘵,均在禁例。实表,表有邪者,伤寒始作,形症未定,而邪热方炽,痧痘斑毒初发欲出,但闷热而不见点者,若误投之,以截阻其路,皆实实之害,非药可解。"(《本草害利》)

清代陈其瑞说:"茯苓为之使,畏五灵脂,恶皂荚、黑豆、紫石英、人溲、咸卤,反藜芦,忌铁。"(《本草撮要》)

现代研究证实:人参主要含有人参皂苷及人参多糖、人参烯醇、人参素、人参酸,还有一些蛋白质、挥发油、微生物、微量元素等成分。人参有增强心脏自律性,提高心肌兴奋性和收缩性,并有兴奋中枢神经系统等作用,但也可出现心律失常、失眠、肢体震颤和产生欣快感等不良反应,故心律失常患者慎用,狂躁症、精神分裂症及癔症等患者则忌用。而人参与某些西药混用,也可能引起较为严重的不良反应,甚者导致患者死亡,如人参与抗凝血药、强心苷、镇静药、类固醇等具有拮抗或协同作用,使用上述药物时,则不可同时服用人参;人参与呋喃唑酮、帕吉林、异烟肼、苯乙肼等单胺氧化酶抑制药也不宜同用;人参与苯巴比妥、水合氯醛等镇静止痉药合用,则可加强中枢神经系统的抑制作用,临床均不宜同时使用。

二、附子

附子系毛茛科多年生草本植物乌头的子根加工品。其味辛、甘,性大热,有毒,归心、肾、脾经,具有回阳救逆、补火助阳、散寒止痛之功效。本品主要用于亡阳虚脱、肢冷脉微、阳痿宫寒、心腹冷痛、虚寒吐泻、阴寒水肿、阳虚外感、寒湿痹痛等病症。

1. 禁忌原理

(1)附子辛热燥烈,易伤阴助火,损津耗液伤血。

(2)附子秉性纯阳,辛散迅猛,无所不到,走而不能守。

(3)附子大热有毒,可能对胎儿造成危害。炮制和久煎可能减毒。

2. 犯禁原因

(1)见肢冷恶寒,误认真热假寒为阴寒内盛。

(2)见腰酸早泄,误认阴虚阳亢为单纯阳虚证。

(3)受偏激学术观点影响,认为天下无阴虚之证,滥用附子。

(4)见个别案例违禁使用未出现明显毒副作用,以偏概全,随意违禁。

3. 应用禁忌

(1)症见四肢厥冷、恶寒明显、神识昏沉、面色紫暗、脉象沉迟等阴寒表现,不可直接判为阳虚寒厥。若见身寒而反不欲近衣、口渴而喜冷饮、肢冷而胸腹灼热、神昏而时有躁扰不宁、面暗而息粗气灼、脉虽沉而重按有力等实热证,为真热假寒,当禁用附子。

(2)症见腰膝酸软、早泄遗精,不可误为单纯阳虚。若兼见口燥咽干,或潮热盗汗,或烦热尿黄,或苔少脉数者,为阴虚阳亢证,当禁用附子,以免伤阴助火。

(3)温病、热病禁用附子。温热疾病本易伤津耗液,附子性大热,以热助热,病必加重,故应禁用。

(4)阴虚、血亏、液少者,慎用附子。对血液衰少又见阳衰者,附子不可单用,且剂量不可过大,宜配伍大剂人参、黄芪、当归、白芍方可。

（5）妊娠妇女禁用附子。附子辛热，对多热的孕妇有害；且附子有毒，恐对胎儿造成危害。

（6）附子不宜与贝母、半夏、瓜蒌、白及、白蔹同用。贝母、半夏、瓜蒌、白及、白蔹反乌头属中药"十八反"之说，而附子是乌头的子根，故历代相沿附子也与上述诸药相反，《中华人民共和国药典》记载了这一配伍禁忌，为了临床应用安全，目前仍当谨守，不可大意违禁。

（7）附子一般不宜生用。附子有毒，为减弱其毒性，须经炮制，且要久煎，以防中毒。一般应先煎30～60分钟，剂量加大时，煎煮时间还应增加。

（8）附子小剂量使血压升高，大剂量则使血压先降后升，故高血压患者不宜单独服用。附子有明显的强心作用，应避免与兴奋中枢神经及促进心脏功能的药物同用。

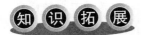

可以用生附子吗？

附子是一味能够治病救人的良药，用之得当，屡治大病。但附子有毒，尤其生附子有大毒，也是客观事实。过去在药房中备有生附子，后来因为用法、煎法、用量不当，常常发生中毒事件。近年来，各方为了规避风险，药房一般只调配经炮制后的附子饮片，生附子已罕见其踪。对于这个问题，不少医家提出异议，认为"是药皆毒""能用毒药，方为良医"，不可因噎废食。清代柯韵伯曾说："今之畏事者，用乌、附数分，必制熟而后敢用，更以芩、连监制之，焉能挽回危症哉。"郑钦安在《医法圆通》中亦说："病之当服，附子、大黄、砒霜，皆是至宝。"附子祛寒止痛，生用较制用疗效好得多。其抗炎镇痛的主要成分为乌头碱、次乌头碱等，这些成分经炮制、久煎，则分解为抗炎作用较弱的苯甲酰基乌头原碱类衍生物。附子毒性的大小，与产地、品种、剂量也密切相关，在追求临床疗效的同时，还必须保证安全，具体的处方剂量、煎煮时间应严格掌握，以防中毒。

【知识链接】--

明代李时珍说："（附子）辛，温，有大毒。之才曰：地胆为之使，恶蜈蚣，畏防风、黑豆、甘草、人参、黄芪。时珍曰：畏绿豆、乌韭、童溲、犀角，忌豉汁。"（《本草纲目》）

清代顾靖远说："能堕胎，孕妇亦大忌之……疗风寒湿痹，手足麻木，瘫痪疼痛，或拘挛不能动履，必无热症者可用。若邪郁日久为热，大忌。止脾肾冷泄，如洞泄完谷，澄澈清冷，肾火虚衰，五更泄泻，然肾泄亦有不可用热药者。除心腹寒痛，温暖脾胃之功，因热痛者，勿误投之。能消水气浮肿，必口不渴，不烦满，大便溏，小便虽少而不赤涩，内无热者，方可用之。善医寒疝腹痛，若属湿热，则大忌之矣……至若阴虚内热骨蒸，血液衰少诸病，吐衄肠

红崩漏，均为大忌。老人精绝，少年失志，极不适意之候，暑月湿热，皆令阳痿，不可误服辛热。"（《本草必用》）

清代凌奂说："大热纯阳，其性浮多沉少。若内真热，而外假寒，阴虚内热，血液衰少，伤寒，温疫，热霍乱，阳厥等症，投之靡不立毙。……以上男女内外小儿约数十症，属阴虚及诸火热，无关阳弱，亦非阴寒，法所均忌。倘误犯之，轻变为重，重者必死。临证施治，宜谨审之！世徒见其投之阳虚之候，服之功效甚捷，而不知其用之阴虚如上诸病，亦复下咽莫就，枉害人命，可不慎诸。"（《本草害利》）

宋代张杲说："余尝闻台州村落，愚民有病，单服附子，是以患喉证者多矣。陈无择三因论有云，附子不宜单服。"（《医说》）

清代黄元御："惟惊悸年深，寒块凝结，少腹硬满，已成奔豚者，莫用附子，用之药不胜病，反为大害"。（《长沙药解》）

张存悌说："五禁——面赤；舌红苔黄燥；谵狂心烦乱；尿短赤；脉数实。这五种临床表现为阳热实证，绝对不能用附子。"（《中医火神派探讨》）

现代研究证实：附子主要含乌头类生物碱，其中新乌头碱、乌头碱、次乌头碱等为其主要有效成分，具有强烈毒性，以乌头碱最为突出。附子的不良反应主要累及神经、循环、呼吸等系统，可在用药后3小时内发生，也有长达15天后发生不良反应。其对心脏的不良反应主要表现为心率变慢、传导阻滞、室性期外收缩或室性心动过速、心室颤动、血压升高等，严重者还可出现心源性休克甚至死亡，故此心律失常及高血压患者应慎用或忌用；其对神经系统的不良反应主要表现为口舌唇麻木，逐渐进展为四肢及全身麻木、感觉消失、皮肤感觉异常，严重者可出现烦躁不安、昏迷、瞳孔改变等，故躁狂症、精神分裂症等患者应忌用；而对呼吸系统的不良影响，主要表现为呼吸不规则、呼吸困难、频率加快、咳嗽，严重者可出现呼吸麻痹衰竭等，故咳嗽、呼吸衰竭患者应慎用或忌用。附子的不良作用主要与用量过大及药物累积作用有关，而且危害性较大，这些不良反应多与煎煮不当、炮制不当、过量应用、配伍不当等有关，故临床应从医、药、患三方面予以重视，规范炮制、准确控制剂量、合理配伍、合理煎煮、避免乱服乱用等，同时注意个体差异，严格掌握附子使用禁忌，避免不良反应的发生，确保用药安全。

三、大黄

大黄系蓼科多年生草本植物掌叶大黄、唐古特大黄或药用大黄的干燥根及根茎。其味苦，性寒，归脾、胃、大肠、肝、心包经，具有泻下攻积、清热泻火、凉血解毒、逐瘀通经之功效。本品主要用于实热便秘、积滞腹痛、泻利不爽、湿热黄疸、血热吐衄、目赤咽肿、肠痈腹痛、痈肿疔疮、瘀血经闭、跌打损伤、烧烫伤等病症。

1. 禁忌原理

（1）味苦性寒，作用峻利猛烈，易损脾胃，伤元气。

（2）功主降下，善能活血逐瘀，易损胎元，耗阴血。

（3）治在血分，若病在气分者，用之则徒伐无过。

2. 犯禁原因

（1）症见便秘，或脘腹胀满疼痛，未辨虚实，径用大黄泻下攻积。

（2）见癥瘕、血闭、吐衄等症，不分病在气分、血分，概用大黄活血或泻火。

（3）不知大黄含有鞣酸质，久煎会大量析出，服用可引起便秘。

3. 应用禁忌

（1）症见大便不通，须分清虚实寒热。实证、热证者，可直接使用大黄；如属虚证或寒证，如临床上常见的老年或术后气虚便秘、妇女或产后血虚便秘，则当忌用；如果虚实互见，寒热夹杂，则应谨慎配伍使用，如黄龙汤、温脾汤等。

（2）症见脘腹胀满，如非单纯积滞所致，而是因为脾胃气虚或阳虚寒盛，兼见不饥不食、短气乏力者，应当忌用。

（3）体质虚弱者，慎用大黄。大黄为峻烈攻下之品，易损伤正气，如非实证，不可妄用。如老年体衰、婴幼儿气血未充，以及产后、病后恢复期等都应慎用。临床如必须选用，应在辨证中配伍扶正药物，且剂量不可过大，中病即止。

（4）妇女妊娠期禁用大黄，以防损伤胎元，导致流产、早产；哺乳期间禁用大黄，以免通过乳汁致小儿腹泻腹痛；月经期当慎用，以免导致月经过多。

（5）大黄作水煎剂时，不宜久煎。大黄生药中的鞣酸质含量很高，一般达10%～30%。如果水煎加热时间过长，易于使鞣酸等成分大量煎出，与蛋白质等结合生成不溶于水的复合物，导致便秘症状出现。

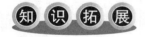

妊娠期是否禁用大黄？

大黄在妊娠期究竟能否使用，可从三个方面分析。

一是使用的必要性。如孕妇素有癥瘕旧疾，或者有新病应予攻下，而不至于失治。"母将羸弱，子安能保？"（《圣济经》）因此，应给予积极治疗，母病愈而胎自安。

二是使用的可能性，亦即安全性。《内经》云："有故无殒，亦无殒也。"《医宗金鉴》解释："有病则病受之，不能伤胎也。"也就是说，药虽峻烈，但对胎儿并无大的损害。

三是使用方法应处以中庸，与病相当，"衰其大半而止"（《素问·六元正纪大论》），候其自消，不可纵情尽攻，更不可过剂；要注重配伍，用药必须有顾护胎儿之品。

妊娠用药禁忌的经验总结，自有深刻道理，也有丰富的反面教训，医者不可不知所避，否则易滋口实。即使不得已而用之，也要谨慎行事。

【知识链接】

明代李时珍说："凡病在气分，及胃寒血虚，并妊娠产后并勿轻用。其性苦寒，能伤元气、耗阴血故也。之才曰：黄芩为之使，无所畏。权曰：忌冷水，恶干漆。"（《本草纲目》）

明代缪希雍说："凡血闭由于血枯，而不由于热积；寒热由于阴虚，而不由于瘀血；癥瘕由于脾胃虚弱，而不由于积滞停留；便秘由于血少肠燥，而不由于热结不通；心腹胀满，由于脾虚中气不运，而不由于饮食停滞；女子少腹痛，由于厥阴血虚，而不由于经阻老血瘀结；滞下初起，即属胃虚，当以补养胃气，清消湿热为本，而不可以妄加推荡；疟病伤于暑气，而不由于山岚湿热；吐衄血由于阴虚火起于下，炎烁乎上，血热妄行，溢出上窍，而不由于血分实热；腰脚风气，由于下元先虚，湿热下流，因兹致病，而不专由风湿外侵；骨蒸积热本于阴精不足，而非实热所致；偏坠由于肾虚，湿邪乘虚客之而成，而不由于湿热实邪所犯；乳痈肿毒，由于肝家气逆郁抑不舒，以致荣气不从，逆于肉里，乃生痈肿，而不本于膏粱之变，足生大疔，血分积热所发，法咸忌之，以其损伤胃气故也。"（《神农本草经疏》）

清代郭佩兰说："欲取通利者，须与谷气相远，下后亦不得骤进谷气，便不能通利耳。"（《本草汇》）

清代顾靖远说："其性峻利猛烈，长驱直捣。苟非血分热结，六脉沉实者，切勿轻与推荡，戒之戒之。"（《本草必用》）

清代冯兆张说："大黄，欲速生使，欲缓熟宜……性直走而不守，泻诸实热不通而心腹胀满、大便燥结，号为将军，以其峻快也。然热在血分，有形之邪可下之；热在气分者，无形之邪不可攻之，反伤元气。"（《杂证痘疹药性主治合参》）

清代张璐说："至于老人血枯便秘，气虚便秘，脾虚腹胀少食，妇人血虚经闭，阴虚寒热，脾气痞积，肾虚动气及阴疽色白不起等证，不可妄用。"（《本经逢原》）

清代黄宫绣说："若使病在上脘，虽或宿食不消及见发热，只须枳实、黄连以消痞热，宿食自通。若误用大黄推荡不下，反致热结不消，为害不浅。"（《本草求真》）

现代研究证实：大黄含蒽醌类衍生物大黄酚、大黄素、芦荟大黄素和大黄素甲醚等，以及蒽酮和双蒽酮衍生物大黄酸、番泻苷等成分。自古以来大黄未被列为有毒中药，而在当前国家药物评价体系下，大黄被发现具有胃肠道、肝脏、肾脏、遗传、致癌、生殖与胚胎等多方面的毒性，其临床应用受到很大限制。如大黄可增加肠蠕动，抑制肠内水分吸收，促进排便及降血压等作用，故各类腹泻及低血压患者慎用或忌用；大黄对肝肾具有保护和损伤的双向作用，而长期、大剂量使用大黄则对肝肾具有一定毒性，故肝肾功能异常者尤应控制使用剂量和疗程；大黄所含游离蒽醌还有一定的致基因突变等作用，所含大黄素等成分有一定致癌和胚胎毒性等副作用，临床运用均当引起重视。

四、地黄

地黄系玄参科植物地黄的新鲜或干燥块根。新鲜者称鲜地黄，干燥者称生地黄，味甘，性寒，归心、肝、肾经，具有清热凉血、养阴生津之功效，主要用于阴虚内热、骨蒸劳热、内热消渴、吐血衄血、发斑发疹等病症；经蒸晒酒制者称熟地黄，味甘，性微温，归肝、肾经，具有补血滋阴、益精填髓之功效，主要用于精血亏虚之腰膝酸软、骨蒸潮热、盗汗遗精、内热消渴、心悸怔忡、眩晕耳鸣、须发早白、月经不调、崩漏下血等病症。

1. 禁忌原理

（1）鲜地黄、生地黄味甘而厚，质地柔润，多用、久用易生痰积饮，伤阳困脾。

（2）熟地黄味厚质重，善补阴血，但药性滋腻，妨碍脾胃，阻滞气机，胃不健则血难生，气不畅则血难活。

2. 犯禁原因

（1）见吐衄等血症，误认脾不统血为虚热迫血。

（2）见口渴少饮，误认湿滞饮停为精血亏虚。

（3）见精血亏虚，而忽视痰饮兼夹。

（4）见妇人血虚而忘产后恶露。

3. 应用禁忌

（1）症见吐血、衄血，如属阴虚内热，热迫血行者可用。若是脾虚不能摄血者，当忌用鲜地黄、生地黄，以免伤阳困脾。

（2）症见口渴，或多饮，或少饮，如属阴虚津伤，或精血亏虚者可用。若是中焦湿滞，津不上承者，忌用地黄。

（3）精血亏虚之眩晕怔忡，正宜熟地黄填补。若兼痰饮滞膈，气短胸闷者，应慎用地黄，合理配伍化痰行滞之品。

（4）妇人血虚用地黄补血为正治。但产后恶露不尽，腹痛发热者，多有瘀血未去，应慎用熟地黄；若见纳差、溏泄者，生地黄也不宜用。

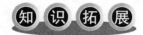

大便溏薄者忌用地黄吗？

历代本草认为熟地黄之滋补，可以通泄大便，故大便不实，或天明肾泄，产后泄泻不宜用，有的甚至提出应"禁用"之说。对于这一禁忌，有的医家提出异议，主张重用熟地黄，不必禁忌，如张锡纯在《医学衷中参西录·药物》中明确指出："凡下焦虚损，大便滑泻，服他药不效者，单服熟地黄即可止泻。然须日用四两，煎浓汤服之，亦不作闷（熟地黄少用则闷，多用转不闷），少则无效。"此说临床验之，确信，但须用熟地黄，而不可用鲜地黄、生地黄。

【知识链接】

明代刘文泰等说："忌葱白、韭白、薤白，恶贝母，畏芜荑。"(《本草品汇精要》)

明代李时珍说："甘，寒，无毒……元素曰：生地黄大寒，胃弱者斟酌用之，恐损胃气。之才曰：得清酒、麦门冬良，恶贝母、芜荑。权曰：忌葱、蒜、萝卜、诸血，令人营卫涩，须发白。曰：忌铜铁器，令人肾消并发白，男损营，女损卫。时珍曰：姜汁浸则不泥膈，酒制则不妨胃。鲜用则寒，干用则凉。"(《本草纲目》)

明代缪希雍说："生地黄，性大寒。凡产后恶食作泄，虽见发热，恶露作痛，不可用。误用则泄不止。胃气者，后天元气之本也，胃困则饮食不运，精血不生，虚热何自而退，故并当忌之……凡阴虚咳嗽，内热骨蒸，或吐血等候，一见脾胃薄弱，大便不实；或天明肾泄，产后泄泻，产后不食，俱禁用生地黄、当归，误则同于前辙，慎之！凡胸膈多痰，气道不利，升降窒塞，药宜通而不宜滞，汤液中禁入地黄。"(《神农本草经疏》)

清代顾元交说："生地生血，而胃弱者服之则妨食；熟地补血，而痰饮多者服之则泥膈。故生宜酒炒，熟宜姜制。入丸剂，生者酒浸三日，捣烂，酒蒸三次，即为熟地也。犯铜铁器，令人肾消。"(《本草汇笺》)

清代张德裕说："然究属寒凉之品，惟虚而有热者为宜。若真阴不充，而无热证，则用干地，犹嫌阴柔性质，不利于虚弱之脾胃……熟地黄且有微温之称，乃能补益真阴，并不虞其寒凉滑泄……然厚腻浊滞，如大虚之体服之，亦碍运化。故必胃纳尚佳，形神未萎者，方能任受。不然则窒滞中州……苟其人胃纳素薄，及虚弱成瘵者，得此亦必中满妨食，甚且作胀，其为害亦颇不浅，而痰饮弥漫，或兼夹外感者，固无论矣。"(《本草正义》)

清代张秉成说："熟地一味，若胃火炽盛者，尤宜斟酌用之，即虚火一证，亦宜改用生地为是"。(《成方便读》)

现代研究证实：生地黄含有多种苷类成分，以环烯醚萜苷类为主，如梓醇、二氢梓醇、乙酰梓醇、地黄苷等，还含有 β-谷甾醇、糖类及多种微量元素。生地黄具有明显的降压、降血糖等作用，故低血压及低血糖患者应慎用；而生地黄还具有镇静催眠等作用，故嗜睡患者慎用，从事高空作业、化学危险品、机械加工、驾驶等危险工种的患者不宜使用。

五、麻黄

麻黄系麻黄科植物草麻黄、中麻黄或木贼麻黄的干燥草质茎。其味辛、微苦，性温，归肺、膀胱经，具有发汗解表、宣肺平喘、利尿消肿、散寒通滞之功效。本品主要用于风寒表证，喘咳气急，风水水肿，以及痹证、阴疽、痰核等病证。

1. 禁忌原理

（1）麻黄辛温燥烈，发汗力较强，误用易伤阴耗气动血。

（2）麻黄具有兴奋中枢神经、升高血压、加快心率、兴奋膀胱括约肌、抑制胃肠蠕动的作用。

2. 犯禁原因

（1）见恶寒、身痛、咳喘等风寒表实证，忽略气虚、阴虚、血虚等虚象。

（2）见鼻衄、瘙痒等，误为寒邪束表之症，忽略阴虚血热等。

（3）对麻黄的现代药理作用不熟悉，与西药的配伍禁忌不了解。

3. 应用禁忌

（1）症见恶寒身痛，虽属外感风寒，但若是气虚多汗者，或是老人、小儿、体弱者，当慎用麻黄，剂量应减少，还要注意配伍。

（2）症见咳嗽喘息，若是纯属肺肾气虚或阴虚，应慎用麻黄。兼有表寒者，可配伍补虚之品使用。

（3）鼻衄不由寒闭热郁，而是因为阴虚火动者，不宜用麻黄。有出血倾向者，也要慎用麻黄。

（4）症见皮肤瘙痒疮疹，纯属血热，并无风寒束表者，不宜用麻黄。

（5）病抑郁症，属阳气不能宣发者宜用麻黄。若烦躁易怒、心悸失眠、血压升高者，则当慎用麻黄。

（6）病心动过缓，属阳虚寒凝者，可配伍益气温阳活血之品，但麻黄不宜与洋地黄类强心苷药物合用，以免引起室性心律失常。

（7）麻黄有抑制胃肠蠕动的作用，便秘及肠梗阻等患者慎用。

（8）麻黄碱有兴奋膀胱括约肌的作用，过用或久用麻黄可致尿量减少，甚至尿潴留或尿闭，故凡小便不畅、尿少不通者慎用麻黄。

（9）麻黄用量不可过大。《中华人民共和国药典》载：成人水煎剂剂量为每日 3～9g，一般中毒剂量为 30～50g。过量可致心悸气促、震颤及心绞痛发作，严重中毒时可导致视物不清、瞳孔散大、昏迷、呼吸困难、惊厥等，甚至导致呼吸衰竭和心室颤动。

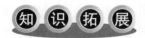 知 识 拓 展

麻黄的用量与发汗强度

历代医家多认为麻黄是发汗峻剂，李时珍说："麻黄发汗之气，驶不可御。"（《本草纲目》）黄宫绣认为，麻黄是"太阳发汗重剂"（《本草求真》），江南更有"麻黄不过钱"之说。就单味麻黄而言，其温散发汗之力，确实强于一般辛温解表药。虽然临床经验可见，单味麻黄发汗力并不是那么可怕，但如果应用不当，则不良反应也较严重。因此，临床谨慎使用麻黄是十分必要的，尤其是超常重用，更须谨慎。

那么，临床究竟如何把握麻黄的用量呢？这要从多个角度具体分析。

事实上，麻黄的发汗强度不仅取决于用量，还和多种因素相关。张锡纯云："陆九芝谓麻黄用数分，即可发汗。此以治南方之人则可，非所论于北方者。盖南方气暖，其人肌肤薄弱，汗最易出，故南方有麻黄不过钱之语。北方若至塞外，气候寒冷，其人肌肤强厚……恒用至七八钱始得汗出。"这说明麻黄用量与地域、体质有密切关系。一些地区还有"夏月忌用麻黄"的说法，如辨证当用麻黄者，恒以香薷代之，这就有失偏颇了。张山雷认为："麻黄与桂枝并行乃为散寒之用，若不与桂枝同行，即不专主散寒发汗矣。"（《本草正义》）《医宗金鉴》曰："若不温覆，则不峻也。"可见，麻黄是否发汗及发汗的强度，与药物配伍、服用方法和药后护理等也有关系。最重要的是辨证要准确，即便是有汗或肾不纳气之虚喘，如果配伍合理，制其弊而利其用，疗效也很显著。

【知识链接】

明代李时珍说："之才曰：厚朴、白薇为之使，恶辛夷、石韦。"（《本草纲目》）

明代杨崇魁说："若春末夏初则为禁用，因时已变，温热难抵剂之轻扬也。阴虚伤食者亦禁。久服多服，令人亡阳。凡用去节，水煮数沸去上沫用，否则令人烦闷，却又止汗。"（《本草真诠》）

清代凌奂说："其性轻扬善散，发表最速。若表虚自汗，饮食劳倦杂病；自汗，肺虚有热，多痰咳嗽，以致鼻塞；痘疮倒靥，不因寒邪所郁，而因热甚；虚人伤风，气虚发喘，阴虚火炎，以致眩晕头痛；南方类中风瘫痪及平日阳虚，腠理不密之人，皆禁用。汗多亡阳，能损人寿，戒之！戒之！春深夏月，以至初秋，法所同禁。惟冬月在表，真有寒邪伤营见证者宜之。若非冬月，或无寒邪，或寒邪在里，或风伤于卫等证，虽发热恶寒，不头痛身痛而拘急，六脉不浮紧者，皆不可用。虽可汗之证，亦不宜过剂。汗为心液，过汗则心血为之动，或亡阳，或血溢，而成大患。"（《本草害利》）

清代喻昌说："及见脉微恶寒，吐利烦躁等症，亡阳已顷刻，又不当用麻黄。即此推之，凡治暴病而用麻黄者，其杀人不转睫矣。"（《医门法律》）

清代郑梅涧说："喉间起白所切忌药味麻黄误用咽哑不可救……"（《重楼玉钥》）

现代研究证实：麻黄主要含有麻黄碱，少量的伪麻黄碱、挥发油、黄酮类化合物、麻黄多糖等成分。而麻黄碱为其主要成分，对心血管和神经系统的影响最大，对心血管系统的不良反应，包括心肌梗死、异常搏动、心肌乏力，严重者引起死亡；而对神经系统的不良影响，主要包括精神病发作（精神病、抑郁症）、癫痫、头晕头痛、意识丧失等。此外，麻黄还有升高血压、抗凝血、散瞳及促进汗腺分泌等作用。因此，脑血管意外、高血压、冠心病、心律失常等心脑血管疾病，以及出血性疾病、青光眼、多汗症等患者，均应慎用或忌用麻黄。

【学习小结】

药物的禁忌与医疗安全紧密相关，涉及中药性味禁忌、妊娠禁忌、服药食忌、病证药忌、制剂禁忌、中成药禁忌和配伍禁忌等诸多方面。中药的配伍禁忌独具特色，"十八反""十九畏"是历代的话题，至今仍然是临床各科经常遇到的难题。必须记住并进行深入研究，以提高对"十八反""十九畏"的合理认识。

对于中药药物警戒思想，我们应该与西方的药物警戒内容互相整合，以中医药理论为体，吸纳西方的技术为用，提高中药应用的安全水平！

药物警戒，即发现、评价、理解、预防不良反应或其他任何可能与药物有关问题所采取的科学研究与活动。而中药药物警戒是现代药物警戒理论与传统中药禁忌相结合的产物，其实践围绕着"识毒、防毒、用毒、解毒"的过程展开，是"与中药安全性相关的一切科学和活动"，主要内容包括加强有毒中药的监管及严格规范中药的使用。

中药不良反应指在中医辨证施治理论指导下，在预防、诊断、治疗疾病或调节生理过程中，患者接受正常剂量的药物时出现的任何有伤害的和与用药目的无关的反应，其主要包括副作用、毒性反应、过敏反应、后遗效应、特异质反应及特殊毒性反应等。

单味中药的禁忌，是临床时不可或缺的知识储备，是本学科的重点，必须记牢。

【思考题】

1. 简述中药配伍中的"十八反""十九畏"的具体内容。
2. 药物警戒与中药药物警戒的异同点是什么？
3. 详细阐述中药不良反应的主要内容。
4. 简述麻黄和大黄的临床应用禁忌。

第三章　中医病证治疗禁忌举例 ▷▷▷

【学习目的】

　　掌握：感冒、咳嗽、痞满、不寐、郁病的分证论忌、辨证禁忌。

　　熟悉：感冒、咳嗽、痞满、不寐、郁病的治法禁忌。

　　了解：感冒、咳嗽、痞满、不寐、郁病的生活禁忌。

【学习要点】

　　1.感冒、咳嗽、痞满、不寐、郁病的分证禁忌。

　　2.感冒、咳嗽、痞满、不寐、郁病的方药应用注意事项。

一、感冒

　　凡感受风邪或时行疫毒，导致肺卫失和，以鼻塞、流涕、头痛、恶寒发热、全身不适等为主要临床表现的外感疾病，称为感冒。如在同一时期，或某一地域广泛流行，症状相似者，则称为时行感冒。本病全年均可发生，尤以冬春为多。因四季气候变化和病邪不同，或人体体质强弱之异，在证候表现上常有风寒、风热、暑湿及体虚感冒之别。

　　感冒辨证，主要是辨别风寒证或风热证，以及辨一般感冒、时行感冒或虚人感冒。感冒为表证，治则宜发汗解表。风寒感冒宜辛温解表、宣肺散寒，方选荆防败毒散加减；风热感冒宜辛凉解表、宣肺透邪，方选银翘散加减；暑湿感冒宜清暑祛湿解表，方选新加香薷饮加减；气虚感冒宜益气解表，方选参苏饮加减；阴虚感冒宜滋阴解表，方选《千金》葳蕤汤加减。

　　感冒是一种十分常见的病证，而且在虚实寒热等各型感冒之间，临床上多无明显的界限。在感冒的不同阶段，临床表现错综复杂，容易误辨，应该重视禁慎干预。

1. 辨证禁忌

　　（1）忌将时行感冒误认为普通感冒：时行感冒多呈流行性，同时同地有较多人发病，迅速蔓延，症状较重，如恶寒或寒战、高热（体温39～40℃）、周身酸痛、疲乏无力，或见咽痛、咳嗽、面红目赤等，故不难辨识。

　　（2）忌将感冒夹湿误认为虚证：感冒各证型都可能兼夹湿邪。因湿为阴邪，其性缠绵，常困脾土，多见乏力气短、低热、头昏、食欲不振、舌淡苔白腻、脉细或濡，且经久不愈，酷似气血两虚或阴虚表现，容易误诊。此时切忌过早补益气血，严禁遣用滋阴清热之品，以免滋腻生湿，导致感冒难愈。

（3）忌将其他病证误认为感冒：临床上有很多疾病初起时症状酷似感冒，必须提高警惕，认真辨证。切忌将其他病证误辨为感冒，从而造成误治、坏病等。

如鼻渊（急性或慢性鼻窦炎）、乳蛾（急性扁桃体炎）、湿温（如胃肠炎、病毒性肝炎）、热痹（如风湿热）、麻疹、暑湿（如乙型脑炎）、春温（如脑膜炎）等在发病早期，特别应注意与感冒鉴别。

一般而言，忌将鼻渊的腥臭黄浊涕、鼻塞，误认为感冒的浊涕鼻塞；忌将乳蛾的咽喉红肿疼痛化脓，误认为感冒的咽红咽痛；忌将湿温的午后低热、食欲不振、乏力，误认为感冒的发热、纳差；忌将热痹的发热、关节肿痛，误认为感冒的发热、身痛；忌将麻疹的发热、鼻涕多泪，误认为风热感冒的发热、皮疹；忌将春温、暑湿的发热、头痛、颈项强直、呕吐，误认为普通风寒感冒的颈项强痛等。

2. 治法禁忌

（1）谨慎使用汗法　发汗解表为治疗感冒的正法。《内经》有"其在皮者，汗而发之"的论述，又说"体若燔炭，汗出而散"。故对感冒高热、无汗者，汗法确有立竿见影之效。但汗法用之不当，又能产生副作用，甚至造成严重后果，应谨慎选用。

对汗法的应用，历代医家设有不少禁忌，如《伤寒论》有"诸亡血家不可发汗"的告诫，至今仍有重要临床价值。下面这几种情况，遇有感冒无汗或少汗，也当慎用汗法。

体质虚弱，脉细数者，慎发汗。对于老人、小孩、产后或大病初愈者，有神疲气短、面色苍白、舌质淡白不红或紫黯、脉细无力或脉似有似无等表现者，尤应慎用汗法，如麻黄及含有麻黄的制剂等均应忌用。

曾有出血或出血倾向者，慎发汗。经常有出血性疾病者，如鼻衄、咯血、呕血、尿血、便血、痔疮出血、妇女月经过多或皮下出血（紫癜）、外伤出血等都应慎用或忌用汗法。

经常好发疮痈并有脓液、黄水淋漓难尽者，应慎用汗法。

小便淋沥、疼痛、尿少者，慎用汗法。

此外，在用汗法时必须掌握一个度的问题，切忌过度，以免伤阴耗气致虚，特别是感冒兼风湿者，当取微汗。大汗则风去湿留，病反不去。

（2）忌单用补法　对于虚人感冒，可兼用补法，但感冒未痊愈之前禁忌单用补法。按中医"急则治标"的原则，感冒一般病程较短，3～7天可愈，待感冒痊愈后，如确有体虚证候，再行辨证施补。

（3）忌过早使用收涩法　感冒伴有咳嗽剧烈者，或腹泻无度者，或表虚自汗盗汗者，不可过早使用收敛法止咳、止泻、止汗，恐表邪不去，久恋生变。

（4）忌不辨证候滥用中成药　中成药治疗感冒，具有明显的优势，但必须辨明证候，选用相应成药，才能获效。虽同是治疗感冒的中成药，证候不相对应，也应禁忌。

3. 分证论忌

（1）风寒感冒

主症：轻者鼻塞声重，喷嚏，时流清涕，痰清稀色白，咽痒；重者恶寒重，发热轻，无汗，头痛，肢节酸痛。

兼次症：夹湿，则见头重体倦、胸闷、恶心欲吐、纳差腹泻、口淡不渴；夹痰浊，则见咳嗽痰多、胸闷食少；夹气滞则见胸闷不适，甚则胁肋胀痛。

舌脉象：舌苔薄白而润，夹湿或痰浊则苔白腻；脉浮或浮紧。

感冒症状有很多相似之处，寒与热不够分明，容易误用药物，尤其是一些感冒成药，患者随意将家里存藏之药，未经辨证，先用再说。

治法禁忌：不宜辛凉解表，也不宜补肺收敛止咳。

方药禁忌：方剂不宜用银翘散；中成药不宜用 Vc 银翘片、板蓝根冲剂、清热解毒冲剂、双黄连口服液等；药物慎用金银花、菊花、石膏、黄连、大黄等。

（2）风热感冒

主症：发热，微恶寒，汗出不畅，头痛，鼻塞浊涕，口干而渴，咽喉红肿疼痛，咳嗽，痰黄黏稠。

兼次症：风热重症或感受时疫之邪，可见高热不退、恶寒或有寒战、头痛、鼻咽干燥、口渴心烦；风热夹湿，可见头重体倦、胸闷、恶心、小便赤；秋令夹燥者，可见口唇鼻咽干燥、干咳无痰或咳痰不爽、口渴。

舌脉象：苔薄黄，若风热重症则舌红苔黄，夹湿则苔黄腻，夹燥则舌红少津；脉浮数。

治法禁忌：忌用辛温解表法。

方药禁忌：方剂不宜用麻黄汤、桂枝汤、荆防败毒散、九味羌活汤；中成药不宜用桂枝合剂、荆防合剂、九味羌活丸等；药物慎用麻黄、桂枝、细辛、制附片、防风、川芎、肉桂、干姜等。

（3）暑湿感冒

主症：发于夏季，发热，汗出热不解，面垢，鼻塞流浊涕。

兼次症：头昏重胀满，身重倦怠，心烦口渴，胸闷欲呕，尿短赤。

舌脉象：舌质红，苔黄腻；脉濡数。

暑必夹湿，其中当以湿邪为着眼点，一切影响祛湿之因素都会影响治疗，应该注意。

治法禁忌：忌用辛温解表、滋阴解表法。

方药禁忌：方剂不宜用沙参麦冬汤、桂枝汤等；中成药不宜用六味地黄丸、桂枝合剂；药物慎用生地黄、熟地黄、麦冬、阿胶、当归、麻黄、桂枝等。

（4）气虚感冒

主症：恶寒发热，头痛鼻塞，倦怠无力，气短懒言，反复发作，稍有不慎即发病。

兼次症：年老或多病，恶风，易汗出等。

舌脉象：舌质淡，苔薄白；脉浮而无力。

此证多内外虚实夹杂，方药剂量都应该非常谨慎，否则容易出错。

治法禁忌：慎用辛温解表、辛凉解表法。

方药禁忌：方剂忌用麻黄汤；中成药忌用银柴合剂、抗病毒冲剂、九味羌活丸等；

药物忌用麻黄、桂枝、木香、枳实、青皮、川芎等，慎用金银花、黄连、黄芩等。

（5）阴虚感冒

主症：头痛身热，微恶风，无汗或微汗。

兼次症：阴虚体质或体弱病后常有盗汗，头晕心悸，口干不欲饮，手足心热，干咳少痰，或痰中带血丝，心烦失眠等。

舌脉象：舌质红，苔剥脱或无苔；脉细数。

阴虚之人患感冒，常见于许多重病过程中，矛盾交织，治之棘手。

治法禁忌：忌用辛温解表、化湿解表法。

方药禁忌：方剂忌用九味羌活汤、麻黄汤、桂枝汤、藿香正气散、平胃散；中成药忌用九味羌活丸（片、颗粒）、藿香正气液、藿香正气水、桂枝合剂等；药物禁用麻黄、桂枝、制附子、肉桂、苍术等，慎用白豆蔻、砂仁等。

4. 生活禁忌

（1）不宜到公共场所或探访亲友，时行感冒重症应卧床休息，不宜外出旅游，以免互相传染。

（2）不宜经常闭门关窗，宜经常保持室内通风良好。

（3）忌不参加运动，宜因人而异。经常参加所喜爱的体育活动，以增强体质，预防感冒。感冒发热期间，也忌剧烈运动和高强度体力劳动。

（4）严禁饮酒，注意多饮水。风热、阴虚感冒应慎食油炸、烧烤、卤制、火锅等食品；暑湿感冒应慎食甜腻、醪糟、糯米等食品。

（5）感冒初愈，特别是风热感冒，应慎食过多油腻食物，避免复发，以免食复。

【知识链接】 --

《内经》曰："岐伯曰：病热少愈，食肉则复，多食则遗，此其禁也。"（《素问·热论》）

汉代张仲景说："太阳病，得之八九日，如疟状，发热恶寒，热多寒少……脉微而恶寒者，此阴阳俱虚，不可更发汗。""太阳病，发热恶寒，热多寒少，脉微弱者，此无阳也，不可更发汗。""脉浮数者，法当汗出而愈。若下之，身重，心悸者，不可发汗。""脉浮紧者，法当身疼痛，宜以汗解之。假令尺中迟者，不可发汗。何以知然？以荣气不足，血少故也。""咽喉干燥者，不可发汗。""淋家不可发汗，汗出必便血。""疮家，虽身疼痛，不可发汗，汗出则痉。""衄家，不可发汗。""亡血家，不可发汗。""汗家，重发汗，必恍惚心乱，小便已阴疼。""太阳与少阳并病，头项强痛，或眩冒，时如结胸，心下痞硬者……慎不可发汗，发汗则谵语脉弦。""少阴病，脉细沉数，病为在里，不可发汗。""少阴病，脉微，不可发汗，亡阳故也。""下利清谷，不可攻表，汗出必胀满。""禁生冷，黏滑，肉面，五辛，酒酪，臭恶等物。"（《伤寒论》）"然诸病此者，渴而下利，小便数者，皆不可发汗。"（《金匮要略》）

明代张介宾说："伤风、中风，虽有风之名，不可均作表证……中风之病，

虽形证似风，实由内伤所致，本无外邪，故不可以表证论治。"(《景岳全书》)

清代吴瑭说："疮家湿疟，忌用发散。""太阴温病，不可发汗，发汗而汗不出者，必发斑疹，汗出过多者，必神昏谵语。"(《温病条辨》)

清代雷丰说："乃火酒下鸡，夫鸡乃关风之物，酒为助火之物，宜乎增剧，无怪方药。"(《时病论》)

二、咳嗽

咳嗽是指外感或内伤等多种病因导致肺失宣降，肺气上逆，以咳嗽、咳痰为主要症状的病证。咳嗽是肺系疾病的一个常见症状，也是一个具有独立性的证候。咳嗽分为外感和内伤两大类。六淫外邪从肌表或口鼻而入，侵袭肺系，使肺失宣降，肺气上逆，导致外感咳嗽。由于四时主气的不同，人体所感受的外邪亦有区别，风为六淫之首，其他外邪多随风邪侵袭人体，故有夹寒、夹热、夹燥之分。内伤咳嗽由肺或他脏功能失调，影响及肺所致；但其主要病位在肺，与肝、脾、肾关系最为密切。

咳嗽辨证，主要是在辨明外感与内伤的同时，分清寒热虚实。在治疗原则上，外感咳嗽治以宣肺散邪为主。其中风寒袭肺，宜疏风散寒、宣肺止咳，方用三拗汤合止嗽散加减；风热犯肺，宜疏风清热、宣肺止咳，方选桑菊饮加减；风燥伤肺，宜疏风清热、润燥止咳，方选桑杏汤加减。内伤咳嗽治当祛邪扶正，标本兼治。如痰湿蕴肺，宜燥湿化痰、理气止咳，方选二陈汤合三子养亲汤加减；痰热蕴肺，宜清热化痰、肃肺止咳，方选清金化痰汤加减；肝火犯肺，宜清肺泻肝、化痰止咳，方选黄芩泻白散合黛蛤散加减；肺阴亏耗，宜养阴清热、润肺止咳，方选沙参麦冬汤加减。

1. 辨证禁忌

（1）忌将内伤咳嗽误为外感咳嗽　外感咳嗽多起病急，病程短，初起多兼有恶寒发热、头痛鼻塞等表证；内伤咳嗽多为久病，病程长，常反复发作，多伴有脏腑功能失调的症状。

（2）忌将其他病证误为咳嗽　临床上有很多疾病都可引起咳嗽，咳嗽是一个以症状为病名的病证，但必须除外肺胀、哮喘、肺痨、肺痈等病而有咳嗽表现者，应认真鉴别。切忌将其他病证误辨为咳嗽，从而造成误治、坏病等。

一般而言，忌将肺痨的咳嗽、咯血、潮热盗汗，误认为普通的阴虚咳嗽；忌将肺胀的胸满、上气咳喘、口唇发绀、面目晦黯，误认为普通瘀血咳嗽；忌将哮喘的咳嗽、痰鸣气吼，误认为痰湿咳嗽的咳嗽痰鸣；忌将肺痈的发热咳嗽，咳吐大量腥臭脓痰，误认为痰热咳嗽的咳吐黄稠痰。

2. 治法禁忌

（1）忌过早使用敛肺止咳法　敛肺止咳法适用于久咳不愈，肺中确无实邪之证。治疗咳嗽应分清寒热虚实，标本缓急，采用"实则泻之，虚则补之""急则治其标，缓则治其本"的基本原则。一般而言，外感咳嗽及咳嗽初期，以祛邪宣肺为主；忌收敛止咳，以免闭门留寇，导致邪气闭伏，迁延不愈，应因势利导，使宣畅肺气则咳嗽自止，邪去正安。

（2）忌妄用补法　外感咳嗽及咳嗽初期，多属实证，治疗以宣肺气、疏散外邪为主，切忌妄用补法，使肺气壅塞，邪气留恋，痰浊不易排除，从而加重病情或使病程缠绵难愈。内伤咳嗽多属邪实正虚，虚实夹杂，宜分清虚实主次，以祛邪扶正，标本兼治，也不宜盲目施补；即使是虚证咳嗽，也应辨证施补，注意治脾、治肝、治肾。

（3）忌过用宣肺法　在用宣肺法时，必须掌握一个度的问题，切忌宣散过度，以免损伤正气，耗气伤阴，致正虚邪盛，变生他证。尤其是阴虚肺燥之证，当润而宣，误用辛温宣肺，必然生燥动血，而致咯血。

（4）忌不辨证候滥用中成药　中成药治疗咳嗽，方便、良效，但必须辨明证候，选用相应成药，才能获效，"毋见咳而止咳"。虽同是治疗咳嗽的中成药，证候不相对应，也应禁忌。

3. 分证论忌

（1）外感咳嗽

① 风寒束肺

主症：咳嗽声重，气急咽痒，咳痰清稀色白。

兼次症：鼻塞，流清涕，头痛，肢体酸痛，恶寒，发热，无汗。

舌脉象：舌苔薄白而润；脉浮或浮紧。"寒包火"可见舌红苔黄腻，脉滑数。

本证型设忌的要点在于强调风寒束肺之病机。同是咳嗽，若兼见发热重、恶寒轻、口干咽痛、舌红苔黄之症，当属风热犯肺，不可妄用。寒包火之咳嗽，最易误辨、误治。因有舌红苔黄等热象，而投与疏风清热之剂，而致雪上加霜。临床上兼见恶寒发热、鼻塞、流清涕、咳痰清稀色白等，当可辨识。本证治疗时，还应注意外感初起，不能妄用收敛之法，以致病邪难出，贻误病情。

治法禁忌：忌用疏散风热法，禁用补肺收敛止咳法。

方药禁忌：方剂不宜用桑菊饮、桑杏汤、养阴清肺汤、清燥救肺汤、麻杏石甘汤、清金化痰汤、九仙散、补肺汤等；中成药不宜用桔贝合剂、复方百部止咳糖浆、竹沥膏、黛蛤散、宁嗽丸、蛇胆川贝液、蛇胆川贝枇杷膏、川贝枇杷糖浆、养阴清肺糖浆等。药物忌用金银花、菊花、桑叶、石膏、黄连、黄芩、川贝母、枇杷叶、鱼腥草、大黄等。

② 风热犯肺

主症：咳嗽频剧，气粗或咳声音哑，喉燥咽痛，咯痰不爽，痰黏稠或稠黄。

兼次症：咳时汗出，鼻涕黄稠，口渴，头痛，肢体酸楚，恶风，身热。

舌脉象：舌质红，苔薄黄；脉浮数或浮滑。

本证型为风热犯肺之病机而设。临床上咳嗽，如兼见恶寒发热、鼻塞、流清涕、咳痰清稀色白等，为风寒束肺之证，不可妄用疏风清热之剂。本证治疗时，还应注意外感初起，不能妄用收敛之法，以致闭门留寇，贻误病情。另外，肺热炽盛之咳嗽，当清热泻火，仅用疏散风热之法，如隔靴搔痒，难以奏效。临床常见身热不解，咳逆气急，甚则鼻扇，口渴，有汗或无汗，当不难辨识。

治法禁忌：忌用疏风散寒法，禁用补肺收敛止咳法，慎用清热泻火之重剂。

方药禁忌：方剂不宜用三拗汤、杏苏散、麻黄汤、桂枝汤、小青龙汤、射干麻黄汤、九仙散、补肺汤等；中成药不宜用通宣理肺丸、杏苏二陈丸、荆防合剂、半夏糖浆、小青龙合剂、人参固本丸、扶正养阴丸等。药物慎用麻黄、桂枝、细辛、制附片、半夏、陈皮、防风、川芎、肉桂、干姜等。

③ 风燥伤肺

主症：干咳，连声作呛，无痰或有少量黏痰，不易咯出。

兼次症：喉痒，唇鼻干燥，咳甚则胸痛；或痰中带血丝，口干，咽干而痛；或鼻塞，头痛，身热微恶寒。

舌脉象：舌质红，苔薄白或薄黄；干而少津。脉浮数或小数。

本证型的设忌要点在于风燥伤肺的病机特点。燥易伤阴，燥易化热，必兼见津伤热盛之象，但与阴虚之咳不同。后者可见潮热、颧红、手足心热、盗汗、少苔、脉细数等，可资鉴别。忌用辛温发散之法，更不宜燥湿化痰，以免助长热邪，加重阴液亏虚，同时不宜妄用大剂清热泻火之剂，以致误伤正气，使病邪深入。另外，补益肺气之剂易滋长病邪，同时补益药物的药性大多偏温，易助燥化热，故当明辨。

治法禁忌：禁用辛温宣肺法，忌用补益肺气法，不宜用燥湿化痰法。

方药禁忌：方剂忌用麻黄汤、桂枝汤、小青龙汤、射干麻黄汤、二陈汤、补肺汤等；中成药不宜用通宣理肺丸、小青龙合剂等。药物慎用麻黄、桂枝、细辛、制附片、半夏、肉桂、干姜、人参等。

（2）内伤咳嗽

① 痰湿蕴肺

主症：咳嗽痰多，咳声重浊，痰白黏稠或稠厚或稀薄，每于晨间咳痰尤甚，因痰而咳，痰出咳缓。

兼次症：胸闷，脘痞，呕恶，纳差，腹胀，大便时溏。

舌脉象：舌苔白腻；脉濡滑。

本证型之病机为痰湿壅肺，设忌要点在于痰湿，临床兼见咳嗽痰多、咳声重浊、痰白黏稠或稠厚或稀薄、胸闷、脘痞、呕恶等症。与阴虚肺热之证迥异。本证无发热、痰黄、干咳无痰、口干舌燥、舌红少津、少苔或无苔等阴虚之象，应不难辨识。唯痰热之咳嗽当明辨，两者均有痰湿的表现，其区别在于：本证无明显热象。痰湿为水液代谢障碍形成的病理产物，所以治疗时忌补益养阴之品，用之易助生痰湿之邪；清热泄肺，易伤阳气，导致运化无力，水湿停聚；而收敛之法，无益化痰祛湿，反致病情缠绵，故当审慎。

治法禁忌：忌用养阴润肺法，禁用清泄肺热法，慎用补肺收敛止咳法。

方药禁忌：方剂不宜用养阴清肺汤、清燥救肺汤、九仙散等；中成药不宜用蛇胆川贝枇杷膏、养阴清肺糖浆等。药物慎用百合、麦冬、生地黄、熟地黄、玄参、当归、阿胶等。

② 痰热蕴肺

主症：咳嗽气息粗促，或喉中有痰声，痰多稠厚或稠黄，咯痰不爽，或有腥臭味，或吐血痰，头痛身热，微恶风寒，鼻塞，无汗或有汗。

兼次症：胸肋胀满，咳时引痛，面赤，或有身热，口干欲饮等。

舌脉象：舌质红，苔黄腻；脉滑数。

本证型病机是痰热壅肺；临床辨证的要点在于咳嗽气粗，痰多稠黄，咯痰不爽，面赤，口干欲饮，身热，舌质红，苔黄腻，脉滑数。与阴虚之内热截然不同，干咳，痰少或痰中带血，午后潮热，颧红，手足心热，盗汗，口干咽燥，舌质红，少苔，脉细数当不难辨识。本证因为痰热所致，故禁用辛温之剂，否则助热为虐，伤津耗气；而养阴补肺，反致痰湿滋生；收敛之法亦不利于祛除痰湿，有闭门留寇之嫌。

治法禁忌：禁用辛温解表法，忌用养阴补肺法，慎用收敛止咳法。

方药禁忌：方剂忌用三拗汤、杏苏散、麻黄汤、桂枝汤、小青龙汤、射干麻黄汤、九仙散等；中成药不宜用通宣理肺丸、荆防合剂、半夏糖浆、小青龙合剂等。药物忌用麻黄、桂枝、细辛、制附片、川芎、肉桂、干姜等。

③ 肝火犯肺

主症：气逆咳嗽阵作，咳时面红目赤，引胸胁痛，可随情绪变化而增减。

兼次症：烦热咽干，常感痰滞咽喉，咯之难出，量少质黏，或痰如絮条，口干口苦，胸胁胀痛。

舌脉象：舌质红，苔薄黄少津；脉弦数。

本证型之咳嗽有明显特点，与痰热、风热及阴虚证不难辨识。虽都有热象，但痰热壅肺可见咳嗽气粗，痰多稠黄，或喉中有痰声，咯痰不爽，苔黄腻，脉滑数；风热犯肺有恶寒发热等表证；肺阴虚则有午后潮热，颧红，手足心热，盗汗，少苔，脉细数等阴虚之象可资鉴别。治疗上如用辛温或温补之法，犹如抱薪救火，助纣为虐。

治法禁忌：忌用温散补肺法。

方药禁忌：方剂不宜用三拗汤、真武汤、麻黄汤、桂枝汤、小青龙汤、射干麻黄汤等；中成药不宜用通宣理肺丸、荆防合剂、半夏糖浆、小青龙合剂等。药物忌用辛温解表药如麻黄、桂枝、细辛等，禁用温阳补气药如制附片、川芎、肉桂、干姜、红参等。

④ 肺阴亏耗

主症：干咳，咳声短促，痰少黏白，或痰中带血，或声音逐渐嘶哑。

兼次症：午后潮热，颧红，手足心热，夜寐盗汗，口干咽燥，其病缓慢，日渐消瘦，神疲。

舌脉象：舌质红，少苔；脉细数。

本证型病机为肺阴亏虚，临床只要抓住阴虚的特点，应不难辨识。治疗上切忌妄投辛温之剂，亦勿用燥湿化痰之法。因辛温发散，伤阴助热，燥湿化痰，也易耗竭阴津，如火上浇油，加重病情，故当禁慎。

治法禁忌：忌用辛温散寒法，禁用燥湿化痰法。

方药禁忌：方剂忌用麻黄汤、桂枝汤、小青龙汤、射干麻黄汤等；中成药不宜用通宣理肺丸、荆防合剂、半夏糖浆、小青龙合剂、桂枝合剂等。药物禁用麻黄、桂枝、细辛、肉桂、干姜等；慎用白豆蔻、砂仁等。

4. 生活禁忌

（1）不宜闭门关窗，忌居处空气污秽。

（2）忌不参加运动，也不宜剧烈运动和参加高强度体力劳动。

（3）避免受凉，注意气候变化，防寒保暖。

（4）严禁烟酒。

（5）忌饮食不节。咳嗽痰多及咳嗽初愈者，不宜进食肥甘厚味及过于寒凉之品，避免食复。

（6）忌情志过激，如肝火咳嗽多与七情内伤有关，宜戒郁怒，保持心情舒畅。

（7）忌不注意排痰，应鼓励患者尽量将痰排除。咳而无力者，可翻身拍背等助其排痰，必要时吸痰，但要避免刺激或损伤肺部。

【知识链接】

《内经》曰："岐伯曰：病热少愈，食肉则复，多食则遗，此其禁也。"（《素问·热论》）

元代李杲说："咳甚者，去人参。""如久病痰嗽者，去人参。"（《脾胃论》）

明代李中梓说："然治表者，虽宜动以散邪，若形病俱虚，又当补中气而佐以和解。倘专于发散，恐肺气益弱，腠理益疏，邪乘虚而入，病反增剧也。治内者，虽静以养阴，若命门火衰不能归元，则参、芪、桂、附在所必用，否则气不化水，终无补于阴也。""大抵治表者，药不宜静，静则留连不解，变生他病，故忌寒凉收敛。治内者，药不宜动，动则虚火不宁，燥痒愈甚，故忌辛香燥热。"（《医宗必读》）

汉代张仲景说："脉浮数者，法当汗出而愈。若下之，身重，心悸者，不可发汗。"（《伤寒论》）

明代李梃说："新咳有痰者外感，随时解散；无痰者便是火热，只宜清之。久咳有痰者，燥脾化痰；无痰者，清金降火。盖外感久则郁热，内伤久则火炎，俱宜开郁润燥……苟不治本而浪用兜铃、粟壳涩剂，反致缠绵。"（《医学入门》）

明代徐春甫说："凡治咳嗽，当先各因其病根，伐去邪气，而后以乌梅、诃子、五味子、罂粟壳、款冬花之类，其性燥涩，有收敛劫夺之攻，亦在所必用，可一服而愈，慎毋越其先后之权衡也。"（《古今医统大全》）

清代喻昌说："内伤之咳，治各不同，火盛壮水，金虚崇土，郁甚舒肝，气逆理肺，食积和中，房劳补下，用热远热，用寒远寒，内已先伤，药不宜峻。""凡治咳不分外感内伤，虚实新久，袭用清凉药，少加疏散者，因仍苟且，贻患实深，良医所不为也。凡治咳遇阴虚火盛，干燥少痰，及痰咯艰出者，妄用二陈汤，转劫其阴而生大患者，医之罪也。凡咳而且利，上下交征，而不顾其人中气者，十无一起。如此死者，医杀之也。此有肺热肾寒两证，水火不同，毋论用凉用温，总以回护中气为主。凡邪盛，咳频，断不可用劫涩药。咳久邪衰，其势不脱，方可涩之。误则伤肺，必至咳无休止，坐以待毙，医之罪也。凡属肺痿、肺痈之咳，误作虚劳，妄补阴血，转滞其痰，因致其人不救者，医之罪也。凡咳而渐至气高汗渍，宜不俟喘急痰鸣，急补其本。若仍治标亡本，必至气脱卒亡，医之罪也。"（《医门法律》）

三、痞满

痞满是心下痞塞，胸膈满闷，触之无形，按之不痛的病证。其多因中焦气机阻滞，升降失常所致。痞满的病位主要在胃脘，辨证要点在于分清虚实寒热，治疗为苦辛通降、理气消痞。属脾胃虚弱者，治宜补气健脾、升清降浊，方宜选补中益气汤加减；属饮食积滞者，治宜消食导滞、行气除痞，方宜选保和丸加味；属痰湿内阻者，治宜除湿化痰、理气宽中，方宜选平胃散合二陈汤加减；属邪热内陷者，治宜泻热消痞、和胃开结，方宜选大黄黄连泻心汤加味。

痞满证的辨治宜通畅，一切阴柔、甘腻、壅塞、收敛的方药均当慎忌。

1. 辨证禁忌

（1）忌将痞满误为鼓胀　鼓胀与痞满均有胀满之苦，但鼓胀以腹部外形胀大如鼓为特征；痞满则仅自觉满闷，外无胀大之形，所以《证治汇补·痞满》说："痞与胀满不同，胀满则内胀而外亦有形，痞满则内觉满塞而外无胀迹。"

（2）忌将痞满误为胸痹　胸痹偶有胃腹不舒，而痞满兼有胸膈不适，二者容易误诊，特别是老年人突然出现胃脘痞满时，应警惕胸痹的漏诊。但胸痹尚有胸痛、心悸、短气等症，可作鉴别。

（3）忌将痞满误为聚证　聚证为腹内可触及包块，时聚时散；而痞满为自觉症状，并无块状物可触及，不难辨识。

2. 治法禁忌

（1）忌用收涩法　陈潮祖云："气血津精有三种病变，即不通、太通、亏损。亏损宜补，不通宜通，太通宜涩。"痞满病机为不通，宜通忌涩。

（2）行气除痞，中病即止，不可太过　痞满常用行气理气方药，但气药多温，多用伤津，且行气则耗气，甚则破气，致实证转虚，不可不慎。

（3）慎用滋阴法　滋阴方药阴柔滋腻，守而不走，多能滞塞气机，加重痞满，苟有阴虚痞满者，只宜养阴，不可滋阴。

3. 分证论忌

（1）邪热内陷

主症：胃脘痞满，灼热急迫，按之满甚。

兼次症：心中烦热，渴喜冷饮，身热汗出，大便干结，小便短赤。

舌脉象：舌质红，苔黄；脉数。

本证属实热，设忌在于注意一切阴柔清热之方药。

治法禁忌：不宜用甘寒清热法。

方药禁忌：方剂不宜用白虎汤。药物不宜用石膏、知母、生地黄等。

（2）饮食积滞

主症：嗳腐吞酸，脘腹满闷，痞满不舒，按之更甚。

兼次症：恶心呕吐，不思饮食，大便不调。

舌脉象：舌苔厚腻，脉弦滑。

本证多有食欲不振的临床表现，甚至因为长期饮食不节而致面黄肌瘦者，容易为脾虚、气血不足等。

治法禁忌：不宜用健脾、养血和滋阴等法。

方药禁忌：方剂不宜选用参苓白术散，忌用四物汤、益胃汤；中成药忌用健脾丸、四物合剂、六味地黄丸等。药物忌用生地黄、熟地黄、大枣。

（3）痰湿内阻

主症：胸脘痞满，恶心呕吐。

兼次症：头晕目眩，头重如裹，身重肢倦，或咳嗽痰多，口淡不渴。

舌脉象：舌质胖大，边有齿痕，苔白厚腻；脉沉而滑。

本证的身重肢倦，容易误认为气虚之乏力；舌质之胖大，舌边有齿痕，也易于误诊为脾阳不足。

治法禁忌：忌用补益法、滋阴法，慎用清热法。

方药禁忌：方剂忌用补中益气汤、益胃汤、大承气汤；中成药忌用六味地黄丸系列、黄连上清丸等。药物忌用生地黄、熟地黄、大黄、生石膏等。

（4）肝郁气滞

主症：脘腹不舒，痞塞胸闷，胸胁胀闷，嗳气则舒。

兼次症：心烦易怒，时作太息，常因情绪因素而致诸症加重。

舌脉象：苔薄白，脉弦。

本证病机核心是不通，注意一切影响气血津液通畅的治法与方药，以及包括情志不遂在内的其他多种因素。

治法禁忌：慎用补肝血法。忌用温阳法。

方药禁忌：方剂慎用四物汤、当归生姜羊肉汤，忌用参附汤、良附丸；中成药慎用四物合剂、肾气丸、桂附地黄丸、附子理中丸。药物慎用人参、党参、黄芪，忌用附片、肉桂、干姜、细辛等。

（5）脾胃虚弱

主症：脘腹不适，痞塞胀满，时缓时急，喜温喜按。

兼次症：不知饥饿，不欲饮食，倦怠乏力，气短懒言，大便稀溏。

舌脉象：舌质淡，舌苔白；脉沉弱。

本证临床上常有脘腹胀满之症，容易误辨为湿滞；为了消胀，也容易过用行气药物，导致破气、耗气之弊。

治法禁忌：忌用攻下法，慎用理气法。

方药禁忌：方剂忌用枳实导滞丸，慎用四磨饮子；中成药忌用牛黄解毒片、上清丸、沉香化气丸。药物忌用大黄、芒硝、枳实、沉香，慎用青皮、厚朴。

4. 生活禁忌

（1）保持心情愉快，切忌恼怒、生气、抑郁，以免气机郁滞。

（2）忌烟，禁酒，不宜喝浓茶，不宜过饥过饱，慎食生冷、肥甘与厚味。

（3）注意气候变化，避受风寒与湿热的侵袭。

（4）经常参加集体活动与体育锻炼，多与外界交流，切忌一个人在阴暗潮湿之地孤独生活。

【知识链接】

　　汉代张仲景说："伤寒大下后，复发汗，心下痞，恶寒者，表未解也，不可攻痞。"又说："伤寒中风，医反下之，其人下利日数十行，谷不下，腹中雷鸣，心下痞硬而满，干呕心烦不得安。医见心下痞，谓病不尽，复下之，其痞益甚。"（《伤寒论》）

四、不寐

不寐，又称失眠，是因为脏腑功能失调，阳不入阴，心神不安所引起的、经常不易入寐的病证。有入寐困难者，有入寐后易醒者，有醒后难以再寐者，也有时寐时醒者。不寐多因内伤所致，如情志不舒、心脾两虚、阴虚火旺、心肾不交、痰热内扰和胃气不和等。辨证要点在于抓住脏腑病变特点和不寐的不同临床表现；治疗强调，在辨证的基础上采用安神镇静法。对心脾两虚者，治宜补益心脾、养血安神，方宜归脾汤；阴虚火旺者，治宜滋阴降火、清心安神，方宜交泰丸；肝郁血虚者，治宜疏肝、养血、安神，方宜安神定志丸加味；痰热内扰者，治宜化痰清热、养心安神，方宜清火涤痰汤；胃气不和者，治宜和胃化滞，方宜保和丸合越鞠丸。

不寐之证极为常见，病因复杂，反复难愈，患者十分痛苦，医者应该重视，耐心诊治，切忌轻率了事。

1. 辨证禁忌

（1）注意辨别其他病证引起的不寐　忌将他病之苦所致的不得卧误认为不寐。

（2）切忌将癫证、狂证误辨为不寐　癫与狂常有顽固性的不寐，互相有明显的因果关系，临床上没有明显的界限，容易被忽视。

一般来说，不寐虽病程长，但预后良好。若不寐久治误治，忧思久郁，进一步损伤心脾，久病则气滞痰生，加上心胆气虚，痰浊上逆，蒙蔽心窍，神志恍惚，不能自主，转为癫证；也有因痰浊内阻，肝郁化火，或心火内炽，结为痰火，火扰心神，心窍不开，神志为之逆乱，而发为狂证。

鉴别的要点在于癫证、狂证有神志失常的各种表现，而不寐则始终神志不乱，可供鉴别。

2. 治法禁忌

（1）慎用燥热辛温治法　对于热邪扰心的不寐者，自当禁用燥、热、辛、温治法，这很容易理解，即使是阳虚内寒的不寐者，也应慎用燥热、辛温法，以免致躁动兴奋而加重不寐。

（2）忌忽视精神疏导法　治疗不寐，不宜单独依赖药物，应该配合医者、家人疏导，以及自我调适，才能获得巩固的疗效。

3. 分证论忌

（1）心脾两虚

主症：不寐，多梦，易醒，醒后再难入睡，不思饮食，面色萎黄。

兼次症：心悸，心慌，神疲乏力，口淡无味，或食后腹胀，或月经过多。

舌脉象：舌质淡，苔薄白；脉缓弱。

本证之设忌，在于对不寐临床表现进行仔细辨证，有一些心脾两虚的不寐者，醒后难以入睡，亦有短暂心烦不安者，易于误辨为热邪扰心而错用清热重镇之方药。

治法禁忌：忌用清热安神法。

方药禁忌：方剂忌用朱砂安神汤、天王补心汤；中成药不宜用朱砂安神丸、天王补心丸、牛黄清心丸、磁朱丸、交泰丸。药物忌用黄连、大黄、牛黄、磁石、朱砂等。

（2）阴虚火旺

主症：入寐困难，心中烦热，悸动不安。

兼次症：手足心发热，盗汗，咽干，或头晕目眩，腰酸梦遗。

舌脉象：舌质红，舌苔少；脉细数。

本证之设忌，主要关注阳热扰神的不寐者，久治不愈，兴奋不安，亦有精神困倦者，当以脉舌为据，切忌被假象所惑。

治法禁忌：忌用辛温、燥热法。

方药禁忌：方剂不宜用归脾汤、高枕无忧散；中成药不宜用归脾丸、柏子养心丸、安神补脑液。药物不宜用麻黄、桂枝、附子、干姜、鹿茸，慎用川芎、细辛等。

（3）痰热内扰

主症：不寐，入睡困难，心烦口苦，头重目眩，胸闷。

兼次症：恶心，痰多，嗳气或大便秘结。

舌脉象：舌质红，舌苔厚腻；脉滑数。

本证之设忌，在于痰邪之特殊性。痰为阴邪，痰热扰神，易生怪病、难症，在纷繁复杂的临床症状面前最易误辨，故当注意禁慎。

治法禁忌：忌用补气、健脾、温里法。

方药禁忌：方剂忌用归脾汤、天王补心汤；中成药不宜用安神补脑液、柏子养心丸、养血安神片、天王补心丸、归脾丸。药物不宜用党参、人参、生地黄、熟地黄、肉苁蓉、鹿角胶、桂枝、附片等。

（4）肝郁化火

主症：难以入睡，睡后易惊醒，多梦。

兼次症：胸胁胀满，善太息，平素性情急躁易怒。

舌脉象：舌质红，舌苔白；脉弦。

本证之设忌，侧重"郁"字之特性，郁乃气机壅塞不通。此不寐之神不必安，贵在于"通"。凡"郁"表面为肝，实为心神之病，使道通畅，君令顺达则神安，何来不寐哉！故最忌阻塞的方药与不良情绪。

治法禁忌：忌用甘温补气法。

方药禁忌：方剂忌用补中益气汤；中成药不宜用补中益气丸、归脾丸。药物不宜用黄芪、人参、红参、党参、桂枝、麻黄等。

（5）胃气不和

主症：不寐，脘腹胀满，或胀痛，嗳腐吞酸，厌食。

兼次症：恶心或呕吐，大便奇臭，或便秘不畅。

舌脉象：舌苔黄厚或腻，脉弦滑或滑数。

本证之设忌，主要考虑临床上易于把不寐与胃胀、与腹胀当作脾胃虚弱论治，忽视因食积不化所致不寐者。

治法禁忌：忌用健脾补气法。

方药禁忌：方剂忌用四君子汤、参苓白术散；中成药不宜用香砂养胃片（丸）、归脾丸、朱砂安神丸。药物不宜用人参、白术、熟地黄、当归、麦冬等。

4. 生活禁忌

（1）忌精神紧张和疑虑，宜配合心理疏导。

（2）忌居处环境喧闹。

（3）忌生活无规律，不按时作息，工作、生活、学习懒散。忌不参加体育活动。

（4）夜间忌过饱，不宜服用浓茶、咖啡等兴奋性饮品。忌熬夜劳作，忌房事过多，忌食辛辣燥热食品，如胡椒、羊肉、狗肉、桂圆等。

【知识链接】--

《内经》曰："胃不和，则卧不安。"（《素问·逆调论》）

唐代孙思邈说："晚食常宜申酉前，何夜徒劳滞胸膈。"（《孙真人卫生歌》）

又说："头勿北卧，及墙北亦勿安床。"（《备急千金要方》）

北宋张君房说："夜寝燃灯，令人心神不安。"（《云笈七笺》）

明代张介宾说："饮浓茶则不寐……而浓茶为阴寒之性，大制元阳，阳为阴抑，则神索不安，是以不寐也。"（《景岳全书》）

清代曹庭栋说："寝不得大声叫呼。""首勿北卧，谓避阴气。"（《老老恒言》）

五、郁病

郁病以神志异常为主症，以心神不明，使道不通，神机渐泯为主要病机。

凡因气机郁滞，脏腑功能失调，神明受扰而致心情抑郁，情绪不宁，胸部满闷，胁肋胀痛，或易怒欲哭、不眠、独语，或咽中有异物感等症为主要临床表现的一类神志异常病证，称为郁病。脏躁、梅核气属于本病范畴。

郁病多发且常见，情志因素是郁病致病的主要原因，脏气虚弱是郁病发病的内因条件。病位主要涉及心、肝、脾，"始而伤气，继必及血，终乃成劳"（《类证治裁·郁证》）。

理气开郁、怡情易性是治疗郁病的基本原则。对肝气郁结者，治宜疏肝解郁、理气畅中，方宜柴胡疏肝散；气郁化火者，治宜疏肝解郁、清肝泻火，方宜丹栀逍遥散；血行瘀滞者，治宜理气解郁、活血化瘀，方宜血府逐瘀汤；痰气郁结者，治宜行气解郁、化痰散结，方宜半夏厚朴汤；心阴亏虚者，治宜滋阴养血、补心安神，方宜天王补心丹；心脾两虚者，治宜健脾养心、补益气血，方宜归脾汤；肝阴亏虚者，治宜滋养阴精、补益肝肾，方宜滋水清肝饮；心神惑乱者，治宜甘润缓急、养心安神，方宜甘麦大枣汤加味。

郁病之病因复杂，病程较长，迁延缠绵，常初起多实，日久渐虚，又多兼痰瘀湿浊诸邪，患者可能出现认知力损伤，或有轻生倾向，尤当进行早期干预，家人与医者切忌大意疏忽。

1. 辨证禁忌

（1）慎与癫狂鉴别　郁病中脏躁属心神惑乱者，有精神恍惚、哭笑无常等表现，须与癫狂作鉴别。脏躁多发于中年女性或绝经期妇女，起病缓慢，具有自知自控能力；而癫狂多发于青壮年，病程迁延，神志失常的症状很少自行缓解，可供鉴别。

（2）慎与噎膈鉴别　郁病中的梅核气，时有咽部梗阻感，易与噎膈混淆。噎膈梗塞的部位多在胸骨后，饮食难下，逐日加重，直至粒米难进，进行性消瘦；而梅核气梗塞进食无碍，可供鉴别。且食管吞钡、CT检查等可以确诊。

（3）慎与痴呆鉴别　痴呆表现为表情呆滞，行动愚笨，反应迟钝，缺乏独立处理日常事物的能力等，认知障碍明显，患者往往记忆力、理解力、判断力都有很大损伤；郁病患者一般多表现为某一方面的神志异常，但智力正常，"心常不乐"的心理体验贯穿疾病的全过程。与痴呆思维内容与逻辑的不连贯完全不同，郁病主要表现为思维的迟钝和缓慢，不难鉴别。

2. 治法禁忌

（1）慎用攻法和补法　郁病一般病情反复，病程较长，治法不可峻猛。应注意理气不耗气，活血不破血，清热不败胃，祛痰不伤正，消食不伤脾，补心脾不宜过燥，养肝肾不宜过腻。

（2）忌单用药物治疗，忽视心理疏导法　郁病的预后良好。药物配合精神治法，解除情志致病因素，综合从意共情、调畅情志、情志相胜、开导解惑、移情易性、心理暗示、修心明神，甚至祝由法等多种方法进行治疗，对提高疗效、巩固疗效具有重要价值。

3. 分证论忌

（1）肝气郁结

主症：精神抑郁，情绪不宁，胁肋胀痛，气窜游走不定。

兼次症：胸部满闷，嗳气，不思饮食，大便不调。

舌脉象：舌苔薄腻，脉弦。

本证之木郁克土，容易出现食欲不振、大便稀溏，可能误辨为脾虚并施补。

治法禁忌：忌用补气健脾法。

方药禁忌：方剂慎用四君子汤、参苓白术散；中成药不宜用补中益气丸、四君子合剂、人参注射液。药物不宜用人参、党参、白术、大枣、黄芪等。

（2）气郁化火

主症：性情急躁易怒，胸胁胀满，口苦口干。

兼次症：头痛目赤，耳鸣，睡眠差，大便干燥。

舌脉象：舌质红，舌苔黄；脉弦数。

本证常见胸胁胀满症状，临床易误辨为气滞而过用温化行气之法。

治法禁忌：忌用辛温法、补气法。

方药禁忌：方剂忌用半夏厚朴汤；中成药不宜用川芎茶调片、人参败毒胶囊、补中益气丸。药物忌用麻黄、桂枝、干姜、半夏、人参、党参、黄芪等。

（3）血行瘀滞

主症：精神抑郁，胸胁刺痛。

兼次症：性情急躁，头痛失眠、健忘，或身体某部位有发热或发冷感。

舌脉象：舌质紫黯，或有瘀斑，舌苔薄；脉弦或涩。

本证之病机主要是瘀滞不通，凡甘寒、补益、清热之品可能阻塞使道，不利于血行通畅。

治法禁忌：慎用甘寒清热法。

方药禁忌：方剂不宜用竹叶石膏汤；中成药不宜用玄麦甘桔冲剂、六味地黄丸、龟甲胶。药物不宜用石膏、麦冬、生地黄、石斛、五味子、山萸肉、罂粟壳等。

（4）痰气郁结

主症：精神抑郁，咽中异物感，咽之不下，咯之不出。

兼次症：胸部闷塞，胁肋胀痛，或见咳嗽有痰，或吐痰而不咳嗽。

舌脉象：舌质淡红，苔白腻；脉弦滑。

治法禁忌：忌用滋阴养血法。

方药禁忌：方剂忌用玄麦甘桔汤；中成药不宜用六味地黄丸、麦味地黄丸、四物合剂。药物不宜用生地黄、麦冬、当归、白芍等。

（5）心阴亏虚

主症：情绪不宁，心烦而悸，咽干口燥，失眠多梦。

兼次症：健忘，潮热，盗汗，或遗精，腰膝酸软。

舌脉象：舌质红少津，舌苔少，甚至无苔；脉细数。

本证一派阴虚内热之象，临床辨证不难，但对腰膝酸软一症多有误辨为肾阴不足之可能。

治法禁忌：忌辛温、燥湿、利湿法。

方药禁忌：方剂忌用五子衍宗丸；中成药不宜用补肾益寿胶囊、桂附地黄丸、右归丸、苁蓉健肾丸。药物不宜用鹿茸、鹿角、苍术、砂仁、木通、滑石等。

（6）心脾两虚

主症：多思善疑，纳差神疲，心悸，失眠，多梦。

兼次症：头晕健忘，或胆怯，或面色无华，少气懒言，自汗，或食后腹胀。

舌脉象：舌质淡，舌苔薄白；脉细数。

本证患者多思善疑，临床症状繁多易变，寒热不定，有时也有兴奋烦躁酷似内热者，易误用清热之方药。

治法禁忌：忌用清热、攻下法。

方药禁忌：方剂忌用朱砂安神汤；中成药不宜用天王补心丸、牛黄清心丸。药物不宜用黄连、竹叶、大黄、枳实、青皮、沉香等。

（7）肝阴亏虚

主症：情绪不宁，目睛干涩，视物不明，畏光。

兼次症：眩晕耳鸣，急躁易怒；或头痛眼胀，面目红赤；或肢体麻木，筋惕肉瞤。

舌脉象：舌质干红，少苔；脉弦细，或弦细数。

本证阴虚，表现为内热，临床上不宜苦寒清热。

治法禁忌：忌用温燥法，慎用轻泻湿热法。

方药禁忌：方剂忌用桂附地黄汤，慎用龙胆泻肝汤；中成药忌用桂附地黄丸、右归丸，慎用龙胆泻肝片，不宜用逍遥丸。药物忌用桂枝、细辛、干姜、附片，慎用黄连、黄芩、木通、泽泻、滑石。

（8）心神惑乱

主症：精神恍惚，心神不宁，失眠多梦。

兼次症：多疑易惊，悲忧善哭，喜怒无常，或时时呵欠，或手舞足蹈，或骂詈喊叫等。

舌脉象：舌质淡，脉弦。

本证临床表现繁多，变幻莫测，患者常动而难静，故温燥方药当忌。

治法禁忌：忌用辛燥、收涩法。

方药禁忌：方剂忌用麻黄附子细辛汤；中成药不宜用小青龙合剂。药物忌用麻黄、桂枝，慎用五倍子、罂粟壳、诃子等。

4. 生活禁忌

（1）避免忧思焦虑过度；切忌自我封闭，忌在光线昏暗、潮湿阴冷的环境中久居，宜较多地参加集体活动。

（2）医者切忌询问草率，对患者的诉说不耐心倾听，因而得不到患者的配合与信任。

【知识链接】

清代林珮琴说："然以情治病，当以理遣以命安，若不能怡情放怀，至积郁成劳，草木无能为挽矣。"（《类证治裁》）

清代叶桂说："不重在攻补，而在乎用苦泄热而不损脾胃，用辛理气而不破气，用滋润濡燥涩而不腻气机，用宣通而不揠苗助长。"（《临证指南医案》）

曲丽芳、张苇航等说："本病病程冗长，易于复发，迅速控制症状，避免危及生命，防止复发是治疗的关键。"（《中医神志病学》）

【学习小结】

中医禁忌学适用于临床各科，有关病症治疗禁忌较多，有待日后各科编著相关的临床禁忌学。本章仅举感冒、咳嗽、痞满、不寐和郁病五种，以展示临床中的禁忌形式。

中医临床辨证论治是原创，一切临证行为受证候病机的指导，治则治法的禁忌、选方遣药的禁忌同样受证候的影响。因此，本章的核心内容在分证论治，不同证候和病机的状态，必然会有不同的禁忌方法产生，这是学习本章应该掌握的内容，以减少临证实践中的差错。

【思考题】

1. 简述肝火犯肺型咳嗽的方药禁忌内容。

2. 简述胃气不和型不寐的方药禁忌内容。

第四章　针灸推拿禁忌 ▷▷▷▷

【学习目的】

　　掌握：针刺操作禁忌，灸法和推拿的疾病禁忌。

　　熟悉：禁针穴的基本内容，推拿的各种关节活动幅度。

　　了解：针灸禁忌的演变，拔罐及刮痧的操作禁忌。

【学习要点】

　　1. 针刺深浅、针刺补泻、留针时间对针刺疗效的影响。

　　2. 禁针穴的基本内容。灸后的生活调理。拔罐的疾病、部位禁忌。

　　3. 针刺对人体体质、疾病禁忌的意义。

第一节　针刺禁忌

一、禁针穴位的产生

　　古代禁针穴位的产生可能来源于三个方面。一是对重要器官组织的认识：从《内经》有关器官大小、形态等描述，可知古人已掌握了人体解剖知识，知道人体的重要组织和器官，提出重要器官、组织部位禁针。在临床的经验和教训中总结出重要脏器组织的周围穴位禁针。《素问·刺禁论》已经涉及刺中脏腑、大血管、大关节的危害。二是古代针具落后：古代针具粗糙，也容易生锈，易伤组织、器官；污染及消毒问题，容易导致感染。三是前人传下来的经验。

二、针灸禁忌的演变

　　古代针灸禁忌在《内经》里有很多记载，具有多方面、较系统且具体的特点，主要的记载在《灵枢》里。后世包括《针灸甲乙经》《针灸大成》等针灸著作都以《内经》为理论基础，而且大都引用其内容，只是有一些增补。古代针灸禁忌主要包括以下内容。

1. 日月星辰禁忌

　　《内经》和《针灸甲乙经》均有较系统的时日月忌的记载。《灵枢·阴阳系日月》

里说明了针刺时应注意人体阴阳与自然界阴阳的关系，以免刺伤人的正气；以时日确定禁忌，否则治之不效。《灵枢·卫气行》谓："随日之长短，各以为纪而刺之。谨候其时，病可与期，失时反候者，百病不治。"根据天干配日来确定禁忌，如《灵枢·五禁》说："甲乙日自乘，无刺头，无发蒙于耳内；丙丁日自乘，无振埃于肩喉廉泉。戊己日自乘四季，无刺腹，去爪泻水。庚辛日自乘，无刺关节于股膝。壬癸日自乘，无刺足胫。是谓五禁。"《针灸甲乙经·针灸禁忌》以具体月份制定针刺禁忌，曰："正月、二月、三月，人气在左，无刺左足之阳。四月、五月、六月，人气在右，无刺右足之阳。七月、八月、九月，人气在右，无刺右足之阴。十月、十一月、十二月，人气在左，无刺左足之阴。"

古代很重视星辰的影响，《素问·八正神明论》就说："凡刺之法，必候日月星辰，四时八正之气，气定乃刺之。……是以天寒无刺，天温无疑；月生无泻，月满无补，月郭空无治。是谓得时而调之。"《针灸甲乙经》也遵照此说。

子午流注、灵龟八法等的依时取穴都与时辰有关。

2. 季节禁忌

古代很重视季节对人体的影响和对针刺的影响。《素问·诊要经终论》谓："春夏秋冬，各有所刺，法其所在。"要根据季节论刺，"春刺散俞""夏刺络俞""秋刺皮肤循理""冬刺俞窍于分理"。如果"春刺夏分""春刺秋分""春刺冬分""夏刺秋分"就会带来严重后果。《标幽赋》根据季节来确定针刺的深浅："春夏瘦而刺浅，秋冬肥而刺深，不穷经络阴阳，多逢刺禁。"

3. 五脏部位穴位的针灸禁忌

《素问·诊要经终论》提出："刺避五脏者，知逆从也。"在《素问·刺禁论》里明确指出了刺中五脏六腑、大血管的具体危害："刺中心，一日死，其动为噫。刺中肝，五日死，其动为语……。刺跗上，中大脉，血出不止死。……刺关节中液出，不得屈伸。"同时也指出了一些穴位的禁忌，如："刺缺盆中内陷，气泄，令人喘咳逆。"《针灸甲乙经》基本援用《内经》在脏器、大血管及大关节的针刺禁忌，而略有改动和增补。

《针灸甲乙经》记载了较多的禁灸穴位，这是在《内经》里没有的。禁针穴位也更具体和明确。《神应经》记载的禁灸穴位少，禁针穴位更少。《针灸大成》禁灸和禁针穴都有所增加。

4. 身体状态及疾病的针灸禁忌

《素问·刺禁论》提出大怒、大醉、大劳、大饱等身体状态下禁刺。《灵枢·终始》告诫："新内勿刺，新刺勿内。已醉勿刺，已刺勿醉……"《灵枢·热病》指出热病的9种情况不能刺。

明确提出针灸后的饮食禁忌开始于唐代。《千金翼方·用针法》载："针以开导之，灸以温暖之。灸已，好须将护生冷醋滑等，若不谨慎之，反增疾矣。"

三、针刺禁忌的应用

1. 针灸治疗的原则

古人非常看重施针前要全神贯注，心无旁骛，尊重患者，认真负责。《灵枢·九针十二原》谓："小针之要，易陈而难入。粗守形，上守神。神乎神，客在门。"《标幽赋》云："目无外视，手如握虎；心无内慕，如待贵人。"守神还在于要待患者神志安定，情绪稳定后才能施针，正如《标幽赋》所说："凡刺者，使本神朝而后入；既刺也，使本神定而气随。神不朝而勿刺，神已定而可施。"

针灸治疗的原则在于调阴阳。"用针之要，在于知调阴与阳。调阴与阳，精气乃光，合形与气，使神内藏。"（《灵枢·根结》）

针灸前要辨病、辨证后才能施治，要明确适应证。"刺之大约者，必明知病之可刺，与其未可刺，与其已不可刺也。"（《灵枢·逆顺》）

穴位是否准确，补泻手法是否选用正确，是针灸治病疗效的保证。"凡刺之道，必中气穴，无中肉节。中气穴则针游于巷，中肉节则皮肤痛。补泻反，则病益笃。"（《针灸甲乙经·针灸禁忌》）

2. 针刺操作禁忌

针刺操作有禁忌，临床应注意。

（1）体位禁忌　选择合适的体位是取穴准确、方便，施针顺利的保证。体位选择正确可使患者在留针过程中保持舒适的姿势，以便完成治疗的整个过程。古代特别重视在邻近关节或关节处的穴位施针时，应该采取何种姿势。《灵枢·本输》强调："刺上关者，呿不能欠。刺下关者，欠不能呿。刺犊鼻者，屈不能伸。刺两关者，伸不能屈。"上关要张口取穴，下关要闭口取穴，犊鼻取穴应屈膝而不能伸，刺内关、外关时手要伸而不能弯曲。《针灸甲乙经·病形脉诊》告诫："取之三里者，低跗取之；巨虚者，举足取之；委阳者，屈伸而取之；委中者，屈膝而取之；阳陵泉者，正立竖膝予之齐，下至委阳之阳取之；诸外经者，揄伸而取之。"《针灸大全》言："伸屈者，如取环跳之穴，必须伸下足，屈上足以取之，乃得其穴。平直者，或平卧而取之，或正坐而取之，或直立而取之。自然安定，如承浆在唇下宛宛中之类也。"

《标幽赋》言针刺时若体位选择不正确，容易导致眩晕等不良反应："空心恐怯，直立侧而多晕；背目沉掐，坐卧平而没昏。"

杨继洲认为针刺腹部的穴位，患者应选取仰卧位，使脏腑靠向背部，不易刺伤："凡针腹上穴，令患者仰卧，使五脏垂背，以免刺患。有云：前面深似井，后面薄似饼。"

（2）进针行针禁忌　施针前首先要选择适合部位、疾病的针具。正如《灵枢·官针》所说："凡刺之要，官针最妙。九针之宜，各有所为，长、短、大、小，各有所施也。不得其用，病弗能移。"正确选用针具，是减少进针疼痛等不适感、行针自如，以及达到治疗效果的保证。

进针前应精神集中，全神贯注，调整气息，即所谓的"守神"。忌精神、气息等不安定、不平静时治疗。《灵枢·九针十二原》曰："持针之道，坚者为宝。正指直刺，无针左右。神在秋毫，属意病者。审视血脉者，刺之无殆。"同时要密切注意患者的状态，如："方刺之时，必在悬阳，及与两卫，神属勿去，知病存亡。血脉者，在俞横居，视之独澄，切之独坚。"

右手持针，左手用指按压、揣摸，一方面是确定穴位，另一方面是观察患者的反应，左手指可稍加力，以缓解患者紧张的情绪。"左手重而多按，欲令气散；右手轻而徐入，不痛之因。"（《标幽赋》）《针灸甲乙经》对进针的情绪稳定、左右手的配合等有精确的描述："持针之道，欲端以正，安以静。先知虚实，而行疾徐。左手持骨，右手循之，无与肉裹。泻欲端正，补必闭肤。转针导气，邪气不得淫，真气以居。"又说："用针者，必先察其经络之虚实，切而循之，按而弹之，视其应动者，乃后取而下之。"

要根据疾病的情况来确定进针的急速快慢。《灵枢·小针解》谓："刺之微在数迟者，徐疾之意也。"《金针赋》说："下针贵迟，太急伤血；出针贵缓，太急伤气。"《三衢杨氏补泻》告诉我们在行针时要注意："凡转针如搓线之状，勿转太紧，随其气而用之。若转太紧，令人肉缠针，则有大痛之患。"

（3）候气禁忌　进针到穴位一定深度后，要施以一定的手法，如提插、捻转等，使针刺部位出现酸、麻、胀、重等反应，这就是"得气"或"针感"，针刺要得气才有疗效。如果不得气，可以采取留针候气或行针催气的方法。《灵枢·九针十二原》记载："刺之而气不至，无问其数。刺之而气至，乃去之，勿复针。针各有所宜，各不同形，各任其所，为刺之要，气至而有效。"《灵枢·邪气脏腑病形》曰："中气穴无中肉节。中气穴，则针游于巷；中肉节，即皮肤痛。"有经验的医生在得气时针下有感觉，《标幽赋》描述这种感觉很精确："气之至也，如鱼吞钩饵之沉浮；气未至也，如闲处幽堂之深邃。气速至而速效，气迟至而不治。"

（4）针刺深浅禁忌　我们主要根据疾病的阴阳、虚实、深浅，患者的肥瘦，穴位的位置，季节等因素来确定针刺的深浅。针刺是浅是深至关重要："疾浅针深，内伤良肉，皮肤为痈；病深针浅，病气不泻，支为大脓。病小针大，气泻太甚，疾必为害；病大针小，气不泄泻，亦复为败。"（《灵枢·官针》）

① 季节的深浅刺禁忌：《标幽赋》根据季节来确定针刺的深浅，如"春夏瘦而刺浅，秋冬肥而刺深，不穷经络阴阳，多逢刺禁"。《灵枢·终始》曰："春气在毛，夏气在皮肤，秋气在分肉，冬气在筋骨。刺此病者，各以其时为齐。故刺肥人者，以秋冬之齐；刺瘦人者，以春夏之齐。病痛者，阴也。痛而以手按之不得者，阴也，深刺之。病在上者，阳也。病在下者，阴也。痒者，阳也，浅刺之。"《针灸甲乙经·针灸禁忌》指出："故春刺络脉诸荥大经分肉之间，甚者深取之，间者浅取之。"

② 解剖部位的深浅刺禁忌：针刺者要熟练掌握人体的解剖知识，如《素问·刺要论》云"刺毫毛腠理无伤皮""刺皮无伤肉""刺肉无伤脉""刺脉无伤筋""刺筋无伤骨""刺骨无伤髓"。《素问·刺齐论》又说："刺骨者无伤筋，刺筋者无伤肉，刺肉者无伤脉，刺脉者无伤皮，刺皮者无伤肉，刺肉者无伤筋，刺筋者无伤骨。"杨继洲云："凡针腹上穴，令患者仰卧，使五脏垂背，以免刺患。有云：前面深似井，后面薄似饼。用针前面宜深，后面宜浅。"又说："盖肌肉有浅深，病去有迟速，若肌肉厚实处则可深，浅薄处则宜浅。病去则速出针，病滞则久留针为可耳。"

③ 疾病的深浅刺禁忌：根据疾病的轻重、性质等不同来确定针刺的深浅。《灵枢·小针解》曰："针太深则邪气反沉者，言浅浮之病，不欲深刺也，深则邪气从之入，故曰反沉也。"《灵枢·阴阳清浊》曰："刺阴者，深而留之；刺阳者，浅而疾之。"不能

违背针刺深浅之理，否则会带来不良的后果。如《灵枢·刺要》谓："病有浮沉，刺有浅深，各至其理，无过其道，过之则内伤，不及则生外壅，壅则邪从之。浅深不得，反为大贼，内动五脏，后生大病。"《标幽赋》说："明标与本，论刺深刺浅之经。"

根据脉实、脉虚制定针刺深浅的法则，如《灵枢·终始》谓："脉实者，深刺之，以泄其气。脉虚者，浅刺之，使精气无得出，以养其脉，独出其邪气。"而《灵枢·根结》谓："刺布衣者，深以留之；刺大人者，微以徐之。"说明针刺深浅与体质也有关系。

（5）针刺补泻禁忌 针刺补泻是针刺治病中一个很重要的环节，也是达到治疗目的的重要手段。它是通过手法来实现的，包括补法和泻法。《灵枢·九针十二原》说："虚实之要，九针最妙，补泻之时，以针为之。"《备急千金要方》谓："凡用针之法，以补泻为先。"说明古代医家很重视针刺补泻。

《灵枢·通天》曰："盛则泻之，虚则补之，不盛不虚，以经取之。"这是针刺补泻应遵循的原理，实则泻之，虚则补之，不能违背。"气盛不可补也……气虚不可泻也"，否则"补泻反则病益笃"。

补泻的手法很多，迎随补泻是最有代表性的手法之一。《灵枢·九针十二原》说："逆而夺之，恶得无虚。追而济之，恶得无实。迎之随之，以意和之，针道毕矣。"

实证才能泻，虚证才能补，如果实证补、虚证泻，将导致不良的后果。正如《灵枢·根结》所说："满而补之，则阴阳四溢，肠胃充郭，肝肺内䐜，阴阳相错。虚而泻之，则经脉空虚，血气竭枯，肠胃慴辟，皮肤薄者，毛腠夭膲，予之死期。"临证要对疾病作出正确的判断，辨明虚实，"大略补泻无逾三法：一则诊其脉之动静……二则随其病之寒热……三则随其诊之虚实"，"针下察其邪正虚实以补泻之，随其经脉营卫以迎随之，其道皆不有违也"（《针灸大成》）。《内经》及以后的针灸著作中都指出"五夺"不能泻，如《针灸甲乙经·针灸禁忌》说："形肉已夺，是一夺也；大夺血之后，是二夺也；大夺汗之后，是三夺也；大泄之后，是四夺也；新产及大下血，是五夺也。此皆不可泻也。"

针刺补泻的禁忌就是实不能补、虚不能泻，《灵枢·小针解》指出："其来不可逢者，气盛不可补也。其往不可追者，气虚不可泻也。"

（6）留针禁忌 是否留针，留针时间的长短应根据病情、患者的身体状况等因素而定。有不留针的，有短暂留针的，也有留针时间较长的。若不应留针而留针，留针时间应短却长时间留针，不但无益而且有害。如《灵枢·终始》所说："刺热厥者，留针反为寒；刺寒厥者，留针反为热。"留针的原则是"寒则留之，热则疾之"。就是说刺寒证久留针，刺热证疾出针。《灵枢·九针十二原》中说得更为形象："刺诸热者，如以手探汤；刺寒清者，如人不欲行。"根据虚实不同，确定留针长短，《素问·针解》说："刺实须其虚者，留针阴气隆至，乃去针也；刺虚须其实者，阳气隆至，针下热乃去针也。经气已至，慎守勿失者，勿变更也。"这更是强调留针待针刺有效（经气已至）才可，不可拘泥。新病留针时间宜短，久病留针时间宜长，《灵枢·终始》说："久病者，邪气入深。刺此病者，深内而久留之，间日而复刺之，必先调其左右，去其血脉，刺道毕矣。"《灵枢·根结》从人的生理、体质情况确定留针情况，言："气滑即出疾，其气涩则出迟，气悍则针小而入浅，气涩则针大而入深，深则欲留，浅则欲疾。以此观之，刺布衣者，深以留之，刺大人者，微以徐之，此皆因气慓悍滑利也。"《灵枢·阴阳清浊》谓："刺阴者，深而留之；刺阳者，浅而疾之。"

3. 穴位、疾病、体质的针刺禁忌

（1）部位的禁忌　古代针刺部位的禁忌主要以五脏六腑、大血管为主，《素问》具体指出了刺中五脏的危害。《素问·刺禁》曰："刺中心，一日死，其动为噫。刺中肝，五日死，其动为语。刺中肾，六日死，其动为嚏。刺中肺，三日死，其动为咳。刺中脾，十日死，其动为吞。"现代针灸理论认为，针刺五脏禁忌主要在肺，其他脏或难以刺中，或不易导致较大危害，但邻近脏的部位要慎重、细心，不宜过深。《素问》不但直接指出刺中肺，而且记载了："刺缺盆中内陷，气泄，令人喘咳逆""刺膺中陷，中肺，为喘逆仰息""刺腋下胁间内陷，令人咳"，说明刺这些部位都能刺中肺，提示胸背部进针不能太深，也说明五脏中肺最容易被刺伤。《素问》对于刺六腑只提到胆和膀胱，如"刺中胆，一日半死，其动为呕""刺少腹，中膀胱，溺出，令人少腹满"。现在有意义的是在膀胱比较充盈时，不要刺中膀胱；胃、大肠、小肠等只要注意是不易刺中的。

《内经》记载最多、最详细的是刺中大血管的危害，其部位涉及面、舌、臂、腹、腿等，对血管的解剖位置掌握得比较清楚，如"刺面，中溜脉""刺匡上陷骨中脉""刺客主人内陷中脉""刺舌下，中脉太过""刺郄中大脉""刺臂太阴脉""刺气街，中脉""刺阴股中大脉""刺跗上，中大脉""刺足下布络中脉"。以大脉和中脉代表大血管。刺中血管大都有疼痛，甚至疼痛较重，所以进针时若患者疼痛较重，应取出针另刺。出针后，针孔出血稍多，应立即用消毒棉花或棉签压迫止血。压迫不及时或不正规会出现血肿；腹部等比较深部位的出血不易止血，容易留下青紫。针者应该熟练掌握大血管的解剖部位，避开血管。一旦感觉刺中了血管，切忌行针，应立即取针。

对一些特定部位针刺会导致伤害，如"刺乳上，中乳房，为肿，根蚀""刺手鱼腹内陷，为肿"。对大关节针刺也要谨慎，"刺关节中液出，不得屈伸""刺膝髌出液为跛"。现代针灸理论认为，乳中穴禁针，乳房上可以针刺，鱼际、犊鼻等都可针刺。

古人提出的禁针部位，有正确的，也有不符合实际的，我们要分清可针、禁针和慎针的不同。

（2）腧穴的禁忌　穴位位置的里面是脏腑、脑髓所在，针刺不能过深，或应选择进针的角度；穴位下有血管经过时，针刺尽量避开。古代医家在实践中总结出禁针穴，《内经》最早提出部位的针刺禁忌，没有具体到穴位，但一些部位的描述其实是指穴位。如《素问·刺禁论》中的"刺膺中陷中肺，为喘逆仰息"，膺中即膺中俞，就是中府穴。不过在《灵枢·刺节真邪》中有这样的记载："取天容者，无过一里；取廉泉者，血变而止。"虽没有明确提出禁针，指出针刺不能过深，有出血不能再刺，但说明了具体穴位的针刺禁忌。到《针灸甲乙经》才开始记载禁针穴，如神阙"禁不可刺"、石门"女子禁不可刺"等，直接提出禁不可刺。该书在卷三介绍每个穴位时，指出一些穴位禁不可针；在卷五的针灸禁忌里，集中列出了禁刺穴。

《针灸甲乙经·针灸禁忌》记载了禁针穴 15 个：神庭、上关、缺盆、颅息、人迎、云门、脐中（神阙）、伏兔、三阳络、手五里、复溜、承筋、然谷、乳中、鸠尾。其中，颅息、复溜、然谷三穴，要求"刺无见多血"；上关、缺盆、人迎、云门刺不能太深，属相对禁忌；其余的穴位"禁不可刺"，属于绝对禁忌。在各经穴项下（卷三）多了石门"女子禁不可刺"，少了伏兔、复溜二穴，故只有 14 穴。

《铜人图经》将"脑户""承泣""气冲"三个禁灸穴列为禁刺穴。《针灸大全》除了抄录《铜人图经》中全部禁刺穴之外，又将该书中未言刺法的腧穴全部列为禁刺穴，故所载的禁刺穴远远多于明以前诸书。《针灸大成·卷四》记载的禁针穴歌里包括了禁针穴 22 个：脑户、聪（囟）会、神庭、玉枕、络却、承灵、颅息、角孙、承泣、神道、灵台、膻中、水分、神阙、会阴、横骨、气冲、箕门、承筋、手五里、三阳络、青灵（即"清冷渊"）。另外有条件的禁针穴有孕妇不用针合谷、三阴交，石门针之终身孕不成，云门、鸠尾、缺盆、肩井针深则晕倒，冲阳刺出血危险，还有海泉、颧髎、乳头也不能刺，确切的应该是 33 个。《针灸逢源》在此基础上增加了急脉、会宗、乳中、犊鼻四穴。《针灸大全》禁针穴 20 个。《针灸集成》去掉急脉、会宗、犊鼻，增加云门、缺盆、上关、鸠尾、合谷、石门、人迎、然谷、伏兔、三阴交 11 个穴位，使禁针穴达到 34 个。

这些禁针穴是前人根据腧穴部位在重要器官处或由于针刺不当发生事故的教训记载的。古书中有些禁刺穴明显不合理，应遵循现代针灸实践及研究，不可拘泥。近代临床实践证明，这些禁针穴可分为三种情况：第一种是绝对禁刺穴，如乳中、神阙，婴儿的囟会。第二种是慎用针穴，如孕妇和妊娠 3 个月以上妇女腹部、腰骶部的穴位，以及合谷、三阴交等穴，应尽量避免针刺，以防造成流产。若病情需要也可使用，但应慎重。第三种是对其他禁刺穴，应在严格掌握针刺的方向、深度及手法操作的轻重情况下针刺，如哑门、风池等。针刺时应避开大血管、眼球，在接近内脏、重要器官的穴位，可用斜刺、浅刺等法以避免发生意外。

（3）疾病的禁忌 《灵枢》强调在虚证明显时，不适宜行针刺治疗。如《灵枢·根结》说："形气不足，病气不足，此阴阳气俱不足也，不可刺之。刺之则重不足，重不足则阴阳俱竭。"说明在阴阳气血虚较重时，针刺可能更伤气血阴阳，也表明补虚用针刺是不适宜的，故《灵枢·邪气脏腑病形》谓："阴阳形气俱不足，勿取以针，而调以甘药。"在论禁刺时，《灵枢·五禁》提出的"五夺"其实就是虚比较重。五夺指形肉已脱、大夺血之后、大汗出之后、大泄之后、新产及大血之后。现代针灸认识到大虚或虚证较重时，用针刺可能加重病情。补法是针刺的不足之处，效果明显不如中药。

《灵枢》论述的五逆是症和脉象相逆，表明病情危重，禁针刺。五逆的具体内容是"腹胀、身热、脉大，是一逆也；腹鸣而满，四肢清泄，其脉大，是二逆也；衄而不止，脉大，是三逆也；咳且溲血，脱形，其脉小劲，是四逆也；咳，脱形，身热，脉小以疾，是谓五逆也。"如果对病情具体分析，认为针刺有助疾病的改善，还是可以针刺的，不过针刺的作用可能不会太大，建议还是慎针，甚至禁针。

《灵枢·热病》说："热病不可刺者有九：一曰，汗不出，大颧发赤，哕者死；二曰，泄而腹满甚者死；三曰，目不明，热不已者死；四曰，老人婴儿，热而腹满者死；五曰，汗不出，呕下血者死；六曰，舌本烂，热不已者死；七曰，咳而衄，汗不出，出不至足者死；八曰，髓热者死；九曰，热而痉者死。"这九种热病的病情很重，针刺治疗是不适宜的。《标幽赋》告诫我们："慎之！大患危疾，色脉不顺而莫针。"

《针灸甲乙经·针灸禁忌》曰："无刺熇熇之热，无刺漉漉之汗，无刺浑浑之脉，无刺病与脉相逆者。上工刺其未生者也，其次刺其未成者也，其次刺其已衰者也。下工刺其方袭者，与其形之盛者，与其病之与脉相逆者也。"

（4）人体生理及身体状况的禁忌　施针前必须掌握患者的生理情况，如气血阴阳的多少、盛衰。《灵枢·官能》指出："用针之理，必知形气之所在，左右上下，阴阳表里，血气多少，行之逆顺，出入之合，谋伐有过。"气血多少主要体现在根据三阴三阳经的气血多少来确定针刺气血的出恶，反之就是针刺的禁忌。正如《素问·血气形志》所说："刺阳明出血气，刺太阳出血恶气，刺少阳出气恶血，刺太阴出气恶血，刺少阴出气恶血，刺厥阴出血恶气也。"《针灸甲乙经·十二经水》说："足阳明多血气，刺深六分，留十呼。足少阳少血气，刺深四分，留五呼。足太阳多血气，刺深五分，留七呼。足太阴多血少气，刺深三分，留四呼。足少阴少血多气，刺深二分，留三呼。足厥阴多血少气，刺深一分，留一呼。"根据足经气血多少以确定针刺深度和留针时间。又说："手之阴阳，其受气之道近，其气之来也疾，其刺深皆无过二分，留皆无过一呼。其少长小大肥瘦，以心料之，命曰法天之常，灸之亦然。灸而过此者，得恶火则骨枯脉涩，刺而过此者则脱气。"手经针刺深度和留针时间差别不大。以上实质就是三阴三阳经针刺的原则及针刺禁忌。

人的体质有差异，应根据体质的具体情况实施针刺，包括针具的选择、进针深浅、留针时间。《灵枢·根结》说："气滑即出疾，其气涩则出迟，气悍则针小而入浅，气涩则针大而入深，深则欲留，浅则欲疾。以此观之，刺布衣者，深以留之；刺大人者，微以徐之。此皆因气慓悍滑利也。"《针灸甲乙经·十二经脉络脉支别》强调："刺布衣者，用火焠之。刺大人者，药熨之。"

《内经》明确提出禁针主要是患者身体处于某种状态，如劳累、饥饿等。《灵枢·终始》指出新内勿刺、已醉勿刺、新怒勿刺、新劳勿刺、已饱勿刺、已饥勿刺、已渴勿刺等十二禁，否则会导致"脉乱气散，逆其营卫"。而《素问·刺禁论》进一步指出过度的身体状态，更不能针刺，"无刺大醉，令人气乱。无刺大怒，令人气逆。无刺大劳人，无刺新饱人，无刺大饥人，无刺大渴人，无刺大惊人"。这些禁刺原因，虽与疾病无直接关系，但情志、生活、起居、饮食等过与不及，可能影响针刺疗效，也可能使针刺后产生不良的后果。如过饥、恐惧、疲劳、大汗等针之，可能会造成晕针。所以，以上情况应禁针，待这些情况缓解或消除后方可施针。正如《灵枢·终始》所告诫："大惊大恐，必定其气乃刺之。乘车来者，卧而休之，如食顷乃刺之。出行来者，坐而休之，如行十里顷乃刺之。"

（5）生活饮食的禁忌　古人注意到针刺后和服药后一样，都有禁忌，主要体现在情志、起居、饮食等方面。《千金翼方》在卷二十六中针"鼻交頞中"穴治角弓反张下曰

"慎酒、面、生、冷、醋、滑、猪、鱼、蒜、荞麦、浆水";又针中管、上管穴治奔豚气曰"忌房事"。《素问·刺禁论》强调已刺勿内、已刺勿醉、已刺勿怒、已刺勿劳、已刺勿饱、已刺勿饥、已刺勿渴等是有一定道理的，应尽量遵守。

四、针刺禁忌的意义

古代及近现代医家提出了许多针刺禁忌的观点，大多对我们临床有指导意义，有的至关重要，必须铭记。强调针刺禁忌的意义在于：①针刺必须辨证，才能施治。②辨清虚实方知针之补泻。③刺之深浅应适宜，要熟知解剖知识、穴位结构，以增强疗效，避免意外的发生。④严格掌握针刺的适应疾病，不宜针刺的疾病也为针刺之禁忌。⑤医者施针时应精神集中，上工守神。《素问·宝命全形论》强调："凡刺之真，必先治神，五脏已定，九候已备，后乃存针。……手动若务，针耀而匀……伏如横弩，起如发机……经气已至，慎守勿失，深浅在志，远近若一，如临深渊，手如握虎，神无营于众物。"所以，医者认真负责，有良好的医德医风、精神集中、不敷衍、尊重患者、不分贫贱富贵等，也应列入针刺的禁忌，成为针刺禁忌的主要内容。

第二节　灸法禁忌

广义的灸法是指利用燃烧某些材料产生的温热，或利用某些材料直接与皮肤接触来刺激身体的一定部位（穴位），从而预防或治疗疾病的一种治疗方法。狭义的灸法是以艾绒为主作为燃料的治疗方法。一般可分为艾灸法和非艾灸法。

灸法具有温通经络、行气活血、祛湿逐寒、消肿散结、回阳救逆等作用，临床应用较多，古代尤为重视。如《医学入门》说："药之不及，针之不到，必须灸之。"但灸法也有禁忌。

一、部位禁忌

古人认为，头面为诸阳之会，故用灸不宜多，面部灸炷宜小。胸膈也不宜多灸，腹部、下肢等肌肉丰厚处等可多灸。《针灸大成》指出："百脉之皆归于头，而头之不可多灸。"《医学入门》原则性地提出灸的部位禁忌："针灸穴治大同，但头面诸阳之会、胸膈二火之地，不宜多灸。背腹阴虚有火者，亦不宜灸，惟四肢穴最妙。凡上体及当骨处，针入浅而灸宜少；凡下体及肉厚处，针可入深，灸多无害。"《针灸资生经》引《小品》明确指出头部、臂脚等处多灸的后果："头上灸多，令人失精神；臂脚灸多，令人血脉枯竭，四肢细而无力，既失精神，又加于细，即令人短寿。"

面部、手禁直接灸，以免烫伤，形成瘢痕；关节活动处禁化脓灸，以免化脓不易愈合，或影响关节活动功能；重要脏器部位、乳头、大血管附近、皮薄肌腱浅在部位不宜直接灸；孕妇腹部和腰骶部不宜施灸。腰、背、腹部施灸，壮数可多；胸部、四肢施灸，壮数宜少；头、颈部施灸，壮数宜更少。

二、禁灸穴位

《针灸甲乙经·刺禁》禁灸穴歌里有头维、脑户、风府、承光、哑门、下关、耳门、人迎、丝竹空、承泣、脊中、白环俞、乳中、石门（女子）、气冲、渊腋、经渠、鸠尾、阴市、膝阳关、天府、伏兔、地五会、瘈脉等24个穴位，而在各经具体穴位里记载的禁忌穴也是24个，但没有耳门、瘈脉，有心俞、素髎。其中白环俞、丝竹空为不宜灸；下关灸三壮；石门为女子灸，使人绝子；气冲为灸之不幸，使人不得息。这5穴为有条件的禁灸，其他19穴为禁不可灸或不可灸，为绝对禁灸。《神应经》记载的禁灸穴位有14个，《医宗金鉴》记载的禁灸穴位有47个，《针灸大成》记载的禁灸穴位有45个，《针灸集成》记载的禁灸穴位却有49个。《标幽赋》指出："避灸处而加四肢，四十有九；禁刺处而除六腧，二十有二。"

《针灸大成》在"穴有奇正策"里谈道："少商，灸不可过多；章门，灸不可不及。承浆、少冲，灸不可过多。膏肓、中脘、足三里、曲池，灸之愈多，则愈善。"

我们应该正确对待古代医家所说的禁灸穴位。临床上许多穴位还是可以施灸的，不过大都不能施直接灸。乳中禁灸，睛明、丝竹空、瞳子髎、人迎、经渠、曲泽、委中等禁灸或慎灸。

灸的穴位要少而精，针灸学家承淡安主张："取穴中肯，精简疏针，灸穴勿多，热足气匀。"近年来流行一种督脉灸，在背部铺长而宽的艾绒，火力大，持续时间长，建议一定要辨证施灸，不能盲目，否则会造成助热伤阴等不良后果。

三、病情禁忌

灸法是以火的热力给人体温热刺激，能助阳，也可伤阴，故对实热炽盛和阴虚阳亢的患者禁用或慎用。有出血、皮肤破损及疮疡，尤其是疮疡属阳证等情况应禁用或慎用。对昏迷、肢体麻木不仁及感觉迟钝的患者勿灸过量，并避免烧伤。瘢痕灸后，灸疮化脓期间不宜进行重体力劳动。

四、身体状态及天气禁忌

患者过劳、过饱、过饥、醉酒、大渴、大惊、大怒、大恐等情况下不宜施灸。青壮年施灸壮数宜多，时间宜长；老年人、小儿施灸，灸炷宜小，壮数宜少，时间宜短。

《针灸大全》曰："午以后不可灸，谓阴气未至，灸无不着，午前及早，恐人气虚，有眩晕之咎。急卒亦不可拘。若值大风、大雨、雷电，宜抽停之，必待晴明又灸可也。"在每天的时间上注意灸的禁忌，遇大风、大雨、雷电等不良天气不宜灸。

《黄帝明堂灸经》说："凡点灸时，若值阴雾大起，风雪忽降，猛雨炎暑，雷电虹霓，临时且停，候待晴明，即再下火灸。灸时不得伤饱大饥，饮酒大醉，食生硬物，兼忌思虑愁忧，恚怒呼骂，吁嗟叹息，一切不祥，忌之大吉。"遇极端的天气不能灸，若开始灸了也要停止，待天气好后再灸。在饥饱、饮酒等状态下忌灸，有情志的影响也忌灸。

《黄帝明堂灸经》对十二人神不宜灸、十二时忌不宜灸、四季人神不宜灸等有详细的记载，这些只能作为参考，大多不符实际了。

五、各种灸法禁忌

1. 瘢痕灸

瘢痕灸，又称化脓灸。施灸时疼痛较重，灸后化脓并留瘢痕，故应告诫患者，并取得患者的同意。医者应按住施灸的肢体，避免患者因疼痛乱动，或艾炷脱落烧伤他处皮肤或烧坏衣物。老年人、小儿、体质衰弱者慎用；急性热病、长期消耗性疾病的患者禁用；对头、面、眼、手、关节、心脏附近，以及睾丸、阴部等部位禁用。灸疮、灸疱应及时处理，预防感染。

2. 间接灸

隔姜灸注意姜片的厚薄，防姜片过热，皮肤起疱。要随时观察姜片的颜色，移动姜片，防止灸之过度。姜为温性，热病、阴虚阳亢者禁用或慎用。隔蒜灸要注意蒜对皮肤有刺激性，防止过敏或损伤皮肤。

3. 艾条灸

艾条灸以皮肤出现红晕为宜，过之可能起疱。艾条灸的效果与其火力大小、与皮肤的距离及灸的时间有关，单纯强调时间或距离等都不完全正确，应以局部皮肤红晕发热为主。要及时弄掉燃烧后的灰烬，避免火星掉下烫伤皮肤、烧坏衣物。

4. 温针灸

温针灸的艾卷宜裹紧，不宜太大，防燃烧的艾卷脱落。《针灸大成》引述王节斋的观点，对温针灸提出的看法值得参考："然古者针则不灸，灸则不针。夫针而加灸，灸而且针，此后人俗法。此法行于山野贫贱之人，经络受风寒致病者，或有效，只是温针通气而已。于血宜衍，于疾无与也。古针法最妙，但今无传，恐不得精高之人，误用之则危拙出于顷刻。惟灸得穴，有益无害，允宜行之。近见衰弱之人，针灸并用，亦无妨。"

5. 关于热病施灸问题

许多医家对灸法都很重视，有不少相关论述，但关于热病是否施灸，却有许多争论。归纳有如下之说：

（1）灸法不论寒热虚实，无所不宜：如葛洪、鲍姑、陈延之、王焘、窦材、龚居中等医家。葛洪所著《肘后备急方》载针灸医方109条，其中有99条是灸方，且广泛用于临床各科。王焘更是推崇灸法，认为"灸火特有奇能，虽曰针汤散所不及，灸为其最要"，不论寒热均用。

（2）认为热病不可灸：持这种观点的医家，有张仲景、张从正、汪机、陆以湉等。张仲景《伤寒论》云："脉浮热甚，而反灸之，此为实。实以虚治，因火而动，必咽燥吐血。"汪机认为热证用灸，无异于"抱薪救火"。

（3）热病也可以灸：如王怀隐、王执中、刘完素、罗天益等医家认为热病也可用灸法。王怀隐指出："小儿热毒风盛，眼睛痛，灸手中指本节三壮，名拳尖也。"刘完素在《素问病机气宜保命集》中说："泄者……假令渴引饮者，是热在膈上，水入多，则下膈入胃中……此证当灸大椎五七壮立已。"

我们认为热病是否施灸应具体问题具体分析，不可拘泥，临床上尚有热因热用、温热散结的方法。一般来说，阳热表实证不宜灸；高热、神昏、谵语、急惊、抽风等里实热证禁灸；但疮疡、痈疽、痄腮、丹毒等阳证、热证也常用灸。如有报道用灸治疗带状疱疹取得较好疗效。

6. 灸后生活调理

《针灸大成》谓："灸后不可就饮茶，恐解火气；及食，恐滞经气，须少停一二时，即宜入室静卧，远人事，远色欲，平心定气。凡百俱要宽解，尤忌大怒、大劳、大饥、大饱、受热、冒寒。至于生冷瓜果，亦宜忌之。惟食茹淡养胃之物，使气血通流，艾火逐出病气。若过厚毒味，酗醉，致生痰涎，阻滞病气矣。鲜鱼鸡羊，虽能发火，止可施于初灸十数日之内，不可加于半月之后。今人多不知恬养，虽灸何益？故因灸而反致害者，此也。徒责灸艾不效，何耶！"这些告诫对灸后的生活调理有帮助，灸后应注意避风寒，调情志，忌进食生冷。但可饮茶，宜温不用凉，鲜鱼鸡羊可不忌，羊温性较强不宜多食。无灸疮可以洗澡。有灸疮、灸疱，洗澡时要保护创面，不宜过于浸泡，不要损伤灸疮，不要把灸疱弄破。《针灸大全》指出："经已灸之后，古人忌猪、鱼、热面，生酒动风冷物。鸡肉最毒，而今人灸疮不发者，用小鸡、鲢鱼食之而发者，所谓用毒而攻毒。其理亦可行也，但亦宜少用为佳。"又说："凡灸后，切宜避风冷，节饮酒，戒房劳。喜、怒、忧、思、悲、恐七情之事，须要除之。可择幽静之居，养之为善，但君子智人，不必喻也。"这是对灸后饮食、生活起居、饮酒、房事的禁忌及七情的调节等全方位的告诫。

第三节　推拿禁忌

推拿是通过手法作用于人体的特定部位，以调节机体的生理、病理状况，而达到治疗效果的。推拿是一门医疗技术，不论是用于治病，还是用于保健，都应该是一种医疗行为。所以，医者不但要掌握推拿的适应证，而且必须掌握其禁忌证。推拿属中医外治法的范畴，古代医家很少论及禁忌。推拿与针刺等治疗方法不同，不侵入人体或不破损皮肤，故有推拿没有禁忌的误区。其实，推拿不但有禁忌，而且有比较严格的禁忌。如果不掌握其禁忌，可能导致非常严重的事故或后果。

一、体位禁忌

患者应选择感觉舒适，肌肉放松，能维持较长时间，医者便于手法操作的体位。如体位选择不当，肌肉紧张，可导致肌肉筋骨损伤。选择活动不固定的体位，患者可能因抵抗医者之力而产生反向的力，使肌肉疲劳或损伤。患者选择体位的原则是舒适，安全，便于操作。

医者应根据自己的身高、习惯和施用的手法等，确定患者体位、治疗床的高低。过低，易致医者腰部肌肉疲劳或损伤；过高，则医者手臂易疲劳，影响手法的质量。医者应选择手法操作方便，有利于充分运用手法、发挥力量，又不易疲劳的操作体位。动作、步伐应协调一致。

二、手法禁忌

完整的手法操作过程，应遵循"轻—重—轻"的原则，即治疗开始和结束的手法宜选择放松、轻的手法。忌开始就用重或强的手法，以免产生疼痛，肌肉紧张而损伤，或使患者产生恐惧感。开始应用放松或刺激量小的手法，使患者局部或患处放松后，再逐渐加大力量。结束的手法施用原则同开始的手法。

治疗手法的选择，应根据疾病的不同、施用手法步骤的先后来确定。根据疾病，制定治疗方案。每个手法必须按方案做到位，做足够的时间，每个手法按序认真做完。忌不制定手法方案，忌一个手法做几下，换另一手法做几下，又换回前手法。每个手法都没做好，杂乱无章，达不到治疗效果。医者应熟悉每个手法的特点和适应证。忌选用不适应疾病的手法。手法选用不恰当，不但不能治疗疾病，而且可能加重疾病。

手法刺激强度更应施用适当。忌滥用，忌不根据具体情况施用。要分清手法刺激的强度与手法的压力、作用部位、着力面积、受力方式及操作时间的关系。同样压力的手法，在经络、穴位较敏感的部位操作刺激量比在非经络、穴位处操作要大；在肌肉丰厚部位操作刺激量比在肌肉不发达部位要小。所以，青壮年肌肉较发达，手法的力量可适当加大。老年人、小儿及体小单薄者，手法的力量可适当减小。手法的刺激强度与着力面积呈反比。相同的压力，着力面积越大，则刺激强度越小；着力面积越小，则刺激强度越大。如掌按着力面积比指点按要大，刺激量却比指按小，故指按多用指腹，少用指尖，尤其有较长的指甲，以免导致损伤。就操作时间而言，时间越短，刺激强度越小；时间越长，刺激强度越大。忌操作时间过短，达不到治疗效果；也忌操作时间过长，造成局部组织损伤。

治疗疾病时，手法不是越重越好，应柔中带刚，刚中带柔，力量向下渗透。手法忌太刚、太重，易对皮肤、肌肉、肌腱等造成新的损伤，导致新的疼痛。这种疼痛可能持续几天，加重患者的痛苦、担忧，也可能加重病情。《易筋经》重视揉法，强调"徐徐来往，勿重勿深"，手法太重则伤皮肤，手法太深则伤肌肉、筋膜。张介宾在《类经·十九卷》里对按摩的技巧及手法不正确导致的危害有精确的记载："今之按摩之流，不知利害，专用刚强手法，极力困人，开人关节，走人元气，莫此为甚。病者亦以谓法所当然，即有不堪，勉强忍受，多见强者致弱，弱者不起，非惟不能去病，而适以增害。用若辈者，不可不慎。"

总之，手法的基本要求是持久、有力、均匀、柔和、深透、渗透。推拿的要求是持续有序，轻重适度。

三、疾病禁忌

以下病症应禁推拿：各类急性传染性疾病、感染性疾病的局部；化脓性疾病的局部；溃疡性疾病的病损部；各种烧伤、烫伤的病损部；严重心、肝、肺、脑病患者；严重精神病患者；骨折早期；诊断不明确的急性脊柱损伤，或伴有脊髓压迫症状的患者；

不稳定型脊柱骨折或脊柱重度滑脱的患者；急性软组织损伤局部肿胀严重者的早期；肌腱、韧带完全断裂或大部分断裂；可疑或已经明确诊断有骨关节或软组织肿瘤的患者；恶性肿瘤患者；骨关节结核、骨髓炎、老年性较重的骨质疏松症等骨病患者；有出血倾向的血液病患者；手法部位有严重皮肤损伤或皮肤病者；妊娠 3 个月左右的妇女患急、慢性腰痛；不明原因、诊断不明的疾病，推拿有可能加重病情的。

四、身体状况的禁忌

患者在某些身体状态下，应禁推拿或慎推拿，或某些部位禁或慎推拿。妊娠 3 个月左右妇女的腰骶腹部应禁推拿；月经过多或崩漏患者的腰骶部应禁推拿。过饱、醉酒者的上腹胃脘部，身体极度虚弱者应禁推拿。

五、关节活动幅度禁忌

医者应熟练掌握解剖知识，掌握人体各关节活动幅度的正常范围。如用扳法等手法使关节活动幅度超过正常范围，可能导致肌肉、筋腱韧带拉伤，或发生关节脱位、滑脱甚至骨折。故医者在人体各关节用扳法、摇法、背法、拔伸法、抖法等手法时，忌用力过猛、过大。下面例举人体重要关节的正常活动幅度。

颈部：伸、屈 35°，旋转 30°，侧屈 45°。

腰部：前屈 90°，后伸 30°，侧屈 20°。

肩关节：前屈 90°，后伸 45°，外展 90°，内收 20 ～ 40°，内旋 80°，外旋 30°，上举 90°。

肘关节：屈曲 140°，过伸 0 ～ 10°，旋前 80 ～ 90°，旋后 80 ～ 90°。

腕关节：背伸 35 ～ 60°，掌屈 50 ～ 60°，桡偏 25 ～ 30°，尺偏 30 ～ 40°。

髋关节：屈曲 145°，后伸 40°，外展 30 ～ 45°，内收 20 ～ 30°，内旋 40 ～ 50°，外旋 40 ～ 50°。

膝关节：屈曲 145°，过伸 10°，外旋 20°。

踝关节：背伸 20 ～ 30°，跖屈 40 ～ 50°，内翻 30°，外翻 30 ～ 35°。

医者应该熟记。

第四节　拔罐禁忌

拔罐法是以罐为工具，利用燃烧、抽吸、水煮等手段造成罐内负压，使罐吸附于体表腧穴或患处的一定部位，并保持一定时间，使局部皮肤充血、瘀血，产生良性刺激，达到调节脏腑、平衡阴阳、疏通经络、防治疾病目的的一种治疗方法。

拔罐法属于外治法，虽然作用在皮肤上，没有进入人体，但还是有它的禁忌。

一、疾病禁忌

1. 皮肤有破损、严重的溃疡，有糜烂的皮肤病禁拔罐。

2.严重的心脏病，尤其有心衰者禁拔罐；有严重的肺部疾患，如严重肺气肿、严重哮喘、严重呼吸困难、严重肺部感染、自发性气胸等禁拔罐。

3.严重的精神分裂症、狂躁症，痉挛和抽搐发作时禁拔罐。

二、体质和部位禁忌

1.婴幼儿禁拔罐；体质严重虚弱、身体太瘦者等禁拔罐。

2.头部有毛发不宜拔罐；眼、耳、鼻、口及前后阴等孔窍处，足底皮肤坚硬处禁拔罐。

3.孕妇的腰骶、腹部不宜拔罐。

4.体表大动脉搏动处禁拔罐。

三、身体状态禁忌

1.过饥过饱、醉酒、过度疲劳者，不宜拔罐。

2.大汗不宜拔罐。

3.情绪极不稳定，或大怒、大忧、大悲、过于激动后不宜拔罐。

4.对拔罐极度恐惧或排斥者不宜拔罐。

四、操作禁忌

1.操作者应熟练掌握操作手法、技巧和流程，忌动作过大、过重、生硬。

2.操作者应集中精神，心系患者，耐心仔细。忌精神不集中，不耐心。

3.仔细检查罐具，不能有破损。

4.酒精棉球燃烧时，忌将酒精滴在衣物或皮肤上，防止贴在罐内燃烧的酒精棉掉下，以免造成烫伤或烧坏衣物，甚至引起火灾。水煮罐不能温度过高，以免烫伤。

五、拔罐留罐取罐禁忌

1.每次拔罐忌太多、太密，如果罐与罐之间的距离太近，会导致皮肤牵拉产生疼痛，罐也因皮肤牵拉太紧而易脱落。

2.忌罐的负压过高，不追求拔罐后皮肤青紫的程度。临床上有皮肤出现潮红充血的充血罐和皮肤出现紫红色、暗紫色瘀斑的瘀血罐之分，其产生的功能不同。

3.留罐时间以不超过15分钟为宜，可根据情况适当延长至20分钟。忌拔罐时间过长，使皮肤易起小水疱，或者损伤皮肤。临床经验是拔罐超过30分钟，皮肤出现小水疱的可能性很大。

4.忌留罐期间不随时观察患者的情况，不注意是否有晕罐的情况或其他不良反应；要随时观察罐内皮肤颜色变化情况，以便掌握取罐时间。

5.取罐时应以一手握罐，可使罐稍倾斜，用另一手的拇指或食指按压罐口边的皮肤，使空气进入罐内后把罐取下。忌用手直接猛拉罐，强行把罐拔离皮肤。

6.忌连续拔罐，如因病情需要再次拔罐者，应在距上次拔罐5天左右，尽量在皮肤的颜色恢复正常后，再进行第二次拔罐。

六、各种拔罐方式禁忌

1. 忌闪罐的负压过高。压力高时忌强行拔下；一个部位忌闪罐的次数过多；面部闪罐宜选择小罐，不宜用大罐，负压比其他肌肉丰厚处要小；面部闪罐的次数宜少。

2. 忌留罐时间长，应根据年龄、体质、皮质、疾病等因素而定。小儿及年老体弱者，留罐时间宜短。

3. 忌排罐距离太近，罐不宜太多，随时观察是否有罐脱落；小儿及年老体弱者，罐更不宜多。

4. 忌不在走罐操作部位涂润滑剂及罐内负压大，使走罐不畅，易伤皮肤，产生疼痛；罐内负压以不影响走罐的行程，产生疼痛少，不伤皮肤为宜；走罐至皮肤潮红有痧，或青紫有瘀即可，不能为了追求皮肤达到某种颜色而用力过猛，操作时间过长；不宜在同一部位上操作次数过多；经过关节或骨头如棘突等处力量宜轻。

5. 忌针罐拔罐的动作过大。不能因拔罐而改变针的深度，尤其注意在胸背部不能使针向深处进入，以免造成气胸；进针处尽量避免有皮下大血管，不能刺中大血管及神经；针罐留罐时间尽量不超过 15 分钟。

6. 刺络拔罐是用三棱针、火针、皮肤针、粗毫针等针具在腧穴、反应点、体表瘀积的浅静脉或皮肤上的患病部位刺出血后再拔罐。下针前应严格消毒，消毒范围可以稍大一些；进针应浅，不能深，在静脉上操作应注意针身不能太粗，进针点宜少；出血量宜小，如果出血不止则不能马上拔罐；留罐时间不超过 15 分钟；在同一部位上再次操作，应在 5 天以后或皮肤颜色恢复正常后；对出血很敏感或对这种治疗方法有恐惧感或排斥等情况，应忌刺络拔罐；刺络拔罐为泻法，虚证明显或体质虚弱者，忌用或慎用；计划在同一患者多次施用，建议对患者的血小板、出凝血时间等进行检查。

7. 忌用对皮肤刺激大、腐蚀性强、能产生过敏的药罐；防药罐或药液烫伤皮肤。

第五节　刮痧禁忌

刮痧法是用特制的器具，依据中医经络腧穴理论，在体表用相应的手法刮拭，以达到防治疾病目的的方法。

刮痧有调整经气、解除疲劳、增强免疫功能等作用。虽然刮痧法操作简单，器具也不进入人体，但仍应规范操作，严格遵守禁忌。

一、器具介质禁忌

1. 忌刮痧器具的边缘粗糙，或有裂纹，或有尖角。器具应完整无缺、耐用，防止在使用过程中折断、碎烂。

2. 忌刮痧器具太重、太大。应选用握拿舒适，操作方便，能持久施用手法的器具。

3. 介质是用于施术部位润滑，以减轻疼痛，避免皮肤受伤，增强疗效的油剂或乳剂。忌介质里有粗糙的颗粒杂质而刮伤皮肤。介质应注意保质期限，过期可能变质，有异味，对皮肤有伤害。

二、疾病禁忌

1. 忌用于各种原因的水肿、浮肿患者。
2. 忌用于严重的肺系、心脏疾病，如呼吸困难、心功能不全、心衰者。
3. 忌用于有出血倾向的疾病，如严重贫血、血小板减少性紫癜、血友病等。
4. 忌用于施术部位有痈疽疮疡及破损性皮肤疾病，如皮肤有外伤、皲裂，以及传染性皮肤病者。
5. 忌用于新发生的骨折、静脉曲张明显，以及皮下有疼痛、坚硬、活动度差的包块。
6. 忌用于不配合刮痧者，如精神分裂症、狂躁症、抽搐、重度振颤、重度抑郁焦虑症等患者。

三、身体状态禁忌

1. 忌用于过饥过饱、醉酒、过度疲劳者。
2. 忌用于极度消瘦、体质很虚弱者。
3. 忌用于情绪极不稳定，或大怒、大忧、大悲、过于激动者。
4. 忌用于对刮痧极度恐惧或排斥者。

四、部位禁忌

1. 忌用于特殊部位，如眼睛、口唇、舌体、耳孔、鼻孔、乳头、肚脐、前后二阴、小儿未闭合的囟门等部位。
2. 忌用于孕妇的腰骶及腹部，以及经期月经量大女性的腹部、腰骶部。
3. 忌用于毫毛、毛发密集的部位。
4. 忌用于体表大动脉搏动处。

五、操作禁忌

1. 操作者应熟练掌握操作手法、技巧和流程，忌动作过大、过重、生硬。
2. 忌刮痧器不严格消毒。施术部位有疹子或皮肤有轻微破损，应严格消毒皮肤。
3. 房间应温暖，忌施术暴露部位在当风及寒冷处。
4. 操作者忌精神不集中，不耐心。
5. 患者忌随意更换体位，应选取舒适、便于刮痧、能持久的体位。
6. 仔细检查刮痧器具，忌边缘粗糙或有破损。
7. 操作时先轻后重，力量均匀，忌时轻时重。按照经络的走向、局部情况、疾病的性质，选择适宜的手法、次序、方向。
8. 刮痧应刮至皮肤出现潮红、紫红色，或出现粟粒状、丘疹样斑点，或片状、条索状斑块等形态变化，并伴有局部热感或轻微疼痛为宜。对不宜出痧或出痧少者，忌强求出痧或出痧多，或强求皮肤颜色变深。

9.两次刮痧间隔的时间以 3 ～ 6 天或皮肤颜色基本恢复正常为宜。忌同一部位连续多次刮痧。

六、生活调理禁忌

1.刮痧后应在休息区休息 10 ～ 15 分钟，宜饮温水一杯。

2.刮痧后应保暖，避风寒，避免做重体力活，避免疲劳。

3.饮食宜清淡，禁食生冷、辛辣、油腻之品。

4.刮痧后 3 小时左右才能洗浴。

5.刮痧部位禁用毛巾等物用力搓擦，以免损伤皮肤。

6.皮肤如有刮伤处，应定时消毒，用消毒纱块保护创面，避免感染。

7.刮痧后留下的痧或皮肤的紫红色等，忌做任何处理，不需热敷或冷敷等方法，过几天会自行消退。

【学习小结】

古代针灸禁忌在《内经》里有较系统的记载，后世包括《针灸甲乙经》《针灸大成》等著作都以《内经》为理论基础，在大量引用其内容的基础上，进行了增补，继承和发展了针灸禁忌的内容。

古文献从自然界的日月星辰、季节对针灸禁忌的影响，到五脏、部位、穴位、身体状况及疾病等多方面提出的针灸禁忌，充分体现了人与自然界是一个整体，人体自身也是一个整体的观念。

古籍中对脏腑、大血管、关节的针灸禁忌进行的详细记载，其准确性及危害性，即使在现代都有指导和实用价值。

针灸治疗的原则在于调阴阳，"用针之要，在于知调阴与阳。调阴与阳，精气乃光，合形与气，使神内藏"（《灵枢·根结》），指出了针灸治疗的总原则。

施针前应为患者选择舒适，又保证取穴准确、方便、施针顺利的体位。选择适合施针部位及疾病的针具。针刺的浅与深至关重要，应根据疾病的阴阳、虚实、深浅，患者的肥瘦，穴位的位置，季节等因素来确定针刺的深浅。针对患者虚、实的不同，确定补泻手法。

留针时间的长短应根据病情、患者的身体状况等因素而定。留针的原则是"寒则留之，热则疾之"。留针待针刺有效（经气已至）才可。新病留针时间宜短，久病留针时间宜长。

历代医家记载的禁针穴位少则十四五个，多则三十多个，这是前人根据腧穴部位在重要器官处或由于针刺不当发生事故的教训记载的。有些禁刺穴位描述准确，有实用价值；有些禁刺穴明显不合理，应遵循现代针灸实践及研究，不可拘泥。

古代及近现代医家提出了许多针刺禁忌的观点，大多对我们临床有指导意义。我们应该掌握的是针刺也要辨证施治；根据虚实情况，确定补泻手法；熟知解剖知识、穴位结构等确定针刺的深浅，以增强疗效，避免意外的发生；严格掌握针刺的适应疾病；医者施针时，应精神集中，上工守神。

灸法要注意面部、关节部位不宜多灸，不宜施瘢痕灸。重要脏器部位、乳头、大血管附近、皮薄肌腱浅在部位不宜直接灸；孕妇腹部和腰骶部不宜施灸。

我们要正确对待古人提出的禁灸穴位，许多穴位还是可以施灸的，不过大都不能施直接灸。热病是否施灸也要辨证对待。

推拿重要的是要根据疾病、病位等的不同，制定治疗方案，确定手法的先后次序而有序进行。手法轻重适宜，应做到柔中带刚，刚中带柔，力量向下渗透。手法忌太刚、太重。手法的基本要求是持久、有力、均匀、柔和、深透。

严格掌握禁忌推拿的急性传染性、感染性、化脓性疾病的局部；溃疡性疾病的病损部；各种烧伤、烫伤的病损部；严重心、肝、肺、脑病患者等情况。掌握解剖知识，掌握人体各关节活动幅度的正常范围。

皮肤有破损、糜烂不能拔罐，有严重的心脏病、肺部疾患，严重的精神病等疾病不能拔罐。此外，还要掌握拔罐的禁忌部位、禁忌的精神状态。

忌每次拔罐过多、过紧。每次留罐时间最好掌握在 15 分钟内。

刮痧应在辨证的基础上，依据中医经络腧穴理论施术。严格掌握刮痧的疾病禁忌、身体状态禁忌、部位禁忌。掌握操作手法、技巧和流程，忌动作过大、过重、生硬。不强求出痧或出痧多。

【思考题】

　　1. 如何认识古代医家提出的禁针穴位？

　　2. 热病是否可以施灸？为什么？

　　3. 推拿手法的基本要求是什么？

　　4. 哪些情况不能拔罐？

第五章　中医养生禁忌▷▷▷▷

【学习目的】

掌握：中医养生禁忌的总原则，饮食养生禁忌、传统运动养生禁忌。

熟悉：雅趣养生禁忌的内容。

了解：房事养生禁忌。

【学习要点】

1. "不伤"原则的历史认识。

2. 饮食养生禁忌、传统运动养生禁忌的内容。

3. 对传统运动养生之"动""静"的理解。

4. 对雅趣养生之"雅"的理解。

中医养生学认为，养生者除要掌握和施行各种有利于生命健康的方法之外，还应对损害生命健康的因素有所了解并加以避忌，即《吕氏春秋》所谓"毕数之务，在乎去害"。只有从正反、宜忌各方面做好养生，才能全面保证生命健康的高质量延续。

对于养生禁忌的了解、警惕和趋避，是中华民族和中国传统文化传承至今的宝贵经验，从《周易》"夕惕若厉无咎"、《吕氏春秋》"去害"、嵇康"悟生理之易失，知一过之害生"、葛洪"不伤"等，到各种民俗习惯，一脉相承。中医学以传统文化为根基，充分汲取其中符合医理、切合实际，经得起实践检验的养生禁忌理论和经验，完善了中医养生学的学术体系。除此之外，中医学从古至今对养生禁忌也进行了大量研究，积累了丰富的经验。有"医家之宗、奉生之始"之称的中医学理论奠基之作《内经》，对养生禁忌有许多论述。如《素问·上古天真论》中对"今时之人"触犯养生禁忌而招致"半百而衰"的批评，对上古圣人养生之"虚邪贼风，避之有时"的记述及其后"少欲""不惧""不倦""劳其目""惑其心"等养生禁忌的总结；《素问·经脉别论》对"生病起于过用"的认识；《素问·宣明五气》对"五劳所伤"的总结等。后世医家和养生家宗《内经》之旨，对中医养生禁忌的内容进行了研究和丰富，形成了较为完善的中医养生禁忌体系。

中医养生禁忌理论博大精深，但贯穿着一条总原则，即葛洪所说："伤生之徒，一切远之。"其取舍之道正如《吕氏春秋·本生》指出："圣人之于声色滋味也，利于性则取之，害于性则舍之，此全性之道也。"综合而言，即指以生命健康为衡量标准：有利于生命健康的，就取之为养生之法；不利于生命健康甚至伤生损命的方法，均应纳入中医养生禁忌范畴。葛洪在《抱朴子》中谆谆教导，"不可以小损为无伤而不防""养生以不伤为本，此要言也"。他还在书中详细列出了"十三伤"："才所不逮，而困思之，伤也；……阴阳不交，伤也；积伤至尽则早亡，早亡非道也。"这些均应为养生所禁忌，而"不伤"即为中医养生禁忌的总原则，其中含义颇深。

第一节　饮食养生禁忌

饮食是维持生命的物质基础和能量来源。《史记·郦生陆贾列传》谓"民以食为天"，强调饮食对人的重要作用。人从出生之后直至死亡，饮食将伴随人的一生，健康的饮食及正确的饮食习惯，为维持生命和提升健康状态产生积极作用，而错误的饮食则伤害生命健康，正如《金匮要略》中所言："所食之味……若得宜则益体，害则成疾。"因此，应当谨慎对待饮食，不仅要掌握科学健康的饮食养生知识，还应掌握饮食宜忌，尤其要避免触犯"食忌"。

一、五脏饮食禁忌

中医认为，食物与药物同源，具有寒、热、温、凉四气，以及酸、苦、甘、辛、咸五味。每一种"味"都与相应脏腑具有特殊亲和力，因而具有归经属性。饮食五味归五脏，对相应脏腑产生不同的作用。若五味调和，味与脏腑相生则可发挥充养五脏的"五脏所养"作用。否则，长期饮食偏嗜，味与脏腑相克，就会逐渐损害脏腑功能，成为五脏所伤。在疾病状态下，五味调配适宜与否，会直接影响脏腑功能的恢复。《灵枢·五味》明确提出"肝病禁辛，心病禁咸，脾病禁酸，肾病禁甘，肺病禁苦"，为中医食疗的重要饮食禁忌准则。

1. 肝病禁辛

肝病应禁忌过食辛味食物。《素问·五脏生成》曰："多食辛，则筋急而爪枯。"辛味入肺，五行属金，食用辛味食物过多，则肺金过盛，对肝木克制作用过强，会影响肝之疏泄与藏血功能，使筋爪不得润养而拘急枯暗。因此，肝系有所病变，应当禁忌过多食用辛味食物，防止疾病加重。辛味食物除《内经》原文所列黄米、鸡肉、桃、葱外，还包括姜、蒜、椒、茴香、香菜、薄荷、洋葱等常见调味品及发散性质食物，均应在肝病期间控制摄入量。

2. 心病禁咸

心病应禁忌过食咸味食物。《素问·五脏生成》曰："多食咸，则脉凝泣而变色。"咸入肾，肾属水，心属火，水克火，过食咸味，会使心火过度受克，影响心主血脉的功能，出现血脉凝涩不畅，心之气血不能上荣颜面，而颜面色泽发生变化。因此，心系有所病变，应当禁忌过多食用咸味食物，防止疾病加重。咸味食物除《内经》所列举之大豆、猪肉、栗子、豆叶外，日常主要为食盐及添加食盐饮食，或各种腌卤食物，均应在心病期间控制摄入量。

3. 脾病禁酸

脾胃有病应禁忌过食酸味食物。《素问·五脏生成》曰："多食酸，则肉胝䐢而唇揭。"酸入肝，过食酸味，则肝木对脾土克制过度，脾之所主就会出现异常。因此，脾胃有所病变，应当少食酸味饮食。酸味饮食除《内经》列举之犬肉、芝麻、李子、韭之外，日常主要为醋及其腌制品，逢脾胃系统有所不适时，皆应少食。

4. 肾病禁甘

肾病时应禁忌过食甘味食物。《素问·五脏生成》曰："多食甘，则骨痛而发落。"甘入脾，过食甘味食物，则脾土过旺，克制肾水，肾之所主就会出现异常。因此，肾系有所病变，应当少食甘味食物。甘味食物除《内经》列举之粳米、牛肉、枣、葵外，日常生活中主要为各种带有甜味或味道较淡的食物，如糖类及其制品，大部分瓜果类食物等。

5. 肺病禁苦

肺病时应禁忌过食苦味食物。《素问·五脏生成》曰："多食苦，则皮槁而毛拔。"苦入心，心属火，火克金，过食苦味食物，肺金被过度克制，则肺之所主就会出现异常。因此，肺系有所病变，应当少食苦味食物。苦味食物除《内经》列举之麦、羊肉、杏、薤外，还包括苦瓜、苦苣、莴笋等食物及茶类饮品。

二、药食搭配禁忌

古代医家对饮食之间及饮食与药物之间的搭配禁忌研究和应用较多，虽然带有个人经验性质，不一定完全准确，但从实用角度而言，仍值得学习和研究。

1. 食物搭配禁忌

《食疗本草》载"笋不可与鲤鱼共食，使笋不消也""甘蔗与酒共食发痰""水芹于醋中食之损人齿"。《饮食须知》中提出：枣与蜜同食损五脏，与葱同食令五脏不和，与各种鱼类同食令人腰腹痛；柿子与酒同食易醉，或引发心痛，与螃蟹同食可引起腹痛泄泻，或呕吐昏闷。《肘后救卒方》认为，羊肝不可与乌梅及椒同食。《备急千金要方》记载：鸡子白共蒜食之，令人短气；鸡子共鳖肉蒸食之害人；食鸡子啖生葱变成短气，鸡肉、犬肝肾共食害人；生葱共鸡犬肉食，令人谷道终身流血；乌鸡肉合鲤鱼肉食，生痈疽；鸡、兔、犬肉和食必泄利。除古代医家认识外，目前也民间流传着一些食物搭配禁忌，可以进一步研究。如猪肝、猪血禁忌搭配黄豆；鲤鱼忌狗肉；鳖肉忌猪肉、兔肉、鸭肉、苋菜、鸡蛋；鸭蛋忌桑椹、李子等。

2. 食物与药物搭配禁忌

食物和药物之间的合理搭配、调和互补是保证用药安全和疗效的条件。药食合理搭配除应根据药食的自身性质，按照方剂学组方选药原则进行适宜性组合外，还应遵循一些流传至今而约定俗成的药食搭配禁忌。如《肘后备急方》有"常山忌葱，天门冬忌鲤鱼"的记载。民间在服食药物和烹饪过程中，也发现和总结了药食搭配的禁忌，为大众广泛接受，其中不少内容与中医认识契合。如发汗药忌生冷饮食，调理脾胃的药物禁与油腻食物同服等。另外有"狗肉反商陆，忌杏仁；鲫鱼反厚朴，忌麦冬；羊肉反半夏、菖蒲，忌铜、丹砂；猪心忌吴茱萸；萝卜忌地黄、何首乌；醋忌茯苓、土茯苓；威灵仙忌茶"等。总之，在药食同用之时，食物的运用目的主要是辅助药物起效，增强药物效果或减少服用药物可能出现的不良反应。因此，凡食物对药物作用发生阻碍、减效，甚至药食搭配有可能出现偏性过度或新的毒性情况，均应避忌。

3. 服药期间的饮食禁忌

《调疾饮食辨》中言："病人饮食，借以滋养胃气，宣行药力。故饮食得宜，足为药饵之助；失宜，则反与药饵为仇。"古代文献中有服用某些中药时，忌食生冷、辛辣、肉等的记载。此外，还有螃蟹忌柿、荆芥；人参忌萝卜、茶叶等记载。其中不少得到现代药物学研究证实，但也有不少内容需要继续深入研究。

三、饮食习惯禁忌

饮食过程中还应避免形成各种不良的习惯，如过饥过饱、食中言语、饮食不洁等。

1. 过饥过饱

《吕氏春秋·季春纪》曰："凡食之道，无饥无饱，是之谓五脏之葆。"《备急千金要方·养性序》中也指出："不欲极饥而食，食不可过饱；不欲极渴而饮，饮不欲过多。"因此，过饥过饱，均为饮食养生的禁忌。过饥，则化源不足，精气匮乏；过饱，则胃肠负担过重，影响运化功能。历代养生家均认为，食至七八分饱是饮食适量的标准。如果饮食不适时，或忍饥不食、零食不断、暴饮暴食等，均不利于人体健康。

2. 食中言语

无论古今，中国一直有"食不语"的饮食习惯要求。这一饮食养生禁忌出自《论语·乡党》。唐代养生家孙思邈在《千金翼方·养性禁忌》中也指出"食勿大言"，即要求进食或饮水时，专心致志，忌讲话聊天甚至大声笑闹，防止影响吞咽功能而发生呛噎，或使咀嚼不充分而影响消化吸收。

3. 饮食不洁

《论语·乡党》曾说："鱼馁而肉败，不食。色恶，不食。臭恶，不食。失饪，不食。"这是提倡选择食物要新鲜清洁，并且要经过烹饪加工变熟后再食用。如果食物放置时间过长或储存不当就会引起变质，产生对人体有害的各种物质。烹调加工过程是保证食物卫生的一个重要环节，高温加热能杀灭食物中的大部分微生物，防止食源性疾病，所以尽量熟食，尤其是肉类，必须熟透再食。

四、饮食性质禁忌

饮食虽然性质相对温和，然而由于外形、四气五味或烹调加工等方面各自具有不同的特性，因而对于一些特殊的食物或处于某种特殊状态的食物，食用时也应当遵守禁忌，小心谨慎。

1. 防止误食

河豚、发芽的土豆、野生蘑菇等，如果处理不当而误食，就会影响人体健康，甚至危及生命。《金匮要略》中分别有"禽兽鱼虫禁忌并治"和"果实菜谷禁忌并治"两篇，指出"肉中有如米点者，不可食之""果子落地经宿，虫蚁食之者，人大忌食之"等。大体而言，果肉蔬菜的形状、味道、颜色等有异者，尽量不食；过期变质食物绝不能吃；来自疫区、放射区的食物不要吃；放置时间过长的食物应慎食；野外生长的不知其名的食物，不可食；"新兴食物""异域食物"，或广告炒作一时极盛之食物，可暂时慎食，待研究定论后再做是否食用的决定。蚊、蝇、蚁、虫沾染，或落地果蔬，若表皮未受损，则可洗净或削皮再食；若表皮受损，则尽量不食。

2. 某种食物的特殊禁忌

如《食疗本草》记载："笋，寒，又动气，能发冷症，不可多食。菰菜，滑中，不可多食。生姜，多食少心智。橡实，主止痢，不可多食。蒲桃，其子不宜多食，令人心卒烦闷，犹如火燎。木瓜，亦不可多食，损齿。荔枝，多食则发热。生李不可多食。林檎，好睡，不可多食。鹅，肉性冷，不可多食，令人易霍乱，发痼疾。甜瓜，多食令人阴下痒湿，生疮。莼菜，甚损人胃及齿，不可多食，令人颜色恶，久食损毛发。大蒜，久食损眼伤肝。酒，久服伤神损寿。"另有《饮食须知》记载："盐味咸性寒，不可多食，多食伤肺发咳，令失色损筋力，患水肿者、喘嗽者忌食。喜咸人必肤黑血病，勿多食盐，多食则脉凝涩而变色。猪肉，多食闭血脉，弱筋骨，虚人肌。"此外，古人还记载了某些食物有特殊烹饪及食用禁忌，如《食疗本草》指出："黄精，蒸之若生，则刺人喉咙。鸡、肉须烂，生即反损。鲤鱼，凡修理，每断去脊上两筋及脊内黑血，此是毒故也。大麦，熟即益人，带生则冷，损人。"

五、不同体质或疾病的饮食禁忌

《食疗本草》指出："鲤鱼，腹中有宿瘕不可食，害人；猪，虚人动风，不可久食，肉发痰；牛乳，患冷气病人不宜服之；冬瓜，患冷人勿食之，令人益瘦；甜瓜，患癥瘕人不可食；胡瓜，天行病后不可食之；热病后十日，不可食热韭，食之则发困；鸡，先患骨热者，不可食之；羊骨，主治虚劳，患宿热人勿食；患冷人勿食羊乳酪。"《外台秘要》提出"咳吐脓血忌生姜、生蒜、海藻、咸物等"。《随息居饮食谱》中详细列出了"发物"：芫荽、薤、羊肉、川椒、胡椒发热；春芥、虾、蟹、鹅发风；枇杷、羊脂助湿；蚌、田螺、西瓜、柿子积寒；山慈菇、胡椒动血；比目鱼、羊肉、春芥动气。可见，古人对体质、疾病与食物之间的禁忌关系已有较多认识。

发展至今，饮食禁忌的许多内容已得到认可和临床实践的验证。如水肿者忌盐、火毒疮疖者忌鱼虾，以及内热炽盛、阴虚火旺、湿热痰火内盛及津液耗伤者，忌姜、蒜、辣椒、羊肉等辛温燥热食物；脾胃虚寒、阳虚内寒者，以及大病、产后之人，忌西瓜、李子、田螺、荸荠、蚌等寒凉饮食；痰湿及湿热内盛之人，忌饴糖、肥猪肉、乳酪、米酒等助湿生热的食物；外邪未尽者，忌酸梅、李子等酸敛收涩食物；喉疾、目疾、疮疡、湿疹、痧痘之人，忌芥、蒜、辣椒、虾蟹等辛辣刺激发散的食物；失血、紫癜等患者忌胡椒等燥热动血食物。

六、饮酒禁忌

酒的历史，源远流长，而我国的酿酒历史尤其久远，酒文化的积淀极为深厚。据考古发现，山东大汶口文化遗址出土的大量陶制专用酒具，时间可追溯至公元前 2～前 3 世纪。在商代的甲骨文中，已经出现"酒"字。河南安阳殷墟中还发现酿酒的作坊遗址。酒与医药的关系更为密切，古人早已发现酒既是一种很好的溶媒，其本身又具有药用属性。《内经》中专列"汤液醪醴论"篇，开篇即言酒，还追忆上古曰："上古圣人作汤液醪醴，为而不用。"《说文解字》亦云："医之性，然得酒而使。"

酒不仅有药用价值，而且能用于养生，但毕竟是辛温之品，少饮尚可，多饮则助湿生热、迷乱神志，乃至伤身损命。《景岳全书》中曾大段论述纵饮之害："少年纵酒者，多成劳损。夫酒本狂药，大损真阴，惟少饮之未必无益，多饮之难免无伤，而耽饮之，则受其害者十之八九矣。且凡人之禀赋，脏有阴阳，而酒之性质，亦有阴阳。盖酒成于酿，其性则热，汁化于水，其质则寒。若以阴虚者纵饮之，则质不足以滋阴，而性偏动火，故热者愈热，而病为吐血、衄血、便血、尿血、喘嗽、躁烦、狂悖等症，此酒性伤阴而然也。若阳虚者纵饮之，则性不足以扶阳，而质留为水，故寒者愈寒，而病为鼓胀、泄泻、腹痛、吞酸、少食、亡阳、暴脱等症，此酒质伤阳而然也。故纵酒者，既能伤阴，尤能伤阳，害有如此，人果知否？矧酒能乱性，每致因酒妄为，则凡伤精竭力，动气失机，及遇病不胜等事，无所不至，而阴受其损，多罔觉也。夫纵酒之时，固不虑其害之若此，及病至沉危，犹不知为酒困之若此。故余详明于此，以为纵酒者之先觉云。"张景岳在本书在其他篇章中也多次提及纵酒之危害，用词十分恳切，颇有痛心疾首之感，必须引起重视。本教材以白酒为代表，述其应用禁忌。

白酒是中国特色酒类，属高度酒，乙醇含量多在 40% 以上，其性温，味辛、甘、微苦，有小毒，归脾、胃、心经。由于酒精度高低不同，白酒每日的合理品饮量仅可做范围性概括。一般而言，成人每日以 25～100mL 为宜，于餐后或佐餐饮用，并视个人对酒的耐受程度做相应调整。白酒的应用禁忌主要包括：

1. 痰湿体质忌饮

痰湿均为阴邪，易伤阳气，痰湿体质之人常伴有阳气不足的倾向。白酒味辛香，性温热，然其质为水，饮用过度，大量酒水进入体内，受痰湿阴邪相召，从寒化阴，易加重痰湿。同时，白酒其性燥烈，在发挥作用上通下达之时，不仅扰乱阳气的正常运行，且迫其外散，增加了阳气的非正常耗损，故有"壮火食气"之弊。因此，本身有阴邪停滞且阳气不足、运行不畅特点的痰湿体质之人，甚至包括部分阳虚体质之人，应忌饮白酒，更应禁饮药酒。

2. 阴虚燥热体质忌饮

阴虚燥热体质之人，常有阳气亢盛，热偏重的倾向。而白酒性味辛温，有一定的温阳作用，易于助热生火，故凡阴虚燥热体质之人均当忌饮白酒，禁饮药酒。

3. 各种出血性病证禁饮

白酒活血通经，能加速血行，故对于咳血、吐血、呕血、牙龈出血、鼻衄、紫癜、痔疮出血、大便出血、尿血、外伤出血、月经过多、疮疡出血等各种出血症，或平常有出血倾向的人，为防止诱发或加重出血，均应禁饮白酒。

4. 肝胃病证禁饮

白酒对胃肠道有明显刺激作用，故对胃痛胃胀、嗳气反酸、大便稀溏，以及两胁肋胀满疼痛、眼目皮肤黄染、小便黄少，甚至腹大如鼓、浮肿者，或经检查有胃炎、胃及十二指肠溃疡、肝炎、肝硬化者，均当禁饮白酒。

5. 其他

感冒、高血压、心脏病、青光眼、肾炎、肺结核、前列腺炎及各类皮肤病患者，孕妇、小儿、酒精过敏者，以及从事高空、驾驶等工作者，均当禁饮白酒。

第二节　房事养生禁忌

房事养生，亦称为性保健，是根据人体生命活动的生理规律及心理特点，采取健康适度的性行为；或通过必要的保健方法，调节男女房事活动，和谐性生活，以强身健体、却病延寿的养生方法。

房事养生，在我国历史悠久，源远流长，内容广博，学术精湛，是我国文化园囿中的瑰宝。在中国传统的养生术中，房事养生往往又被称为"房中术"。中医学形成后，为房事养生提供了医学理论依据，房事养生才逐渐走上了医学的轨道。古代所盛行的房中术，虽然有一些糟粕的内容，但总体而言，都是强调房事生活本乎自然之道，是养生延寿的重要内容之一，是健康长寿的基础。现代生活中，性生活是夫妻生活的重要方面，和谐的性生活，不但可使双方的性欲得到满足，而且还可使彼此身心健康，延年益寿。

然而，古人也早已认识到房事过度带来的危害，因此《内经》中开篇即提出若"醉以入房，以欲竭其精，以耗散其真"，终将"半百而衰"。对此，王冰注"乐色不节则精竭，轻用不止则真散"，非常精辟。陶弘景《养性延命录·御女损益篇》中云："房中之事，能生人，能煞人，譬如水火。知用之者，可以养生；不能用之者，立可死矣。"性生活是心身高度合一的体验，十分强调男女双方房事时的身心状态及房事环境，在良好的状态下，双方能享受到性生活带来的乐趣，起到养生保健作用。因此，在某些特定的情况下，不宜进行性生活，以免造成不良后果，即"房事养生禁忌"。

一、欲不可纵，亦不可绝

性生活是人的本能，人至成年，随着男女性器官发育成熟，自然会产生性生活的要求，不可遏抑，亦不可放纵。性生活适度有益健康，抑制或太过则招灾致病。古代房事，十分重视节欲保精，认为"欲不可纵"，纵欲过度，损伤肾精，耗散元气。因此，中医把性生活纵欲不节，作为劳倦内伤的重要原因。同时，古代养生家也认为"欲不可绝"，性生活是成年健康人正常的生理、生活需要。健康的成年男女如果禁绝性生活，非但于身体无益，反而会导致各种疾病，甚至会影响寿命。禁欲，阴阳不相交合，就会造成精神情绪的抑郁不畅，精道闭塞不通，气郁血瘀，脏腑功能失调而生病变。因此，性行为作为人的一种本能，既不能禁，也不可纵，而应适欲，即顺从自然的生理欲望，适当安排性生活次数。

房事的合理频度，应该因人而异。性欲的强弱各人不同，即使同一个人，也受年龄、体质、性格、职业、气候、环境、情绪等多种因素的影响，应当根据具体情况适当调整房事次数。因此，房事频度不能机械地规定，而要根据双方年龄及体质情况进行合理安排。一般而言，一周房事 2 ～ 3 次是大多数人可接受的频度。随着年龄的增长，尤其进入中年之后，当根据双方的身心状况，适当降低频度。新婚期间，性欲比较强，房事次数可多些；婚后头几个月，视身体状况，可以每天都有性生活，但之后应当回归正常。体质弱的人，房事次数应少一些。夫妻久别重逢，往往房事较频，这是人之常情，但也要适当节制。另外，唐代孙思邈在《备急千金要方·养性·房中补益》中提出"人年二十者，四日一泄，三十者八日一泄，四十者十六日一泄，五十者二十日一泄，六十者闭精勿泄，若体力犹壮者，一月一泄"，该频度较为符合中国人的身心特点，可以参考。

二、环境不宜，当禁房事

中医认为，人体与周围环境是一整体。自然界与人体是相通相应的，自然界有什么变化，人体也就有相应的变化。正如《灵枢·岁露论》所说："人与天地相参也，与日月相应也。"天地相交而生万物，男女相交而生子女。如果气候变化急剧，超过了人体的调节能力，就会打破人体阴阳平衡，气血运行失常，此时行房事对身体不利，若此时受孕则不利于男女双方及婴儿。反之，气候平和，温度适宜，环境舒适，身心舒畅，则有利于房事养生。因此，古代养生家强调，当自然界发生急剧变化，如狂风暴雨、雷电霹雳、奇寒异热、日食月食、山崩地裂之时，应当禁绝性生活；在不良的环境中，如山峦瘴气之处、井灶圊厕之侧、冢墓尸柩之旁、脏乱晦浊之屋等，应禁止进行性生活。此外，在一些庄严的场所，如神庙佛寺之中、礼堂展厅之处，都不宜进行性生活。

三、七情太过，应禁房事

性生活本是男女双方精神情志的相互交融，必须在双方精神愉悦、情投意合的状态下才能和谐完美，有益于健康。如果在男女双方心情不佳，或气愤恼怒，或惊吓恐惧，或忧愁悲伤，或抑郁思虑等情况下，勉强进行性交，不但起不到愉悦性情、养护健康的作用，反而会招致损伤。若仅是男女某一方情志不遂，而另一方强意为之，则非但自身得不到满意的快感，而且会造成对方的强烈反感，其结果将会导致男女双方在生理和心理上的伤害，造成性欲下降、性冷淡、性交疼痛等性功能障碍。中医认为，情志过激可导致气机失常，脏腑功能紊乱，精气闭塞。此时性交则气血更加逆乱壅滞，而导致内伤病变，如果受孕则影响胎儿的生长发育。因此，古代养生家强调，只有在双方精神愉快、情绪和畅的情况下，性生活才能完美和谐，才有益于身心健康。

四、醉酒入房，房事大忌

醉酒入房，是指大量饮酒之后过性生活。醉酒同房是古今养生家谆谆教诫的"养生大忌"。《素问·上古天真论》指出："醉以入房，以欲竭其精，以耗散其真……故半百而衰也。"古人认为，酒性大热，既能灼耗津液，又能煽动性欲之火。由于醉酒者处于高度兴奋和情绪失控的状态，往往任意放纵情欲，施泄无度，不但损伤身体，而且会造成其他种种危害。

1. 醉酒入房极易造成房劳损伤，招致种种疾病，甚至使人早衰短命

《史记·扁鹊仓公列传》记载了西汉医家淳于意的25个"诊籍"，有8例是性功能疾病患者，其中两例"病得之饮酒且内"，也就是由于经常醉酒入房而致病。唐代名医孙思邈在《备急千金要方》中谈到，经常醉酒入房，长期伤阴损精，易患"消渴病"。

2. 醉酒同房必然降低性生活的质量。性生活是男女双方精神情感的交融

在性生活过程中，男女双方感情和谐是享受性生活快乐的必要条件。然而在醉酒状态下进行性生活，头脑昏昏沉沉，很难进行充分的精神情感交流。况且醉酒行房者，情绪过于亢奋，行为不能自控，动作粗暴，易造成房劳损伤，女方所受伤害尤重。因此，为了提高性生活的质量，应戒除醉酒纵欲的恶习。

3. 醉酒入房有害于胎孕，对优生优育不利

这一点亦是历代诸家反对醉酒入房的重要原因之一。《玉房秘诀》说："大醉之子必痴狂，劳倦之子必夭伤。"认为在醉酒或疲倦的情况下交合成孕，其所生子女必然不佳。由于醉酒行房者的精子已被酒精损伤，故易使胎儿智力低下，甚至会产生痴呆或肢体残障的畸形儿。

4. 经常醉酒入房，最易损伤男子的性功能，可造成阳痿、早泄或精子稀少，导致不育症

醉酒入房者往往纵欲无度，使性器官受累或造成损伤，容易出现阳痿不举，即使能勉强进行性交，时间亦很短暂，出现早泄。

五、劳倦病中，慎行房事

劳倦过度，体力精力下降，人体正气虚弱，抵抗力低下，此时应及时休息调养，不宜急于过性生活。若犯此忌，势必耗伤精血，导致脏腑虚损而灾害丛生。

患病期间，正邪交争，若病中行房，必然损伤正气，加重病情。病中交合而受孕，不仅对母体健康不利，甚者对胎儿的发育产生较大的危害。正如孙思邈在《备急千金要方》中所说："疾病而媾精，精气薄恶，血脉不充，既出胞脏……胎伤孩病而脆。"母体患病，再同房受孕，必然母病及子，对母体及胎儿的发育均有危害。病后康复阶段，精气尚弱，正气尚未完全恢复，此时需要静心调养。若不顾元气未复，强行进行性生活，则精气更耗，正气难以复元，恐致旧病复发，甚或危及生命。对于一些慢性疾病，虽不用完全禁欲，但应注意把握适度，切不可施泄太过。

总之，性生活当视个体体质强弱、疾病进退而慎重把握，病情较重、体质又弱者，应严格禁止性生活。

六、经产孕期，房事不宜

女性有经、孕、产等特殊生理时期，女性的房事养生，尤当注意这些特殊的生理时期。

1. 月经期要绝对禁止房事

《备急千金要方》指出："妇人月事未绝而与交合，令人成病。"《诸病源候论》也有记载："月水未绝，以合阴阳，精气入内，令月水不节，内生积聚，令绝子，不复产乳。"征诸临床实际，妇女经期行房事，易引起痛经、月经不调、带下异常、不孕症、癥瘕等多种妇科疾病。

妇女在怀孕期，必须谨慎对待房事。妊娠期妇女，需集全身精血养育胎儿，此时如不善养，不适宜的性生活会引起母体生病，损及胎儿。尤其是在妊娠的早晚阶段，即妊娠期前3个月和后3个月内要避免性生活。妊娠早期不节制性生活，则相火内动，阴气外泄，易引起胎毒、胎漏流产；妊娠晚期不节制性生活，则易导致胎动早产、难产和感染，影响母子健康。

2. 产后百日禁房事

妇女产后，百脉空虚，体质虚弱，急需补益调理，恢复健康。若不加摄养，恣意交合，则动耗精血，不仅元气得不到恢复，邪气亦乘虚而入，衍生多种疾病。诸如月经不调、崩漏、少腹拘急胀满、胸胁肩背引痛、腹中积聚，甚至由于邪气乘虚而入导致神志昏迷恍惚、寒热时作。因此，古代养生家再三告诫，妇女产后百日内当禁绝房事。

七、房事避忌"七损"

"七损"，是指在性生活中有损人体健康长寿的七种做法，是男女在房事中应注意避免的不利于保精、惜精、护精、固精养生观念的做法。《马王堆医书·天下至道谈》中说："七损，一曰闭，二曰泄，三曰竭，四曰弗（勿），五曰烦，六曰绝，七曰费。"《内经》中亦引用之。所谓"闭"，是指行房时动作粗暴、鲁莽而产生阴部疼痛或性器官疼痛，精道闭塞，乃至无精施泄；"泄"，指房事中汗出淋漓不止，精气走泄；"竭"，指房事不节，恣情纵欲，行房无度，耗绝精气；"弗"，指虽然有强烈的性欲冲动，行房时却因阳痿不举，或举而不坚，不能交合或勉强交合；"烦"，指行房时神烦意乱，心中不安，呼吸喘促；"绝"，指女方没有性欲的时候，男方强行交合，汗泄气少，这对男女双方特别是对女方的身心健康非常不利，犹如陷入绝境；"费"，指行房过于急速，既不愉悦情志，对身体又无益，徒然浪费精力。古人用非常形象的语言，指出在房事养生中于身心有害的七种做法。若犯有上述七种情况，则往往事与愿违，适得其反，且易招致疾病，这在今天仍有重要的科学意义和参考价值。

第三节　传统运动养生禁忌

传统运动养生，是指在遵循生命自然规律的基础上，通过中国传统运动方式以疏通经络气血，改善脏腑功能，和畅精神情志，培育元真之气，从而达到调摄身心健康、提高生命质量、延年益寿目的的方法。它以中医理论为指导，注重意念、气息和形体动作的协调统一，融导引、武术、医理为一体，动静结合、刚柔相济、形神共养，是中华传统文化中独具特色的运动养生方式。传统运动养生在运用之时有一些禁忌需加以避忌。

一、动静结合，忌劳逸失度

对于运动养生，一直有"宜动""宜静"两种不同观点，从禁忌角度来看，综合古代养生家和运动养生的实际，其中之关键有三。

1. "动""静"的理解不可偏狭

要正确认识传统运动养生的禁忌，首先需正确认识"动"和"静"的内涵。中国传统文化对"动"和"静"的理解已较为全面透彻，甚至上升到哲学高度。

（1）"动"的概念　"动"包括劳动和运动，也包括形体的动作和精神层面的活动。《吕氏春秋·尽数》曰："形不动则精不流，精不流则气郁。"形体的运动可使精气流通，气血畅达，增强抗御病邪的能力，提高生命活力。适当的动不仅能锻炼筋骨、肌肉、四肢等，还可增强脾胃健运功能，促进食物消化、吸收及水谷精微输布。中医养生学主张"动以炼形"，并创造了许多行之有效的动形养生方法，如劳动、舞蹈、散步、导引、按摩等，通过活动形体来调和气血、疏通经络、通利九窍、防病健身。

而从中医禁忌学角度出发，对"动"的认识尚应注意两点。

其一，不能忽视劳动之"动"。马克思指出，"劳动是人的第一需要"。虽然他是从哲学和人类发展角度做出的论断，但在生命层面也具有普适性。即劳动与运动同样具有流通气血和维持生命活力的作用，都是人之内在需求，二者在养生中存在一定互补性和相互替代性，也存在某种互斥性。也就是说，在养生实践中，运动不足的部分，可以采用一定形式和一定量的劳动补充，反之亦然；对已经因劳作而疲惫的人，应避免再以相似性质的运动进行养生，防止形成劳伤。例如，青少年周末已在野外进行了体验生活的劳作活动而较为疲惫时，后续所安排的养生活动应避免激烈运动，如武术、球类运动等，而以情志精神思维运动为主，如智力游戏类、棋类等，或散步等慢运动亦可，使形体得以舒缓休息。因此，养生实践中要正确运用二者的互补性，避免互斥而致过劳或过逸。

其二，不能忽视思维和精神层面的"动"。中医养生虽然强调养神宜静，但人在精神层面亦需要"动"，尤其是思维活动。人需要经常锻炼思维，才能保持大脑功能的活跃，尤其对于老年人和体力劳动者，养生中必须贯彻一些思维活动锻炼，才能更加合理全面。中国古今一些文学家、书法家、画家、医学家往往可得长寿，与其能经常通过艺术创作或临床思辨锻炼思维，延缓大脑功能衰退有一定关系，故南宋大家陆九渊曾强调:"精神不运则愚。"

（2）"静"的概念　"静"相对"动"而言，包括精神的清静和形体的相对安静，尤其适用于"神"的保养。《素问·灵兰秘典论》说:"主明则下安，以此养生则寿;主不明，则十二官危……以此养生则殃。"人之"神"由心所主，有接受和处理各种信息的作用。因此，在各种纷扰中易动难静，但其功能又决定了必须"主明"，故中医养生学强调"静以养神"，面对纷扰要保持恬惔虚无或虚一而静，使纷而不乱、杂而不躁。正如《医述·养生》所说:"欲延生者，心神宜恬静而无躁扰。"然而对于心神之"静"，不能错误地理解为浑浑噩噩、无所用心，而是指精神专一、摒除杂念、心无妄用。清代养生家曹庭栋曾精辟指出，"心不可无所用，非必如槁木，如死灰""静时固戒动，动而不妄动，亦静也"（《老老恒言·燕居》）。"动而不妄动，亦静也"正是对"静"的正确认识，不仅适合于精神调养层面，也适合于形体保养。正常用心，能"思索生知"，对强神健脑大有益处;唯心动太过，精血俱耗，神气失养而不内守，则可引起脏腑和机体病变。另外，必须注意"静"具有相对性，对其理解要避免绝对化。例如，与球类运动相比，散步就相对属于"静"的范畴;与文学创作相比，非竞技的棋类游戏就相对属于"静"的范畴;正常睡眠属于"静养"，如果梦多或入睡困难，则形体的卧床静息不能代表精神的恬静。

2. 动静忌太过和不及

动静是生命变化的依据。任何生命变化都是在动静的这种动态平衡中产生的，绝对的动使生命活力持续，绝对的静则生命终止。即《素问·六微旨大论》所说:"成败倚伏生乎动，动而不已，则变作矣……不生不化，静之期也。"升降出入是宇宙万物自身变化的普遍规律，人体生命活动也正是合理地顺应万物的自然之性而处于动静互涵的发展变化之中。

相对的动静是人体生理表现的两种形式。对人体的生理概括而言，就是阴精与阳气的功能表现，是相对的动静。阴精主静，是人体营养的根源;阳气主动，是人体功能的根本。又如:睡为静，醒则为动;坐卧为静，走跳为动。对"静"的理解，更要注意其相对性，并非只有一动不动才叫"静"，只要是没有超过人体承受范围的正常活动，在一定对比条件下，都可以称之为"静"。因此，清代有学者说:"静之义有二:一则身不过劳，一则心不轻动。"

中医养生学基于这种对生命动静相依的深刻认识，提出生命需要运动，但不论动静，必须适度，不能太过和不及，因此倡导运动适宜的"小劳之术"。形体宜动，以导引、推拿、调气、咽津等传统养生方法，以及各种劳动、体育运动之类形体之动，使精气流通，气血和调，气机顺畅则百病不生;神机宜动，勤用脑以锻炼思维的灵敏度。形宜静养，反对形体过劳，也反对一动不动的极端静。因此，强调运动适度即可为静，"坐不欲至倦，行不欲至劳，频行不已，然宜稍缓"（《保生要录·调肢体门》）;神宜静养，强调"静则神藏，躁则消亡"（《素问·痹论》）。

唐代孙思邈主张"唯无多无少者，得几于道矣"。即不宜多动，亦不宜多静。动与静，必须结合，二者必须适度，避免出现单方面的太过或不及，即如《周易》所说:

"动静不失其时，其道光明。"只有动静结合，各得其宜，才能达到形神合一、增强体质的目的。

3. 避忌劳逸失度

华佗曰："人体欲得劳动，但不当使极耳。"劳动强度过大，时间过长，其相对的一面即"逸"就会不及；反之，劳动强度太弱，时间太短，逸就会太过。过与不及，都是不适度的表现，称为"劳逸失度"，对人体均会造成伤害，是传统运动养生之禁忌。

（1）过劳　即劳累太过，也称劳倦所伤，包括体劳、神劳和房劳三个方面。体劳是形体的过于劳累，故又称"形劳"。如积劳成疾，或病后体虚，勉强劳作致病，都属于体劳过度。其致病特点有二：一是耗损脏气，尤其是脾、肺之气，故《内经》曰"劳则气耗"；二是可致形体组织损伤，主要是筋骨的劳损，故《内经》曰"久立伤骨，久行伤筋"。神劳即劳神，也称"心劳"，主要指思虑不解，用脑过度。房劳又称"肾劳"，主要指房事太过，或手淫成习，或妇女早孕多育等。

（2）过逸　即过度安逸，包括体力和脑力两方面。清代医家陆九芝曰："逸之为病，正不少也。逸乃逸豫、安逸之所生病，与劳相反。"过度安逸可以致病。过于安逸是古时"富贵人"得病之由，正如《吕氏春秋》所云："出则以车，入则以辇，务以自佚，命曰招蹶之机……富贵之所以致也。"在现代社会，"出则以车，入则以辇"已不限于"富贵"人群，几乎成为城市常态，因此引起了社会的广泛关注。而《素问·宣明五气》更提出"久视伤血，久卧伤气，久坐伤肉，久立伤骨，久行伤筋"，其中之"久卧""久坐"是过逸的两种类型。"久卧伤气"，指睡卧过久可致阳气敷布失常，气滞为病；"久坐伤肉"，指蹲、坐过久，可致四肢血脉运行不畅，新血不能达于四肢，使肌肉不荣、瘀血内生而为病。《内经》的这一认识，不仅揭示了"久坐""久卧"损害健康的机理，为有针对性的养生提供了理论支持，且由于"动摇则谷气得消，血脉流通"（陈寿《三国志·魏书·华佗传》），因此，从《内经》的认识来看，运动是调摄"过逸"损伤的方法。

可见，过劳与过逸对人体健康均有危害。劳逸适度的关键，是要注意把握"度"，"常欲小劳"而莫"过劳"。古今中外的寿星，大多是勤于"小劳"的实践者。故《素问·上古天真论》曰"形劳而不倦"，认为人体应该进行适当的活动，但应有节度，不要过于疲倦。同样，随着社会的发展，现代人的体力劳动日趋减少，劳动强度亦大大降低。由于安逸少动，缺乏劳动和体育锻炼，气机的升降出入就会呆滞不畅，使五脏六腑、表里内外、四肢九窍壅塞不通，继而产生种种病理变化，甚至危及生命。

二、三因制宜，忌千篇一律

1. 传统运动养生强调掌握运动量的大小，过大及过小均不能达到养生的目的，应予避忌

运动量太小，达不到锻炼目的，起不到健身作用；运动量太大，则超过了机体耐受的限度，反而会使身体因过劳而受损。孙思邈在《备急千金要方》中指出："养性之道，常欲小劳，但莫大疲及强所不能堪耳。"传统运动养生看似缓慢轻柔的运动，但因其持续时间长，且每个动作、姿势都有严格的身法、步法等要求，所以消耗的能量并不小，对于年老体弱者尤其要注意不可过量。传统运动功法要求行功后和颜悦色，呼吸匀畅，心率平稳，自觉轻松自如，以清晨起床没有疲劳感为度。另外，坚持一段时间之后，自感平时食欲增进，睡眠良好，情绪轻松，精力充沛，即使增大运动量也不感到疲劳，也是运动量适宜的重要表现。反之，如运动后食欲减退，头昏头痛，自觉劳累汗多，精神倦怠者，说明运动量过大，应适当酌减。如减少运动量后，仍有上述症状，且长时间疲劳，则应做身体检查。

现代运动医学对于运动量的测定，往往以运动者的呼吸、心率、脉搏、氧气消耗量等作为一些客观指标，也可作为传统运动养生量的补充参考。一般认为，正常成年人的运动量，以每分钟心率（或脉率）增加到 140 次为宜；老年人的运动量，以每分钟增加至 120 次为宜。运动时心率至少在 100 次 / 分以上，最多不超过 "170- 年龄"。譬如年龄为 60 岁，则运动后最高心率应控制在每分钟 110 次以内的水平，而且在 30 分钟内恢复到常态。

2. 传统运动养生，要遵循因人、因时、因地制宜的原则，不可一概而论

个人可根据自己的身体状况、年龄阶段、体质与运动量的配合，选择适宜自身的运动方法和运动量。有慢性病者，可选几种对自己疾病具有针对性的运动方式进行锻炼，由少逐渐增多，逐步增加运动量。太极拳、八段锦、五禽戏可重复锻炼，做二遍、三遍来增加运动量，以取得有效的健身效果。

运动的最佳时间是晚饭后，运动效果最好。如在饭前锻炼，至少要休息 0.5 小时后才能用餐；饭后则至少要休息 1.5 小时才能锻炼。为了避免锻炼后过度兴奋而影响入睡，应该在临睡前 2 小时左右结束锻炼。从四季的锻炼时间选择来看，春、夏、秋三季可以早起锻炼，而冬天可在太阳出来后再锻炼，也可改为下午四五点钟锻炼，尤其是北方寒冷的地区，应格外注意冬天要避开清晨，不要过早锻炼。

就运动场地的选择而言，传统功法锻炼，只要环境清静，干扰较少即可，并不需要特定的场所。因此，在公园、广场、空地、走廊运动均可，当然到室外林木繁茂、空气新鲜的地方更为理想。

三、循序渐进，忌贪功冒进

传统运动养生功法的习练有一个渐进的过程，初学者以调形为主，要求动作柔顺、娴熟、准确，进一步则要求呼吸与动作协调一致，再进一步则要求在意识指导下引导呼吸，呼吸催动形体活动。如果不能坚持系统习练，很难领会其中内涵，更难以产生良好的养生保健效果，这就要求习练者循序渐进，持之以恒，在实践中禁忌怀有一蹴而就、一劳永逸的想法。尤其是现代人，平素就缺乏运动，又刚刚学习较为复杂的传统运动功法，身体会有许多不适之感，甚至会出现关节疼痛等现象，影响生活和工作，甚至失去坚持习练的信心。因此，习练传统养生功法之前，必须先下定决心，坚定信念，并每天给锻炼安排出固定时间，只有持之以恒、坚持不懈，才能收到良好的养生健身效果。运动养生不仅是身体的锻炼，也是意志和毅力的锻炼。

第四节　雅趣养生禁忌

雅趣养生，就是通过培养和发挥自身高雅的情趣及爱好来怡养身心的养生方法。各种高雅而富有趣味的娱乐活动，如琴棋书画、花木鸟鱼、旅游观光、艺术欣赏等，能从身心两端全面调节人的生命状态，调和气血，增强体质，舒畅情志，怡养心神，启迪智慧，寓养生于娱乐之中，达到养神健形、却病延寿的目的。

雅趣养生有其总的禁忌，即忌流俗甚至恶俗。虽然雅趣养生采用的娱乐形式多种多样，但并非任何娱乐皆具有养生的作用，如通宵达旦地上网、废寝忘食地玩牌、乐而忘返的夜生活，这些娱乐方式因为没有节度，反而不利于健康。因此，雅趣养生形式的选择要求贯彻"雅"字，强调这些娱乐活动不仅要有"趣"的环节，还必须要有"雅"的取向。如果养生形式脱离"雅"而过"俗"，则有可能过于强调感官刺激，而忽略了美学和艺术享受所带来的陶冶情操、提升气质、增强修养、维护健康的重要作用，可谓因小而失大。因此，雅趣养生忌耽溺于"乐"，一旦过度，不仅不是"养"生，而且还可能"害"生，正如《素问·上古天真论》告诫："以欲竭其精，以耗散其真……务快其心，逆于生乐，起居无节，故半百而衰也。"

一、音乐养生禁忌

音乐养生是指人们通过聆听音乐，在相应的音乐环境中，使自己的精神状态、脏腑功能、阴阳气血等内环境得到改善，从而调养身心、保持健康的养生方法。

应注意音乐养生的禁忌。

1. 环境忌嘈杂

这里的"嘈杂"，既指外环境，也指人的内心环境，都不能杂乱无序。音乐养生要想达到好的效果，应当营造一个良好的环境，最好能选择静谧、优雅、空气清新的地方，泡上一杯茶，排除心理上的紧张烦乱情绪，使用高保真音响播放音乐。内外环境相比，内环境居于主要地位，如果自身能在躁扰的外环境中保持内心的安静祥和，甚至"闹中取静"，可不归于"嘈杂"范畴，但这已倾向于对自我约束的锻炼，养生效果并不理想。另外，欣赏音乐时，只要能清晰入耳，音量的大小，对人体的良性作用只有很小的区别，但太大的音量却具有不良作用，甚至变成噪音，给身体带来不适。

2. 要因人制宜，以兴趣爱好为导向，对于不喜欢的音乐应当少听

不同体质、不同身体状态的人对音乐的感受不同。除根据中医养生学之五音调脏、以情胜情、顺情疏调等原则，有针对性地选择养生音乐外，音乐种类还要根据自己的体验和兴趣爱好选择。不论是高雅的古典音乐还是通俗质朴的大众音乐，只要能让欣赏者感到身心舒畅，能很快地调整心情，一般来说，那就是其适合的音乐。如果音乐不能给欣赏者带来愉快感、共鸣感和艺术享受感，即为不适合的音乐，应当减少聆听。人的一生之中，随着环境、学识等变化，对音乐的喜好和感受也会发生变化，养生的音乐选择也应因人制宜发生变化，此时忌因循守旧，而应加以变通。

3. 其他

还需注意空腹时忌听进行曲及节奏强烈的音乐，会加剧饥饿感；进餐时忌听打击乐，打击乐节奏明快，铿锵有力，会分散对食物的注意力，影响食欲，有碍食物消化；生气忌听摇滚乐，怒气未消又听到疯狂而富有刺激性的摇滚乐，会火上加油，助长怒气；睡眠时，上面几种音乐也不宜听，会使人情绪激动，难以入眠，特别是失眠人群，更不宜听这类音乐。轻靡淫逸之音，会使人神废心荡，为了健康向上，当忌收听。

二、弈棋养生禁忌

弈棋养生是指人们在对弈的过程中，享受弈棋的乐趣，使人的精神情绪专一宁静，从而使脏腑功能、阴阳气血等内环境得到改善，达到调养身心、保持健康目的的养生方法。弈棋不仅是智力竞赛，更是有利身心、延年益寿的娱乐活动，是一种良好的养生之法，在我国历史悠久而又十分普及。

弈棋固然是有益的活动，但如不掌握适度原则，甚至废寝忘食，反而有损于健康，故而应注意以下几点禁忌。

1. 饭后不宜立即弈棋

饭后应稍事休息，以利食物消化吸收。若饭后立即面对棋局，会使大脑紧张，减少消化道的供血，导致消化不良和肠胃病。而且饭后即弈棋，思考计算能力降低，也会影响弈棋心情和结果。

2. 忌得失心过重

两军对垒，总会有输有赢，养生之弈棋的目的是舒畅心情、锻炼思维，因此不能因为棋局的输赢而过分激动或争强好胜，要有"胜固欣然败亦喜"的宽阔胸怀，不计较得失。只有以探讨技艺为出发点和目的，才能心平气和。过度激动易伤身，尤其对老年人十分有害，往往可诱发中风、心绞痛。

3. 不要挑灯夜战

弈棋时间选择和时长要适度，尤其是老年人生理功能减退，容易疲劳，恢复较慢，若夜间休息减少，身体抵抗力下降，容易发生疾病。更不应嗜棋与赌棋，否则多因贪心和痴迷而致无节制，既易伤害身体，又易丧失品行，不利于身心健康。

4. 不宜弈快棋

所谓快棋，就是下棋速度快，每一步有时间限制。它虽能锻炼人的思维敏捷性，但较耗费心神，尤其对老年人和患有心脑血管疾病者不适宜。

三、书画养生禁忌

书画养生是通过凝神静气、心神专注于书法绘画中，以陶冶性情、活跃心智、愉悦心情的一种养生方法。习练书法和绘画，集运动与艺术享受于一体，是具有中国特色的传统艺术形式和养生方法。虽然书画养生的特色鲜明、适应性强，习练要求相对较宽松，但也有一些禁忌需加以注意。

1. 身体不适，尤其虚弱之时忌练书画

劳累之后或病后体虚，不必强打精神，勉力而为，因本已气虚，再习练书画耗气伤身，会加重身体负担，不易恢复。

2. 大怒、惊恐或情志不舒时，忌立刻写字作画

此时气机不畅，心情难静，很难写出好字、绘出好画，会使情绪更差，气血郁滞，影响身体健康。

3. 忌盲目习练，不明要领

书画养生要达到预期养生效果，必须掌握要领，有计划地开展练习，提高水平，从而得到更高的艺术享受。习书作画对身形姿势也有要求，应养成良好的书画习惯，其要求至少有头部端正、两肩平齐、胸张背直、两脚平放，这样才能使全身松紧有度，不至于太疲倦。古人就有"肩欲其平""身欲其正""两手如抱婴儿""两足如踏马镫"的严格要求。作为一种养生方法来习字绘画，要有规律地进行，可制定一个时间表，坚持执行，才能达到书画技艺方面的提高，又有养生延年的收获。作书绘画必须要有平静的心态，忌烦躁激动。中国书画都特别注重追求意、气、神，意指意境，气指气势，神指神韵。既要求习练书画时要静息凝神，精神专注；也要求全神贯注于笔端，令作品体现出自身的气势和神韵。习书时心宜静，虑要空，排除一切杂念，思想高度集中于笔端和字形。

四、品读养生禁忌

品读养生是指以读鉴诵唱为主要方式的养生方法，包括品读诗文、吟诵歌赋、品鉴书画、学唱戏曲等。品读具有良好的养生效果，但也要注意规避养生禁忌，否则达不到理想的养生效果。

1. 忌混淆精读和泛读

养生品读的内容不仅限于通俗流行的小说故事，更应倾向于唐诗宋词、书法画卷、散文哲学等文学性、艺术性强的作品，只有将古今中外各种优秀文化成果都纳入养生品读的范围，才能广泛获取精神营养。但需注意，品读虽需广博但不是没有侧重，虽需精读但不是没有泛读。由于每个人的时间、精力有限，能力、爱好有别，因此，要根据自己的实际情况处理好博与专、精与泛的关系。例如对于小说，对一些精彩篇章和情节可精读品味，一些过渡性章节则可泛泛读过；对于诗词，则需字斟句酌，旁参他人的注释，理解其遣词用句的精妙之处及诗词中蕴含的深意，从而得到精神享受和养生良效，并可以泛读相关诗词，多做对比思考，更能提升养生效果。

2. 忌忽视品读习惯

良好品读习惯的形成，能增强品读养生的效果，因此不可轻忽，应在品读养生之初即加以锻炼并逐步固定下来。如制定一个适合自身的品读时间表，持之以恒；饭后先活动一会儿再开始品读，使气血流通；不宜长时间坐着不动，要注意调节肢体活动；不宜单一进行某一种活动，要适当地改换姿势，如极目远眺、伸腰动腿、听听音乐，或者更换另一种养生方法；注意良好的体位，躺在床上、蹲在马桶上均不宜长时间阅读，容易阻滞气血流行。

五、垂钓养生禁忌

垂钓养生是指通过以钓鱼为主的野外活动，得到恬愉凝注、悠闲清爽心境的养生方法。钓鱼是我国一项历史悠久的文化传统，"姜太公钓鱼，愿者上钩"的机妙、"孤舟蓑笠翁，独钓寒江雪"的意境等，都脍炙人口，影响深远。自古以来，垂钓就是人们所喜爱的活动。"要使身体好，常往湖边跑"，这是人们通过长期垂钓实践总结出来的一句名言，尤其对久病康复、年老体弱者来说，垂钓是一种积极的修身养性、益智养神的好方法。然而，垂钓养生有诸多禁忌需要注意，否则有可能伤生致病。

1. 忌得失心太重

养生之垂钓不应为鱼而钓，要为钓而钓，享受过程多于结果，只有放下功利，才能放松心情。垂钓养生应以悠闲娱乐、愉悦身心为主，有收获固然可喜，空手而归也无须失落，把垂钓的良好心境作为最大的成果，是养生要领。

2. 忌勉强而为

垂钓活动常常需要较长的时间，垂钓场所大多在塘河湖江甚至海岛，因此要正确评估自身的健康水平和能力，选择自己喜欢的垂钓场所和感觉舒适的气候环境，不要勉强自己，以防意外发生。

3. 忌孤身独钓

"孤舟蓑笠翁，独钓寒江雪"固然是一种意境、一道风景，但孤身独钓并不利于养生，特别是中老年人，无论发生身体的意外不适，还是气候环境的突变，都需要有钓友相伴，相互关照。故而，选择性情脾气相宜的钓友，既可相互照应，又可闲谈交流，于悠闲中获得一份感情的深化。

4. 忌防护不周

注意观察、小心操作，避免蜂蜇蛇咬、钓钩刺人等各种不良意外发生。穿着佩戴防晒服、遮阳帽，条件允许的话携带遮阳伞，防止太阳灼伤皮肤，又可防骤然雨至。垂钓者，尤其以蚯蚓为鱼饵者，更要特别注意手的卫生。如手直接接触鱼饵，则可能污染自用食物与饮水，可能患上寄生虫病。

5. 忌好高骛远

垂钓作为一种养生方式时，目的是保持健康，不追求成为专业垂钓者，要循序渐进地进行了解，从简单的环境、简单的工具、简单的饵料、简单的鱼类知识等开始学习和实践；随着同道交流的增多、经验的丰富，逐渐增加环境、工具、饵料等的复杂性，积累更多的鱼类知识，慢慢从入门者过渡至准专业水平。垂钓养生毕竟涉及野外环境，带有一定危险性，因此从养生角度而言，忌怀有"别人行我也行"的攀比思想，尤其在入门阶段，忌与资深垂钓者或专业垂钓者攀比，盲目去不明水域或不熟悉的环境垂钓。

六、花鸟养生禁忌

花鸟养生指通过培植花卉、驯养鸟兽宠物、养鱼等，达到愉悦身心目的的养生方法。古人十分重视对宜人环境的营造、欣赏和享受，植木养花、豢养宠物，从而得自然生机养自身生命活力。如宋代长寿诗人陆游就曾作诗"芳兰移取遍中林，余地何妨种玉簪。更乞两丛香百合，老翁七十尚童心"，反映了这种养生思想和实践经验。现代人养育花鸟的技术手段比古人先进，花鸟种类的选择范围比古人更广泛，因此可根据兴趣，或养花种草，或养鸟、驯宠物，以充实生活，美化环境，锻炼身体，养心怡性。花鸟养生也有一些禁忌，若不加以注意，会影响自身或他人的正常生活学习，乃至生命健康，需引起注意。

1. 忌选择不当

花草类宠物的选择、摆放安置要科学合理，顾及家庭成员的适应性和感受。不要选择不适宜居室内养殖的花草，不要选择家庭成员不喜欢甚至避讳的花草。猫狗鸟类等宠物，如有人对它们的气味、毛羽过敏，这类宠物显然不宜在家庭中驯养。如家庭中有小孩子则最好不要养大型宠物或鸟类，以防危害到幼儿。

2. 忌不负责任

养宠物，尤其是动物类，要从食物、卫生、检疫、预防接种、室外放遛等多方面满足需求，决不能凭一时兴起而饲养，宠之则抱养嬉逗呵护，厌之则抛弃户外流浪，这是不负责任的表现，不利于花鸟养生积极作用的发挥。此外，花鸟养生的负责任，还包括对他人所负有的"不扰"责任，即养宠物忌扰人、吓人、伤人，忌影响公共环境卫生，否则若引起纠纷，最终会损伤自身身心健康。

3. 忌半途而废

不论植物还是动物，都是宝贵的生命，它们生命健康状态的良好与否，完全依赖于主人。而它们生命状态越好，人从中所得到的养生效果也越好。此外，动物除了需要喂养外，还需要主人的长期陪伴，尤其一些较为娇弱的小动物，需要随时看护。可以说，人从花鸟宠物那里得到的是养生，花鸟宠物托付给人的却是它们的生命。因此，以花鸟养生，先要做好持之以恒的身心准备，若准备不足或条件不允许，则不如暂时不养，以免徒增伤感，反有损健康。

七、旅游养生禁忌

旅游养生是通过长距离旅游、远足郊游，以观赏风景、游乐嬉戏的方式，放松心情、释放压力、恢复精力、愉悦身心的养生方法。旅游是一种具有综合作用的养生方法，不仅可以从中欣赏自然美景、人文景观，而且可以锻炼身体，磨炼意志，更可以开阔眼界、丰富知识、增长见识、启迪智慧、舒畅情怀，是一种有益于身心调养的活动。古人非常推崇远足郊游活动，特别是文人墨客，常悠游于山水之间，激发创作灵感，很多佳作诗词由此而成。旅游养生的禁忌主要有以下几点。

1. 忌劳逸失度

旅游，尤其远程旅游，较为耗费体力，如果途中需要登山、长距离徒步等，更有体力透支的风险。因此，应充分考虑自身的健康情况和身体强度，合理安排旅游日程，注意休息睡眠，忌劳逸失度。如过度活动反而容易影响健康，甚或导致组织器官的损伤。对患有心脏病、高血压、神经精神类疾病者，尤应考虑活动的种类和强度，避免发生意外。需要注意的是，只要自身条件许可，就应亲身参与，忌过于安逸享受。如果旅游时仍与平日工作生活的方式和节奏相同，如久坐旅游车上处理公务、到景点上下必坐缆车、登山须赖轿夫等，都可称为旅游养生之"过逸"，难以取得应有的保健效果，为旅游养生之禁忌。

2. 忌争强好胜

攀爬游泳，登高涉险，必须量力而行，不可争强好胜，勉力而为。特别是年老体弱者，或身体状态不好时，容易导致意外的发生。因此，旅游养生应呼朋唤友，相伴出游，群体活动既能沟通情感，相互交流，又可制造出更多的欢乐气氛。适宜的游伴有利于身心愉快感的形成，独自一人的旅游容易产生更强的孤独感，不利于身心健康。

3. 旅游地以野外为主，慎选室内活动

凡外出远足，如果不是天气问题，尽量以野外活动为主，室内仅仅为旅游时的休息场所。如果外出所玩的仍然是拘于旅店房间的棋牌游戏类的室内活动，往往是对环境和时间的浪费，当为旅游养生所慎选。一般而言，最具养生价值和可行性的是短距离、短时间的郊外远足。选取较近的田园旷野、江河湖海、林谷幽泉，或一家游乐，或结友而行，以欢愉畅快情绪，呼吸新鲜空气，消除郁积为要。

八、品茗养生禁忌

品茗养生是指在品赏茶饮的过程中，享受茶茗的韵味、茶友交流的乐趣、饮茶趣谈的氛围，从而获得养生益寿的效果。中华茶文化历史悠久，内涵丰富，集文化、艺术、鉴赏、饮食、医疗、养生于一体，亦有崇高的人文追求。中医认为茶具药性，尤其在现代丰富的制茶工艺下，茶的种类繁多，寒热温凉性质各异，适合于不同的人群，用之养生需了解其禁忌。

1. 品茗需要谨慎选择适合自身的茶叶，忌茶不宜人

茶叶种类繁多，大致分绿茶、乌龙茶、红茶、白茶、黄茶、黑茶和再加工茶等。因选材、加工方法有异而使不同茶类呈现不同的口感特征，具有不同的养生保健作用。绿茶不经发酵，营养物质在各类茶叶中含量较高，其味苦性寒，适宜夏季饮用。红茶为发酵茶类，其性温，尤适宜体力劳动者、产妇、老弱体虚者和冬季饮用。乌龙茶为半发酵茶，性味介于红、绿茶之间，男女老幼皆宜。因此，选茶品饮，既要考虑质量，还要根据个人喜欢、体质状况和季节，但无论是红茶、绿茶还是白茶黑茶等各类茶叶，经常饮用都有益养生。

2. 忌忽视饮茶习惯的形成

茶的养生功效是在长时间、规律性品饮过程中获得的，偶尔饮用所得的养生效果不能持久。对于此类长期作用的养生方法，大多需要注意良好习惯的形成。对于品茗养生而言，最佳饮茶时间在上午，因为上午往往工作强度较大，需要饮茶以提振精神、提高效率。茶之浓淡适宜性与很多因素有关，但总的来说，要循序渐进，从淡茶开始，随自身饮茶口味的加重，逐渐增加用茶量。虽然每天茶叶的适宜用量有争议，且与身体耐受度有关，但从养生角度而言，可以相对保守一些，以精神得到提振、茶叶滋味已出为度。确定茶叶量后，宜将其固定为规律，每天投放等量茶叶。就饮茶种类而言，尽量固定品饮一种茶叶，如绿茶、红茶、乌龙茶等，具体品牌可以不限。在茶种之间转换时，例如欲将饮红茶的习惯转换成饮绿茶，则需重新建立饮茶规律和习惯。

3. 要慎重对待茶具和用水

品茗需要特定器具，应当配备相应的茶具。江南沿海地区功夫茶的器具较多，品茶也很讲究。北方相对要求较少，但至少要有专用的茶杯，最好是陶、瓷或玻璃杯，不锈钢和搪瓷杯并不是饮茶的好器具。泡茶用水要谨慎选择，有所讲究。泡茶用水可选择山泉水、井水、雨水、雪水、自来水、矿泉水等。天然无污染的泉水非常适宜，无污染的雨水与雪水泡茶亦佳，自来水最方便。现在由于空气污染，雨水已不适合泡茶。自来水时常会有残留氯，需注意除氯，以免影响茶的味道和身体健康。市售矿泉水，由于含有较多矿物质会影响茶汤口感，对于一些香气高幽但茶汤滋味极淡的茶类，或对茶汤味道要求十分高的人，均不甚适合，当为所忌；对于初入门者，则尚不成禁忌。总之，泡茶用水必须符合居民生活饮用水标准，而以软水、透明度好、无异味为宜。此外，要沏出好茶，还要掌握好茶叶用量、泡茶水温、冲泡时间与次数等泡茶技术。

4. 慎避"茶醉"

所谓"茶醉"，是指由于饮茶过多或过浓，导致中枢神经兴奋过度，使人出现心悸、四肢无力、头晕、呕吐感及强烈的饥饿感等不适感觉。"茶醉"一般见于空腹饮茶或平时饮茶较少而突然饮入浓茶的人，对健康不利，因此有饮茶养生习惯者，需对其加以预防。预防措施主要是循序渐进地培养饮茶习惯，不大量饮浓茶，不空腹饮茶。另外，若平时习惯于饮用中、高发酵度的乌龙茶、红茶，则品饮绿茶等低发酵或不发酵茶叶时，需注意控制饮用量及浓度。

5. 大部分人在饱餐后、睡觉前均不宜喝茶，更忌浓茶

茶对大脑的刺激作用会影响食物的消化，也会影响睡眠。空腹一般不宜饮茶。隔夜茶最好不饮，因茶叶浸泡时间太长，茶水中物质溶出太多，茶汤浓度过大，饮之损人健康。特别是炎夏时节，茶水容易变质，故饮茶以新鲜泡制的为好。

【学习小结】

中医养生学认为，养生者除要掌握和施行各种有利于生命健康的方法之外，还应对损害生命健康的因素有所了解并加以避忌，只有从正反、宜忌各方面做好养生，才能全面保证生命健康的高质量延续。对于养生禁忌的了解、警惕和趋避，是中华民族和中国传统文化传承至今的宝贵经验，中医学以传统文化为根基，充分汲取其中符合医理、切合实际，经得起实践检验的养生禁忌理论和经验，完善了中医养生学的学术体系。除此之外，中医学从古至今对养生禁忌也进行了大量研究，积累了丰富的经验。

中医养生禁忌理论博大精深，但贯穿着一条总原则，即葛洪提出的"不伤"，其取舍之道应以生命健康为衡量标准。有利于生命健康的，就取之为养生之法；不利于生命健康甚至伤生损命的方法，均应纳入中医养生禁忌范畴。

饮食是维持生命的物质基础和能量来源。《史记·郦生陆贾列传》谓"民以食为天"，强调饮食对人的重要作用。人从出生直至死亡，饮食将伴随人的一生，健康的饮食及正确的饮食习惯，为维持生命和提升健康状态产生积极作用，而错误的饮食则伤害生命健康。因此，应当谨慎对待饮食，不仅要掌握科学健康的饮食养生知识，还应掌握

饮食宜忌，尤其要避免触犯"食忌"。饮食养生禁忌主要包括五脏饮食禁忌、药食搭配禁忌、饮食习惯禁忌、饮食性质禁忌、不同体质或疾病的饮食禁忌、饮酒禁忌等内容。

房事养生，亦称为性保健，是根据人体生命活动的生理规律及心理特点，采取健康适度的性行为；或通过必要的保健方法，调节男女房事活动，和谐性生活，以强身健体、却病延寿的养生方法。古代养生家早已认识到，房事养生有诸多禁忌，如陶弘景《养性延命录·御女损益篇》中云："房中之事，能生人，能煞人……不能用之者，立可死矣。"因此，在某些特定的情况下，不宜进行性生活，以免造成不良后果，即"房事养生禁忌"。房事养生禁忌主要包括欲不可纵，亦不可绝；环境不宜，禁行房事；七情太过，应禁房事；醉酒入房，房事大忌；劳倦病中，慎行房事；经产孕期，房事不宜；房事避忌"七损"等内容。

传统运动养生，是指在遵循生命自然规律的基础上，通过中国传统运动方式以疏通经络气血，改善脏腑功能，和畅精神情志，培育元真之气，从而达到调摄身心健康、提高生命质量、延年益寿目的的方法。传统运动养生在运用之时有一些禁忌需加以避忌，主要包括忌劳逸失度、忌千篇一律、忌一蹴而就等内容。

雅趣养生，就是通过培养和发挥自身高雅的情趣及爱好来怡养身心的养生方法。雅趣养生方法多样，但有总的禁忌，即禁忌流俗甚至恶俗。雅趣养生形式的选择要求贯彻"雅"字，如果养生形式脱离"雅"而过"俗"，则有可能过于强调感官刺激，而忽略了美学和艺术享受所带来的陶冶情操、提升气质、增强修养、维护健康的重要作用，可谓因小而失大。雅趣养生的具体方法，主要包括音乐、弈棋、书画、品读、垂钓、花鸟、旅游、品茗等，各种方法都有其自身的养生禁忌。

【思考题】

1. 中医养生禁忌的总原则是什么？
2. 饮食养生禁忌主要有哪些内容？
3. 传统运动养生有哪些禁忌？

第六章 医患德行禁忌▷▷▷▷

【学习目的】

　　掌握：医者德行禁忌。

　　熟悉：医者德行的内容。

　　了解：医患关系及禁忌。

【学习要点】

　　1.医患德行的定义及医德概述。

　　2.医患关系及禁忌。

　　3.医生德行及禁忌。

　　4.患者德行及禁忌。

　　医患德行，是指医者和患者的道德品行。郑玄注《周礼·地官·师氏》时说："德行，内外之称，在心为德，施之为行。"医者为业，直面患者生死，其德行甚为重要。所谓医德，就是医者在从事医疗活动中应恪守的职业道德。"医无德者，不堪为医"，养成良好的医德品行，陶冶情操，修身养性，是为医者必须遵守的职业操守和道德境界，也是医者在医疗服务中必须遵守的行为准则。

　　唐代医学家孙思邈在其所著《备急千金要方》的序中有言："人命至重，有贵千金。一方济之，德逾于此。"他把生命的神圣与医德和临床实践密切结合起来，这种"大医精诚"的医德精神，自古以来便被救死扶伤的医者奉为圭臬，激励着一代代中医人砥砺德行。

　　清代名医吴瑭在《温病条辨》序中也认为，"医，仁道也，而必智以先之，勇以副之，仁以成之"，告诫我们必须先成为仁者，方能成为医者。"健康所系，性命相托"的医学誓言也当深深植根于医者的心中并付诸行动。可见，不论古今，凡为医者，不仅技术要精益求精，而且还要为人坦诚，心地善良，行医与做人有机结合，道德品行端正，才能成为深明医理、全心为民、厉行向上的好医生。

第一节 医患关系及禁忌

一、医患关系

中医学非常重视人与自然的关系，《内经》将其高度概括为"人与天地相应""人与天地相参，与日月相应"；同样，中医也非常重视人与人之间的关系，即"医"和"患"之间的关系，亦即我们今天所说的医患关系。《素问》中的"天覆地载，万物悉备，莫贵于人"和《灵枢》中的"且夫人者，天地之镇也，其不可不参乎"。说明在天地万物中，人的生命是最宝贵的。由此可见，中医立足于天地，形成了对人的整体认识，明确了人在自然界中的重要地位。同时，说明了中国古代从医者将患者置于至高位置，尽力保全患者生命所体现出的生命至重思想，这不仅为古代医家面对生命、治病救人提供了基本遵循，也标志着中医生命至重医德思想的产生。医学是研究生命的科学，生命是从医者尤其是中医医学活动的直接对象。人的生命只有一次，从医者在治病救人时，一定要加强对生命的珍重意识，以保全人的生命为先。

医患关系是一种特殊的人际关系，是医者和患者在医疗过程中所产生的特定医治关系，包括医患双方以及与双方利益有密切关联的社会群体和个体之间的互动关系。狭义的医患关系是指医者与患者之间的关系。广义医患关系中，"医"则包括医疗机构和医务人员，即医生、护士、药检与管理等人员在内的医务人员群体；而"患"不仅包括患者，还包括与患者有直接或间接联系的亲属、监护人以及其所在的单位等群体，故有时又称"患者方面"。

医患诊病治病的过程，实质上是医者和患者，人与人之间的互动过程。医者不但要诊病治病，而且要处理好与患者的关系，医德和患德始终贯穿于这一过程中。传统中医诊疗模式下，医患关系比较和谐。在传统中医文化的影响下，医生医德高尚，行医认真负责；患者对医生怀有感恩之心，并认可医生进行的诊断和治疗。正如《内经》所说的"医患相得，其病乃治"。

二、医患关系禁忌

1. 忌不相互沟通

这是医患之间最重要的禁忌。沟通是心灵的桥梁，医患之间没有沟通，就缺乏相互之间的了解，缺乏了解就可能产生误解。医生不了解患者病情，不了解患者需求；患者不了解医生的治疗意图，不了解医生所采取的医疗手段对自己的病情所带来的改变。

2. 忌不相互配合

在医疗过程中，正确的治疗源于正确的诊断，而诊断正确与否，在很大程度上取决于患者就诊时能否与医生密切配合。医患相互配合，医生才能获得正确的诊断结果，以便更好地指导正确的治疗用药。

（1）忌隐瞒病史 在医生询诊或检查时，对医生隐瞒病史，这是大忌。因为病史是临床诊断疾病最重要的依据之一。如果患者刻意隐瞒病史，或对病史叙述不清楚，很容易导致医生误判、误诊，无法对疾病开出正确的处方和治疗方案。

（2）忌谎报病史　在医生询诊或检查时，特别是危急重症的诊治，虚假的病史容易导致医生做出错误的判断、诊断，会将医生的诊断和治疗引向歧途，进而耽误最佳治疗时机，导致不堪设想甚或不可逆转的严重后果。

（3）忌用药后或酒后立即就诊　有些药物可遮掩症状，因此，除非病情紧急须用抢救药，一般在就诊前不宜用药，特别是镇痛药、解热药、降压药、镇静安眠药等。由于酒后引起脉搏显著加快，血压波动，易导致舌象、脉象与征象不吻合的"假象"，甚或出现其他异常改变，给确诊造成一定的困难。

3. 忌相互不信任

医患之间相互不信任，会严重影响和损害医患关系，甚至直接影响临床治疗效果或造成其他社会影响。某些患者，没有相关医学知识或凭某些网站的误导，对医学知识一知半解，常自以为是，对医生的诊断无根据地怀疑、不信任。这种态度不仅会损害医患关系，而且还会由于不能很好地执行医嘱而影响治疗效果。

中医治病有其自身的特点，患者对医生的信任至关重要。《素问·五脏别论》曰："拘于鬼神者，不可与言至德；恶于针石者，不可与言至巧；病不许治者，病必不治，治之无功矣。"对于有些疾病，患者不理解中医的基本原理，对气血阴阳毫无认识，不信任中医的诊断和辨证，这种情况下是难以取得治疗效果的。

第二节　医者德行及禁忌

一、医者德行

唐代孙思邈在《备急千金要方》卷一"大医精诚"中告诫："凡大医治病，必当安神定志，无欲无求，先发大慈恻隐之心，誓愿普救含灵之苦。"也就是说，品德医术俱优的良医治病，必当会安神定志，心无杂念，无欲无求；以慈悲为怀，救人疾苦。作为医者，德行如此者是为"良医"；"医之为道，非精不能明其理，非博不能至其约"，为医者必须沉潜医道，博览群书，精益求精，方能精通"医术"；同时，要尊重患者的人格，尊重患者医疗的权利及对医疗的渴求，不论职位高低、贫富贵贱都一律平等对待，广施人道，诊治过程始终认真、规范，这就是医者的基本德行。

为医而尚德，以患者之疾苦为己受，始能千方百计搜求愈病之法，久而行之，其术必日臻完备，对疑难病症尤有着力而出新意。纵观古今中医大家，无不以"救死扶伤""为患者谋利益"为宗旨，德行兼备。早在晋代杨泉就指出："夫医者，非仁爱之士不可托也，非聪明理达不可任也，非廉洁淳良不可信也。"唐代医学家孙思邈则说："所以医人不得恃己所长，专心经略财物，但作救苦之心，于冥运道中，自感多福者耳。"明代王绍隆在其所著《医灯续焰》中说道："医以活人为术，故曰医乃仁术。"陈实功在其所著《外科正宗》中提出了医德守则"五戒十要"，指出人不能违背天道，因为"人之受命于天"。张介宾《景岳全书》中则提倡精一之道在确知，精一之德在勇敢，其医德意义在于取得患家的信赖。李中梓、龚廷贤根据对新形势的分析和新形势下医患关系的特点，提出以"不失人情"和"医家十要""病家十要"来调整新的医患关系。清代医家华岫云在为叶天士《临证指南医案》所作序言中指出："良医处世，不矜名，不计利，此其立德也；挽回造化，立起沉疴，此其立功也；阐发蕴奥，聿著方书，此其立言也。一艺而三善咸备。"

二、医者德行禁忌

医者立德行医，治病救人，一忌贪心损德，二忌戏病，三忌矜名炉能。明代医家陈实功在《外科正宗》中提出的"医家五戒十要"，实乃德行禁忌之规范。其文字浅显易懂，特录于此，为医者当遵照执行，引以为戒。

1. 医家五戒

一戒：凡病家大小贫富人等请视者，便可往之。勿得迟延厌弃，欲往而不往，不为平易；药金毋论轻重有无，当尽力一例施与，自然阴骘日增，毋伤分寸。

二戒：凡视妇人及孀尼僧人等，必候侍者在旁，然后入房诊视，倘旁无伴，不可自看；假有不便之患，更宜真诚窥睹，虽对内人不可谈此，因闺阃故也。

三戒：不得出脱病家珠珀珍贵等物送家合药，以虚存假换；如果该用，令彼自制入之，倘服不效，自无疑谤，亦不得称赞彼家物色之好。凡此等，非君子也。

四戒：凡为医者，不可行乐登山，携酒游玩，又不可片时离去家中；凡有抱病至者，必当亲视，用意发药，又要依经写出药帖，必不可杜撰药方，受人驳问。

五戒：凡娼妓及私伙家请看，亦当正己视如良家子女，不可任意儿戏以取不正，视毕便回；贫窘者，药金可璧；看病回只可与药，不可再去，以图邪淫之报。

2. 医家十要

一要：先知儒理，然后方知医理。或内或外，勤读先古名医确论之书，须旦夕手不释卷，一一参明，融化机变，印之在心，慧之于目。凡临证时，自无差谬矣。

二要：选买药品，必遵《雷公炮炙》。药有依方修合者，又因病随时加减者；汤散宜近备，丸丹须预制，膏药愈久愈灵，线药越陈越异；药不吝珍，终久必济。

三要：凡乡井同道之士，不可生轻侮傲慢，与人切要谦和谨慎。年尊者，恭敬之；有学者，师事之；骄傲者，逊让之；不及者，荐拔之。如此自无谤怨，信和为贵也。

四要：治家与治病同。人之不惜元气，斫丧太过，百病生焉，轻则支离身体，重则丧命。治家若不固根本，而奢华费用太过，流荡日生，轻则无积，重则贫窘。

五要：人之受命于天，不可负天之命。凡欲进取，当知彼心顺否，体认天道顺逆。凡顺取，人缘相庆；逆取，子孙不吉。为人何不轻利远害，以防还报之业也？

六要：凡里中亲友人情，除婚丧疾病庆贺外，其余家务，至于馈送往来，不可求奇好胜。凡殽只可一鱼一菜，一则省费，二则惜禄，谓广求不如俭用。

七要：贫穷之家及游食僧道衙门差役人等凡来看病，不可要他药钱，只当奉药。再遇贫难者，当量力微赠，方为仁术。不然有药而无伙食者，命亦难保也。

八要：凡有所蓄，随其大小，便当置买产业，以为根本，不可买玩器及不紧物件，浪费钱财，又不可做银会、酒会，有妨生意，必当一例禁之，自绝谤怨。

九要：凡室中所用各种物具，俱要精备齐整，不得临时缺少。又古今前贤书籍，及近时明公新刊医理词说，必寻参阅。以资学问。此诚为医家之本务也。

十要：凡奉官衙所请，必当速去，无得怠缓。要诚意恭敬，告明病源，开具药方；病愈之后，不得图求匾礼，亦不得言说民情，至生罪戾。闲不近公，自当守法。

清代医家张璐在《张氏医通》中提出的"医门十戒"，也很有研习价值，即熏莸时习戒、恃才妄作戒、任性偏执戒、同流合污戒、因名误实戒、师事异端戒、贵贱混治戒、贫富易心戒、乘危苟取戒、诋毁同道戒。可见，为医者当以德为先，只有深入了解医德内涵，树立正确的人生观、价值观和道德观，正确处理医患关系、正确看待名利，德行端正，才能真正发扬救死扶伤的医学人道主义精神，树立全心全意为人民服务的思想，真正成为保障人民群众健康的白衣天使。

为此，有两类人不可为医。

一是有术无德者，绝不可为医。作为医者，首先要学会做人，清代医家陈梦雷说过："无恒德者，不可以为医。"可见，医家当有割股之心，乃能拯救黎民百姓。医者也是人，仍有养家糊口之责，医者仁心，并非令医者分文不取，而是取之有道。然有医者的挂号费炒至几百、几千甚至上万元，有医者所处之方大量使用人参、阿胶、紫河车等名贵药味，难道为每一患者所必需？非也。如此牟取私利，谈何德行？有的医者自以为是，不自量力，或者唯我独尊，一旦有人提出与其相左的意见，或点到他的痛处，便感到大为不爽。试问，若医者无法正视自己的弊病，又谈何能在医疗过程中做到医者仁心，又怎能感悟到大医精诚之深邃含义？《旧唐书·文苑传》说得好，"不敬他人，是自不敬也"。为医，当不忘初心，努力钻研医术，而治病是为了救人，而不是为了图名得利。不管医者多聪慧，医术多精湛，如果不懂得如何做人，那结局肯定也是失败的。

二是术差心恶者，断不能为医。只是心地善良，菩萨心肠，即使自中医药院校毕业，若工作后不思进取，不学无术，若医术平平，也是不可为医的。因医术的好坏，直接关乎病家性命。当下，伪中医泛滥，各大医馆、诊所、药房处处可见"名老中医"亲自上阵，细审之，多为非法行医，其简介漏洞百出。有的还自封"国家级名老中医""国际名医""教授""专家"，"包治百病"，尤其对国际疑难杂病可手到病除。他们有的根本不知何为中医，或仅知中医皮毛，拿患者之生命当儿戏，无异于谋财害命，这类群体最为可怕、最为可恨。一旦上级主管部门派人检查，"名医"群体常闻风而逃。可见术差无德之人是不可为医的。

针对德行禁忌，何德何能才可为医呢？术精德高者方可为医。中医的出路不仅在于提高疗效，而且还在于得到民心。得民心者昌，失民心者亡。因此，在强调如何提高临床疗效的同时，一定要加强医德医风教育。医技精、品德好，做医与做人紧密结合，才能达到苍生大医的境界。当目睹患者病情缓解或痊愈，为医者心中当为之高兴；然面对目前中西医皆无法取效的疾病，待患者述说服药后仍未见明显缓解迹象时，为医者心中难免惆怅，此时当恨自己学识不够、研究不深，而不能推卸责任。"人命至重，有贵千金。一方济之，德逾于此。"可见，医生的责任就在于普救含灵之苦。作为中医传人，不仅要有中医技，还要有中医德，绝不可为了蝇头小利而丧失自尊、丧失良知。为医者当谨记："德成而先，艺成而后，似乎德重而艺轻。不知艺也者，德之精华也，德之不存，艺于何有？"

第三节　患者德行及禁忌

医不戏病，患不辱医。医疗行为不仅是医生个体的行为，更是患者、家属及全社会共同参与的行为。人类总有力所不能及的地方。医生虽然拼尽全力，也有治不了的病。作为患者，需要对医生所付出的努力，心怀敬畏，心存感激，守望相助。

患者德行禁忌：早在战国时期，名医扁鹊就提出了"病有六不治"的说法，至今仍有参考意义。《史记·扁鹊仓公列传》载："骄恣不论于理，一不治也；轻身重财，二不治也；衣食不能适，三不治也；阴阳并，脏气不定，四不治也；形羸不能服药，五不治也；信巫不信医，六不治也。有此一者，则重难治也。"这体现了医疗过程其实就是"德行"教育的过程，强调"六不治"，就是教化人心，创造一种和谐的就医氛围。中医提倡的"天人合一"的思想是以和谐为音符的。

清代名医尤乘所撰《寿世青编》也有"病有八不治"之说，摘录如下："室家乖戾，处事不和，动成荆棘，一也。恣纵慆淫，不自珍重，二也。忧思想慕，得失萦怀，三也。今日预愁明日，一年营计百年，四也。烦躁暴戾，不自宽慰，五也。窘若拘囚，无潇洒志，六也。怨天尤人，广生懊恼，七也。以死为苦，难割难舍，八也。"

病是恶果，医是善缘。果不恶则病轻，医不善则无力。大抵人生病，是心有问题，反应在身体上。心正德配，则病渐消，无知者无信，无信则不能治。医者须有大德，同时被医者也要有德行，这样通过治疗和调理，患者身心才能康复。

【学习小结】

医患关系是一种特殊的人际关系，医有医德，患有患德，医不戏病，患不辱医，医患关系才会和谐。但在医患德行禁忌中，医者职业操守和道德境界应放在医患关系的首位，医者应坚守《千金要方·大医精诚》中的告诫，遵照执行《外科正宗》提出的"医家五戒十要"，坚守德为医之先，术为医之基，努力成为深明医理、全心为民、厉行向上的好医生。

【思考题】

1. 何为医者德行？医者德行禁忌有哪些？
2. 《外科正宗》所提出的"医家五戒"有哪些内容？

主要参考文献

[1] 南怀瑾. 论语别裁. 上海：复旦大学出版社，2000.

[2] 南怀瑾. 易经杂说·易经系传别讲. 上海：复旦大学出版社，2000.

[3] 匡调元. 人体体质学——中医个性化诊疗原理. 上海：上海科学技术出版社，2003.

[4] 王洪图. 中医药学高级丛书·内经. 北京：人民卫生出版社，2000.

[5] 成都中医学院. 伤寒论讲义. 上海：上海科学技术出版社，1964.

[6] 陈纪藩. 中医药学高级丛书·金匮要略. 北京：人民卫生出版社，2000.

[7] （清）吴瑭. 温病条辨. 北京：人民卫生出版社，1963.

[8] 万建中. 禁忌与中国文化. 北京：人民出版社，2001.

[9] 王辉武，吴行明. 病家百忌. 北京：科学技术文献出版社，1987.

[10] 杨宗，聂嘉恩，郭全盛. 中国实用禁忌大全. 上海：上海文化出版社，1991.

[11] 任骋. 中国民间禁忌. 北京：作家出版社，1991.

[12] 杨力. 周易与中医学. 北京：北京科学技术出版社，2007.

[13] 冉品珍. 内科临证辨治录. 成都：四川科学技术出版社，1988.

[14] 方药中. 实用中医内科学. 上海：上海科学技术出版社，1985.

[15] 陈潮祖. 中医治法与方剂. 北京：人民卫生出版社，2004.

[16] 郭子光. 现代中医治疗学. 成都：四川科学技术出版社，1995.

[17] 匡调元. 中医体质病理学. 上海：上海科学普及出版社，1996.

[18] 凌一揆. 中药学. 上海：上海科学技术出版社，1984.

[19] 许济群. 方剂学. 上海：上海科学技术出版社，1985.

[20] 任应秋. 中医各家学说. 上海：上海科学技术出版社，1980.

[21] 匡调元. 体质病理学与体质食疗学实验研究. 上海：上海科学技术文献出版社，2001.

[22] （清）喻嘉言. 医门法律. 北京：人民卫生出版社，2006.

[23] （明）张介宾. 景岳全书. 北京：人民卫生出版社，1991.

[24] （明）李时珍. 本草纲目. 北京：人民卫生出版社，1975.

[25] 任德权. 临床实用中成药. 北京：人民卫生出版社，2002.

[26] 湖南省中医药研究所. 《脾胃论》注释. 北京：人民卫生出版社，1976.

[27] 王辉武. 中医百家药论荟萃. 重庆：重庆出版社，1997.

[28] 金家浚，蒋维宇. 中医百家方论荟萃. 重庆：重庆出版社，1994.

[29] 齐淑兰，赵树桐. 中医百家针灸荟萃. 重庆：重庆出版社，2000.

[30] 李经纬，余瀛鳌，邓铁涛. 中医大辞典. 北京：人民卫生出版社，1995.

[31] 李飞. 中医药学高级丛书·方剂学. 北京：人民卫生出版社，2002.

[32] 王永炎，鲁兆麟. 中医药学高级丛书·内科学. 北京：人民卫生出版社，1999.

[33] 洪丕谟. 中国古代养生术. 上海：上海人民出版社，1990.

[34] 彭铭泉. 中国药膳学. 北京：人民卫生出版社，1985.

[35] 中国营养学会. 中国居民膳食指南. 拉萨：西藏人民出版社，2008.

[36] 王一飞. 人类生物生殖学. 上海：上海科学技术文献出版社，2001.

[37] 白永波，孙光荣. 中医养生大全. 北京：北京科学技术出版社，香港雪谷出版社，1990.

[38] 高晓山. 中药药性论. 北京：人民卫生出版社，1992.

[39] 王琦. 中医体质学. 北京：人民卫生出版社，2005.

[40] 王辉武. 实用中医禁忌学. 北京：人民卫生出版社，2009.

[41] 孙光荣. 中华经典养生名言录. 北京：中国中医药出版社，2011.

[42] 钱穆. 中国历史精神. 北京：九州出版社，2011.

[43] 韩轶. 从禁忌到法律——法起源的社会学考察 [J]. 唯实，2006(6).

[44] 唐于平，吴起成，丁安伟，等. 对中药"十八反"、"十九畏"的现代认识 [J]. 中国实验方剂学杂志，2009，15(6):79-82.

[45] 范欣生，尚尔鑫，陶静，等. "十八反"同方配伍探讨 [J]. 中医杂志，2011，52（12）：991-994.

[46] 段金廒，张伯礼，范欣生，等. 中药配伍禁忌研究思路与技术体系框架 [J]. 世界科学技术 – 中医药现代化，2012，14（3）：1537-1546.

[47] 范欣生，段金廒，华浩明，等. 中药配伍禁忌理论探索研究 [J]. 中国中药杂志，2015，40（8）：1630-1634.